Elementos de Pediatria

(Manual destinado a Medicos e Estudantes de Medicina)

pelo

Prof. Dr. Walter Birk

Director da Clinica Pediatrica da Universidade de Tübingen

traducção do

Dr. Martinho da Rocha Junior

Diplomado em Medicina pela Universidade de Berlim, Docente de Clinica Pediatrica da Faculdade de Medicina de Bello-Horizonte

1.ª EDIÇÃO BRASILEIRA
11 GRAVURAS NO TEXTO

LIVRARIA EDITORA LEITE RIBEIRO
FREITAS BASTOS, SPICER & CIA.
RUAS: BETHENCOURT DA SILVA, 15, 17 E 19
E 13 DE MAIO, 74 E 76
RIO DE JANEIRO
— 1924 —

Todos os exemplares são assignados e numerados pelo traductor:

72

Publicações do traductor

Eigentümliche kristallinische Erscheinungen im faulenden Blute des Menschen und einiger Säugetiere.
These de doutoramento, Berlim, 1915.

Tratamento do tetano por meio de injecções intravenosas de sulfato de magnesio, 1916.

Vantagens e inconvenientes da optoquina. Sua possivel applicação therapeutica na "Molestia de Chagas", 1917.

Fragmentos de clinica medica (1917):

a) Um caso de falso "Morbus Banti".
b) Um caso de exostoses multiplas osteogenicas.
c) Um caso de esclerodermia.
d) Um caso de edema de *Quincke*.
e) Applicação therapeutica da optoquina na "Molestia de Chagas".
f) Pleurocentese sem aspiração.
g) Phosphaturias reaes e apparentes.

Apparições crystallinas especiaes, encontradas no sangue putrefacto do homem e de alguns mammiferos, 1918.

Um caso de framboesia tropical, tratado pelo oxycyaneto de mercurio, 1919.

Um caso de ophthalmoplegia com symptomas de encephalite lethargica, 1919.

Sobre as localizações nervosas da Parotidite epidemica — (These de Concurso apresentada á Faculdade de Medicina de Bello-Horizonte, 1920.

Algumas notas sobre difficuldades e defeitos da Orthographia allemã — (These de concurso apresentada á congregação do Collegio Pedro II), 1921.

Guia pratico das perturbações morbidas do lactente — traducção do original allemão de autoria do Prof. *Walter Birk* (2ª edição brasileira editada em 1923).

Prefacio

Os "Elementos de Pediatria" *do Prof.* Birk *são complemento necessario ao* "Guia pratico das perturbações morbidas do lactente". *Os dois volumes constituem partes integrantes da mesma obra. Embora nos* "Elementos de Pediatria" *não se encontrem idéas exclusivamente peculiares ao corpo de doutrina da Pediatria allemã, motivos que, em tempos, me induziram a passar para o nosso idioma o primeiro trabalho do Prof.* Birk, *resolvi, mesmo assim, animado pela bôa acceitação a elle dispensada e attrahido, além disso, pela exposição clara, concisa e, em muitos pontos, modelar dos* "Elementos de Pediatria", *traduzir tambem esses.*

Estou convencido de que a falta em lingua portugueza de obra congenere será plenamente supprida pelos "Elementos de Pediatria" *do Prof.* Birk.

Rio, 28 - VI - 1924.

Martinho da Rocha Junior.

Prefacio da 1.ª edição

A segunda parte do Manual de Pediatria *que agora publico obedece á orientação dada ao* "Guia pratico das Perturbações morbidas do lactente" *nesse momento já em* 4ª *edição.*

Mantive o antigo proposito, collocando sempre a symptomatologia *e a* therapeutica *em primeiro plano; procurei, não obstante, registar, tanto quanto possivel, os factos principaes de cada quadro clinico.*

Talvez pareça estranho a ausencia no livro de um capitulo sobre Dermatologia na infancia. *Não achei entretanto necessario escrevel-o, porque os estudantes já são entre nós obrigados á frequencia de clinicas de affecções da pelle. Nos capitulos de molestias internas que se exteriorizam, ás vezes, por manifestações cutaneas, como a tuberculose, a diathese exsudativa, etc., julguei, porém, proveitoso fazer descripção minuciosa de efflorescencias que lhes são peculiares.*

Tübingen, Julho de 1920.

BIRK.

Prefacio da 2.ª edição

O meu "Manual de Pediatria" *encontrou, como era esperado, a mesma acceitação dispensada ao* "Guia pratico das perturbações morbidas do lactente". *A edição actual vem accrescida de um capitulo sobre* o erythema infeccioso *e d'outro sobre a* encephalite epidemica. *Além disso, em certos pontos (sarampo, tuberculose, etc.) juntei alguns factos novos; de uma maneira geral, o livro não soffreu, porém, grandes alterações.*

Tübingen, Paschoa de 1922.

BIRK.

Indice da materia

Alimentação e perturbações alimentares em crianças acima de um anno de edade

A alimentação na criança é menos variada do que no adulto; certas substancias (condimentos, etc.) raramente lhes são ministradas. A therapeutica dietetica nessa edade é menos complexa, porque algumas affecções — diathese urica, diabetes, lithiases, etc. — frequentes no adulto, são raras nas crianças, ou não as acommettem mesmo; por isso, a ellas não farei adeante referencia especial.

O tratamento das perturbações alimentares propriamente ditas, das affecções renaes e de certas molestias infecciosas (typho, dysenteria, etc.) exige, porém, do pediatra conhecimentos especiaes de dietetica.

Mais do que no adulto, é de grande importancia a nutrição naquella epoca da vida. O prognostico da maioria das molestias do lactente prende-se á possibilidade de fornecer-lhe ou não leite humano que alimenta e evita perturbações nutritivas. Nas crianças, mesmo quando se trata de enfermidades extra-intestinaes, occupam o primeiro plano no quadro symptomatologico, as perturbações do tubo digestivo.

Quantas vezes um doentinho que vem resistindo, sem grande abalo, uma infecção qualquer, succumbe em curto prazo victimado por uma perturbação alimentar "perenterica" incidental! Nesses casos, moldar a alimentação ás condições anormaes do tubo gastro-intestinal representa parte integrante e obrigatoria do tratamento.

Os adultos escolhem a seu talente a alimentação que ingerem e pedem conselhos ao medico, quando esse ou aquelle prato não lhes faz bem; na criança as condições são diversas: crendices, máus habitos, annuncios encomiasticos e pouco escrupulosos de fabricantes de substancias alimentares, conselhos de vizinhos ou de pessôas da familia que se julgam bem orientadas em puericultura perturbam o regime racional, fazendo adoptar conceitos só validos para o adulto. Modificada a quantidade e a qualidade dos alimentos, apparecem, sem demora, resultados desastrosos que arrastam a mãe á duvida e ao desespero. Em meio da indecisão — si ella é prudente — indaga do medico como deve alimentar o filho, antes que as desordens tomem grande vulto.

Faz hoje parte das exigencias diarias da clinica não só orientar a alimentação em casos de perturbações nutritivas, como conhecer, de maneira muito exacta, o modo de alimentar as crianças sadias.

O numero de refeições, depois do primeiro anno de edade, continuará, como no lactente, 5 por dia; as principaes serão: ás 7 da manhã, ao meio dia e á noite; ás 10 da manhã e ás 3 da tarde — haverá collações intercalares muito reduzidas.

Ha individuos que se satisfazem com tres refeições abundantes e desenvolvem-se normalmente. Não vejo razão para lhes dar cinco. Mais do que isso não convem permittir, salvo a doentes muito depauperados — casos graves de coqueluche, etc. — em que é, ás vezes, vantajoso recorrer a refeições frequentes e pequenas.

O volume total de alimentos a aconselhar em 24 horas, subordina-se ás exigencias de cada criança. O appetite está filiado a factores diversos — crescimento, desperdicio de calor e energia, restauração da massa corporea em periodo de convalescença, etc.

Não é pequeno o esforço muscular dispendido por uma criança que se move activamente (brinquedos, etc.). *Rubner* calcula-o egual ao de um operario adulto em trabalho medianamente exhaustivo.

O volume das refeições fica ainda na dependencia de factores indirectamente presos ás exigencias alimentares; entre elles predomina o appetite, sensação especial, até certo ponto em relação com o prazo de demora do chymo na cavidade gastrica; emquanto o estomago está cheio, não é segregado "succo de appetite".

O tempo de estadia dos alimentos nesse trecho do tubo digestivo está ainda na dependencia de sua qualidade e consistencia.

Substancias gordurosas, carne mal picada ou pouco mastigada, legumes seccos, etc., nelle se conservam por longo prazo.

A sensação de fome é, muitas vezes, influenciada por caprichos e commoções; um alimento uniforme, insipido, insosso e que se repete, perturba o appeitte, fazendo decrescer a ração total consumida em 24 horas.

A quota diariamente ingerida depende tambem do volume das refeições proporcionadas á criança. Essa particularidade é importante porque os paes se esforçam, de ordinario, por augmentar o mais possivel as rações, transformando os filhos em glutões.

Ao lado de crianças cuja tendencia é comer em excesso, existem outras que apresentam anorexia pertinaz. Esse phenomeno se explica, não raro, pela offerta demasiado frequente de alimentos. Nessas condições, mesmo tratando-se de substancias de facil digestão e de curta permanencia na cavidade gastrica, não ha tempo para se completar o esvasiamento, visto como as doses successivamente ingeridas são muito volumosas e amiudadas. Em vista disso, o appetite não se pode manifestar.

A regularidade da alimentação depende, é claro, de uma bôa disciplina; por isso, grande numero de perturbações digestivas se filia a erros de educação.

Ao lado da qualidade e do volume das rações, devemos levar em conta particularidades da propria criança; o factor individual é, em muitos casos, decisivo.

Um organismo normal não se perturba mesmo com uma alimentação mal orientada — corrige a tempo as falhas da dieta; mas, nas crianças eivadas de anomalias constitucionaes, os menores desvios provocam perturbações nutritivas seguidas de graves consequencias.

As grandes sobrecargas alimentares resultam—de um lado, de refeições excessivamente volumosas; do outro, da qualidade da substancia ingerida, porque muitas dellas só tardiamente produzem saciedade.

Durante a guerra havia grande falta de gordurosos e albuminoides.

A alimentação existente difficilmente satisfazia; para isso, as crianças ingeriam enormes porções de sopas leguminosas, porque só assim conseguiam mitigar a fome.

*

* *

Acho vantajoso juntar aqui ainda alguns conselhos sobre o valor de certos alimentos.

Em principio, o leite é de todos o melhor alimento; além de conter as necessarias substancias albuminoides, não é de preço muito elevado. No periodo em que a criança não pode digerir outros azotados (carnes, ovos, etc.) cujo aproveitamento exija mastigação perfeita, elle é mesmo insubstituivel. Depois da erupção dentaria, os alimentos solidos podem suppril-o. A transição se faz nos meados do terceiro anno de vida; até essa edade, é imprescindivel, pelo menos, meio litro por dia.

Para desviar o perigo de molestias infecciosas (tuberculose, etc.) o leite será previamente fervido.

A nata, obtida por centrifugação, fornece elevada taxa de calorias; della nos aproveitamos quando for necessario superalimentar os doentes (convalecentes, tuberculosos, etc.); as rações serão, porém, cautelosamente medidas para evitar indigestões.

O leite desnatado, embora raramente, é, ás vezes, usado.

O leitelho, de gosto acidulo e agradavel, é utilizado com frequencia; misturado com uma farinha e assucar, entra na composição de mingáos muito empregados em varios paizes da Europa. Elle é, além disso, barato e fornece á criança uma taxa elevada de albumina: 250 grs. equivalem a um ovo.

Caseina pode ser aproveitada sob varias formas. Na massa de queijo fresca encontramos um alimento de baixo preço, ricamente albuminoso, aconselhavel no tratamento de diarrhéas chronicas ou agudas.

Carne só deverá ser permittida com regularidade, a partir do 3° anno de edade. A principio, prefira-se a de vitella, a de vacca e a de aves (gallinha, etc.); a de carneiro, excessivamente gordurosa, não se recommenda; a de porco deve soffrer a mesma restricção, salvo quando usada sob á forma de salsicha, ou presunto. E' muito importante fiscalizar a forma sob a qual se ministra a carne; sua digestão só se faz bem quando moida, ou finamente picada.

As sopas são preparadas frequentemente com caldos, extracto de carne e ossos cozidos. O extracto é feito da seguinte maneira; comprime-se a carne e evapora-se o succo obtido, até que adquira consistencia xaroposa.

Peixe cozido ou defumado (enguia ou cavalla) deve ser mais aconselhado do que até agora se faz. Em geral, esse alimento é prohibido sem razão plausivel; além de ser bem supportado, constitue nas molestias chronicas (tuberculose, etc.) uma novidade sempre acceita com prazer em dietas monotonas.

Ovos gosam de exaggerada bôa fama como alimento, sendo injustamente equiparados ao leite. Não ha reparos a fazer numa dieta em que entrem ovos, desde que se restrinja nella correspondentemente a quota de carne e de leite. A ausencia delles na alimentação não traria prejuizos; sua presença pode vir associada a graves inconvenientes: pallidez, irritabilidade, erupção estrophulosa, prurigem, intertrigem rebelde, etc.

Os azotados, indispensaveis á nutrição, não podem ser substituidos por gorduras ou hydrocarbonados. A taxa albuminoide administrada não deve ficar aquem do *minimum* obrigatorio.

Quando a sua quota ultrapassa o *optimum* necessario, não se dá armazenamento, como acontece aos gordurosos; não se consegue economizar albumina por ingestão excessiva, visto como o supplemento inutil é eliminado. Além disso, uma dieta superazotada é pouco economica e sempre nociva; a observação clinica demonstra que esse abuso prejudica, mormente os nervosos.

As gorduras de variadas proveniencias são bem assimiladas (manteiga, sebo, margarina, oleos vegetaes, etc.) e constituem o principal vehiculo de calorias. E' possivel, durante largo prazo, substituil-as na alimentação pelos hydratos de carbono. O organismo tolera a mudança; mas, dahi não resultam vantagens para elle, como entre nós ficou sobejamente demonstrado no periodo da guerra.

Quando a alimentação contém excesso de gordura, dá-se accumulo no organismo e se constituem reservas para epocas de carencia. A maioria das vezes, esse deposito é uma sobrecarga inutil.

Os hydratos de carbono são retidos no organismo, constituindo energia em deposito. Elles podem ser, em grande parte, substituidos pelos gordurosos; a troca não deve, porém, ultrapassar o *minimum* indispensavel de gorduras para evitar que se manifestem phenomenos morbidos.

As substancias depositarias de hydratos de carbono são, em maioria, productos vegetaes: farinha, batata, pão, etc. Com ellas são tambem ingeridas fibras vegetaes (cellulose), cuja presença excita mechanicamente os movimentos intestinaes. Além disso, certos productos resultantes da decomposição dos hydrocarbonados incrementam vivamente o peristaltismo; os vegetaes representam, por isso, no tratamento da prisão de ventre, em crianças acima de um anno, papel de grande importancia.

Entre os productos farinaceos vêm em primeira linha o pão commum e o de centeio; depois, biscoitos seccos feitos com leite e farinha de trigo, de aveia, etc. Biscoitos torrados (submettidos a alta temperatura) mais seccos do que o pão, encerram proporcionalmente maior quantidade de albumina e de hydratos de carbono. Talharim, macarrão, cevadinha com ovos, etc., são frequentemente usados. Em sua composição tomam parte farinha de trigo, leite, manteiga e ovos.

Cevadinha e aveia grelada exigem antes do uso manipulações especiaes porque nellas o amido se encontra rodeado por uma membrana de cellulose; com uma cocção vagarosa o amido intumesce, rompe essa membrana e se liberta, ao mesmo tempo que a gomma (albumina vegetal), substancia que dá aos cozimentos consistencia mucilaginosa.

Qualquer que seja a alimentação, não se deve esquecer na clinica de fugir ás dietas monotonas.

Ao iniciar-se o segundo anno de vida, a alimentação consta ainda, em grande parte, de leite; dessa epoca em deante, restringe-se a quota a 3|4 de litro; no terceiro anno, a 500 grs.; mais tarde, 1|4 de litro. O leite vae sendo deixado, á medida que se augmenta a taxa de productos azotados (carne, peixe, ovos, caseina, etc.) e a quantidade de hydratos de carbono (cereaes, verduras, fructas, grãos, etc.); a isso se junta um pouco de gordura (manteiga, etc.)

A alimentação é assim bastante variada e, aos poucos, no inicio do 4° anno de vida, torna-se quasi identica á do adulto.

*
* *

A *alimentação de uma criança de dois annos* ficará sujeita, mais ou menos, ao seguinte plano:

pela manhã — 200 grs. de leite com biscoitos;
primeira merenda — idem;

almoço — caldo de carne com cevadinha, aveia em flocos, arroz ou substancia congenere (1);

segunda merenda — 200 grs. de leite com biscoitos;

jantar — papa de cevadinha, aveia em flocos, arroz cozido n'agua, ao qual se addicionam depois 100 grs. de leite.

*
* *

A alimentação aos tres annos obedecerá ao seguinte plano:

pela manhã — uma chavena de café com leite (café de malte) com biscoitos, pão com manteiga ou marmelada; ou então — um prato de cevadinha com leite;

primeira merenda — 100 a 150 grs. de leite, uma fatia de pão com manteiga, com mel ou marmelada;

almoço — um escaldado com farinha, sopa de batatas com verduras e um pouco de carne; ou ainda — um caldo feito com fructas ferventadas, ou verduras;

segunda merenda — uma chavena de leite com pão;

jantar — papa de cevadinha, uma omeléte ou pudim.

*
* *

A alimentação aos quatro annos se pautará pelo seguinte plano:

pela manhã — café de malte, pão com manteiga e marmelada;

primeira merenda — uma fatia de pão com salsicha, massa de queijo fresca, marmelada com pão, uma maçã ou pera;

---

(1) Em vez de caldo de carne, pode-se empregar uma sopa feita com a agua onde tenham sido cozidos legumes, cenoura, etc. Passa-se em tamiz a agua de cocção, assim como a propria cenoura depois de esmigalhada: em seguida, salga-se, junta-se um pouco de farinha de trigo e coze-se novamente.

almoço — caldo de carne engrossado com farinha, ou mesmo a alimentação do adulto, apenas, com algumas restricções;

segunda merenda — café de malte com pão;

jantar — sopa de nabo cozido, pão com carne, omeléte, ou então ovos mexidos.

*

* *

"*A alimentação do* 4° *anno de edade* em deante, é quasi identica á do adulto.

O volume das rações fica, em regra, sujeito ao appetite da criança. E' dispensavel na pratica preoccupar-se com o calculo das calorias dos alimentos; em casos especiaes (diabeticos, etc.) pode-se tornar necessario fazel-o. Essa operação não é difficil com auxilio de tabellas adequadas.

Tabella para calculo das calorias necessarias (albuminoides, gorduras, hydratos de carbono) SIEGERT

Peso Kg.	Albuminoides grs.	por kilo grs.	Gorduras grs.	por kilo grs.	Hydratos de carbono grs.	por kilo grs.	Calorias	Por Kg.
8,5	24,1	2,8	40	4,8	58	6,9	712	84
10	23,5	2,35	35	3,5	105	10,5	852	85
12	24,3	2,0	33	3,2	113	9,4	920	77
14	27,6	2,0	37	2,6	144	10,2	1038	74
16	29,4	1,8	31	1,9	184	11,5	1150	72
18	34,1	1,9	34	1,9	216	12,0	1340	74
20	34,7	1,7	33	1,65	227	11,3	1380	69
22	37,0	1,7	37	1,7	238	10,8	1470	67
24	37,0	1,5	38	1,6	248	10,3	1525	63
26	38,2	1,5	39	1,5	254	9,8	1560	60
28	39,7	1,4	40	1,4	260	9,3	1600	57
30	40,9	1,35	41	1,4	270	9,0	1660	55
35	43,5	1,2	44,5	1,3	280	7,9	1740	49
40	46,2	1,15	46,5	1,2	300	7,5	1860	46
45	49,4	1,1	49	1,1	315	7,0	1950	43

I — Perturbações agudas de intercambio nutritivo.

A' medida que se eleva a edade da criança, mais raras se tornam as perturbações nutritivas, particularmente frequentes entre o 2° e 3° anno de vida em individuos cujo desenvolvimento se atrazou como consequencia de rachitismo e em doentes franzinos, acommettidos no 1° anno de existencia de reiteradas perturbações intestinaes.

Quanto mais edade tem a criança, tanto menor o perigo de perturbações agudas de intercambio e mais raros os casos terminados pela morte. Essa previsão não deve fazer diminuir os cuidados que exigem cada um delles. A mais simples diarrhéa será tratada *lege artis,* porque justamente casos brandos constituem, não raro, o inicio de perturbações chronicas que duram mezes ou annos, prejudicando o desenvolvimento normal da criança.

A *etiologia* das diarrhéas agudas, acompanhadas de vomitos, é multiforme. Grandes porções de alimento com que é, ás vezes, sobrecarregado o estomago (doces, bolos, crêmes,) por occasião de festas, anniversarios, etc., constituem o ponto de partida habitual. Fructas verdes, mal mastigadas, comidas ás pressas e ás escondidas, são outra frequente causa determinante. Alimentos adulterados (carne, peixe, leite, etc.) podem conduzir ao mesmo resultado.

As diarrhéas parentericas fazem parte de uma classe especial de perturbações que apparecem no correr de molestias agudas extra-intestinaes (sarampo, grippe, coqueluche, etc.) das quaes phenomenos de desordem no tubo digestivo são consequencia directa. As fézes nesses casos se tornam frequentemente mucosas, muco-purulentas e de máu aspecto. Esse accidente constitue sempre uma complicação perigosa da infecção originaria.

Symptomatologia — Em regra, a desordem gastro-intestinal aguda irrompe á noite, depois da ingestão excessiva de alimentos durante o dia. O doente agita-se, não consegue dormir, queixa-se de oppressão no ventre, etc. Subito, começa a vomitar intensa e repetidamente, até completo esvasiamento do estomago. As substancias eliminadas (restos alimentares, pedaços de fructa mal mastigada, etc.) exhalam cheiro azedo intenso. Uma vez vasio o estomago, a criança, em geral, se acalma; no dia seguinte, tudo está normalizado.

Nalguns casos, em logar de desordens gastricas, apparecem, apenas, perturbações intestinaes acompanhadas de colicas e diarrhéa, não raro, tão abruptas que o doente não tem prazo para soccorrer-se do urinol.

As fézes emittidas são pastosas, mas, a principio, de aspecto normal; tornam-se depois francamente diarrhéicas. Após o esvasiamento, os intestinos entram em repouso; no dia seguinte, tudo volta ao normal. Nesses casos brandos não é necessario recorrer a uma dieta especial.

Na maioria das vezes, as perturbações intestinaes nessa edade limitam-se a esses symptomas. O leigo não lhes dá por isso grande importancia; encarando-as com certa indifferença, rubrica-as como simples "*indigestões*". Entretanto, o tenesmo que nalguns casos se nota nem sempre é transitorio; em individuos sensiveis e neuropathicos, e quando é grosseiro o erro dietetico, os phenomenos morbidos se podem aggravar progressivamente tornando o prognostico sombrio.

Nos casos agudos, os vomitos não cessam após o esvasiamento do estomago; todo alimento ingerido, um gole d'agua mesmo, é logo regeitado. Com a diarrhéa, frequentemente associada a tenesmo e desejo constante de defecar, pode acontecer a mesma cousa. Por fim, as dejecções, depois de eliminados os ultimos restos alimentares, encerram, apenas, muco intestinal. O doente é acommettido de sêde intensa, consequencia de grande eliminação d'agua. Além disso, dôres de cabeça são frequentes, associadas a elevações thermicas de média intensidade.

O exame clinico revela lingua saburrosa, pharynge hyperhemica e secca, pulso rapido, ventre doloroso á palpação. Muitos doentinhos se mostram excitados; outros, prostrados e quietos, com physionomia abatida e olhos fundos.

A's vezes, o quadro morbido se aggrava ainda mais fazendo pensar em dysenteria, ou numa intoxicação. Em muitos casos, manifestam-se convulsões; noutros, forte somnolencia (*coma dysptico*); os movimentos respiratorios se tornam vagarosos e profundos (*asthma dysptica*). Symptomas de tão alta gravidade fazem prever desfecho fatal; entretanto, em um a dois dias, mesmo esses doentes se podem mostrar inteiramente "*desintoxicados*".

Tratamento — Nos casos benignos, bastam repouso no leito durante 24 horas e cataplasmas quentes sobre o ventre, renovadas algumas vezes ao dia.

A dieta no periodo agudo constará, apenas, de chá com saccharina.

No dia seguinte, o doente receberá tres refeições de mucilagem de aveia adoçada com saccharina e duas outras constando de chá com biscoitos seccos, ou pão torrado.

No terceiro, sopa de cevadinha, de arroz, de talharim e um pouco de pirão de batatas.

No quarto dia, volta-se á dieta habitual.

Casos graves — Quando os vomitos não cessam, prohibe-se a ingestão de liquidos e manda-se lavar frequentemente a bocca com agua fria, á qual se junta um pouco de acido acetico, ou caldo de limão. Em doentes de tenra edade, empregam-se lavagens gastricas, cuidando-se de retirar do estomago mesmo pequena porção do liquido que para ellas se tenha usado. Além disso, administra-se uma pequena dose de *hydrato de chloral* (0,25 grs.). Assim se obtem um somno de algumas horas e o estomago se acalma. Quando necessario, repete-se mais tarde a administração do hypnotico. Inicia-se depois a alimentação com pequenas doses de uma puréia espessa, eventualmente adoçada com saccharina (50 grs. de crême de cevadinha cozida n'agua, ou em caldo de carne). Sendo bem tolerada a segunda dose, dada duas horas depois, começa-se dahi por deante a ministrar 100 grs. por vez. No dia seguinte passa-se a dar 150, depois 200 grs. de 4 em 4 horas. Depois, dá-se uma mistura de 1|3 de leite com 2|3 de pirão de cevadinha. Dois a tres dias mais tarde, vae-se passando lentamente á dieta habitual.

Para contrabalançar a perda d'agua no periodo agudo, empregam-se injecções subcutaneas de solução physiologica, ou clysteres lentos, ás gottas (sonda longa).

Quando o tenesmo é intenso, aconselham-se, pela manhã e á noite, enteroclysmas; de ordinario, bastam para isso irrigações de infusão de camomila, ou de chá da India á 37° (1|4 de litro).

Si as perturbações se mostram rebeldes, ou quando se trata de um caso chronico acompanhado de febre, não é sufficiente prescrever dieta hydrica e administrar a seguir hydrocarbonados de facil digestão; é indispensavel recorrer á *dieta albuminosa* para dominar as fermentações intestinaes. Acho vantajoso empregar, ao mesmo tempo, substancias adstringentes.

Nos casos de certa gravidade prescreve-se:

no primeiro dia — chá;

no segundo — mucilagem de aveia;

no terceiro:

pela manhã — uma chavena de cacáo feito com fructos de carvalho (marca *Dr. Michaelis, Stollwerk,*) preparado sem leite e adoçado com saccharina. Pode-se usar, em vez disso, cacáo de aveia ou cacáo soluvel commum, simples ou com biscoitos seccos;

primeira merenda — pão torrado e massa de queijo fresca;

almoço — cozimento de bagas de myrtilla (*vaccinium myrtillus*) (1) ao qual se juntam farinha de

(1) Toma-se uma colher das de sopa de bagas seccas de myrtilla, junta-se agua fria; depois ferve-se 15 a 30 minutos. O cozimento resultante é empregado no fabrico de sopas. As bagas pódem ser utilizadas duas vezes successivas.

batatas, bolinhos de cevadinha, sagú, ou substancia analoga, adoçando sempre com saccharina;

segunda merenda — cacáo feito com fructos de carvalho e biscoitos seccos;

jantar — crême de maizena ou de cevadinha com caldo de bagas de myrtilla e saccharina. A esse pudim pode-se addicionar eventualmente 1|3 de leite.

Si a diarrhéa melhora com essa dieta, junta-se então ao cacáo, dois a tres dias depois, 1|3 de leite.

Preparados albuminosos são permittidos sob qualquer forma: massa de queijo fresca (1) carne ou presunto fino passados á machina, salsicha commum ou de figado, um ovo cozido (picar a clara bem miudo, amassar a gemma, juntar um pouco de manteiga e dar com biscoitos seccos ou com pão).

São ainda admissiveis caldos em geral (carne, ossos, etc.) com cevadinha, arroz, talharim, macarrão, sagú, espinafre moido, pirão de batatas; leite puro, ou mesmo addicionado a mingáos é preciso empregar com certa parcimonia. A mesma restricção deve ser feita a certos legumes (repolho, etc.), pão grosseiro e doces.

O leite caseinado é vantajoso mesmo para crianças de dois a tres annos. Começa-se a dar no terceiro dia de tratamento 100 grs., adoçando com saccharina. Cada refeição será accrescida de 10 grs., até attingir-se 200 grs. por vez.

Chegando a esse ponto, em logar de saccharina, juntam-se 3 °|° (mais tarde 5 °|°) de assucar de *Soxhlet* que detem a quéda da curva ponderal. Mais alguns dias depois, dá-se na refeição do meio dia, em vez de leite, mingáo de cevadinha.

Si as fézes continuam solidas, juntam-se legumes ao mingáo. Alguns dias mais tarde, dá-se ao jantar uma papa de biscoitos ou de cevadinha preparada com leite de vacca. Oito dias após, substituam-se as outras rações de leite caseinado, por leite puro com biscoitos.

---

(1) Apenas a caseina lavada.

E' inutil tentar qualquer therapeutica medicamentosa. Quando ha symptomas graves de intoxicação e prisão de ventre, acho, entretanto, vantajoso ministrar um purgativo: uma colher das de sopa de oleo de ricino, ou então, varias vezes ao dia, uma colher das de chá de pó de alcaçuz composto (1).

Julgo desnecessario, como antigamente se fazia, nas fórmas dysenteriformes das perturbações agudas de intercambio, prescrever doses pequenas e reiteradas de oleo de ricino. Acreditava-se que essa medicação abrandasse o tenesmo; mas, em realidade, dá-se justamente o contrario. Nos casos em que já ha diarrhéa, o oleo de ricino é contraindicado.

II — Diarrhéas chronicas

As perturbações agudas de intercambio, quando não tratadas ou mal medicadas, não cedem; desse modo se constituem as formas chronicas, facto aliás commum porque raramente se recorre ao medico para corrigir uma "simples indigestão".

A propria mãe se incumbe disso dando á criança mucilagem de aveia e prescrevendo, durante alguns dias, "dieta leve". Sob essa denominação comprehende ella, via de regra, uma alimentação constando de mucilagem de aveia e mingáos fortemente adoçados, feitos com leite!

Apesar disso, muitos casos dessas perturbações retrocedem; diminuem os vomitos e o numero de evacuações; os doentes sentem-se melhor, mas a diarrhéa continúa—ha duas, ás vezes, tres e quatro dejecções por dia. Esse phenomeno, interpretado, em geral, como resquicio da "indigestão", assusta quando dura alguns dias; só, então consulta-se o medico.

---

(1) Assucar 50,0
Erva doce 10,0
Foliolos de senne em pó 75,0
Alcaçuz 15,0
Enxofre lavado . . . . 10,0 (*Kurella*).

E', sem duvida, o assucar addicionado aos hydratos de carbono, auxiliado pela lactose, que alimenta nesses casos as fermentações intestinaes e a diarrhéa.

Mesmo sem phase aguda inicial, pode apparecer diarrhéa que se torna chronica, sobretudo quando existe na alimentação elevada taxa hydrocarbonada: papas de farinha assucaradas, döces, bonbons, bolos, biscoitos seccos, etc. Nesses casos augmentam gradativamente os phenomenos de fermentação e, aos poucos, aggrava-se a diarrhéa.

O numero de dejecções nem sempre é grande (duas ou tres por dia); as fézes, amarello-claras, pardacentas, espumosas ou fluidas, pastosas, amoldam-se ao fundo do urinol.

Os legumes, á maneira dos hydratos de carbono, augmentam tambem o peristaltismo intestinal. Em certos casos, apenas determinadas especies (espinafre, couve-flôr, etc.) agem desse modo; outras (cenouras, batatas, fructas, inclusive puréia de maçãs) são bem supportadas.

A's vezes, uma dieta que se diz predominantemente azotada, produz diarrhéa! Esse facto surprehende, porque, como ficou dito, é justamente com um supplemento albuminoso que a corrigimos. Examinando, porém, com mais cuidado a lista de alimentos descobre-se sempre que esses doentes ingerem carne em excesso, ao lado de leite, bonbons e outras substancias fermentaveis. Fica assim explicada a apparente contradicção.

Os gordurosos frequentemente produzem effeito purgativo: oleo de figado de bacalháo, nata de leite, etc. Dessa observação nasceu o máu habito de se dar manteiga ás crianças que têm prisão de ventre.

Em certos casos, as perturbações nutritivas chronicas revestem o aspecto de *catarrho do grosso intestino,* associado a tenesmo muito incommodo. O doente é obrigado, varias vezes ao dia, a evacuar; mas, de cada uma dellas emitte porção insignificante de fézes. Por vezes, apesar do insistente esforço para defecar, a criança nada elimina.

O aspecto das camaras nesses casos não se afasta muito do normal; outras vezes, são molles, apresentando laivos de sangue e algum muco.

O tenesmo pertinaz motiva, com frequencia, *prolapso rectal,* limitado, a principio, á parte inferior da mucosa que se recolhe, apenas cessam os esforços para defecar. Aos poucos, augmenta e, nos casos graves, emerge do anus, sangrenta e coberta de muco, uma porção intestinal medindo varios centimetros de comprimento.

Sempre que tal accidente se repete, faz-se necessaria trabalhosa manobra para conseguir a reposição. A tonicidade do esphincter diminue de tal modo que, por occasião das dejecções, ou por qualquer esforço augmentando a pressão intra-abdominal (simples choro, etc.) a quéda se repete; chegando a esse ponto, o prolapso persistirá por muito tempo.

Esse accidente tornou-se frequentissimo durante a guerra; apparecia até sem tenesmo ou catarrho do grosso intestino, explicado pela alimentação vegetariana exclusiva, muito abundante em detritos não digeriveis, a que estavamos obrigados nessa epoca.

*
* *

Quanto mais antiga uma diarrhéa, tanto mais sensivel se torna o intestino e com maior facilidade apparecem as recidivas. Ha casos que duram annos inteiros; o doente se depaupera progressivamente, emmagrecendo, aos poucos, até ficar reduzido a pelle e osso; o rosto conserva-se, ás vezes, cheio e volumoso; nas pernas surgem, com frequencia, edemas cachecticos; o ventre cresce como um tambor, enfunado pelos gazes retidos no intestino; a pelle do abdome se adelgaça; veias azuladas se desenham no tecido subcutaneo do ventre.

O exame clinico nos faz crer na existencia de um derrame na cavidade abdominal porque os intestinos, repletos de gaz e de fézes liquidas, dão a quem apalpa impressão de ascite. Deitando-se o doente de lado, as alças, pesadas e cheias de liquido, deslocam-se obedecendo á acção da gravidade; encontra-se, então, massicez em baixo e, logo acima della, uma zona tympanica, signaes propedeuticos habituaes á ascite. A confusão com uma peritonite por bacillo de *Koch* é explicavel porque se trata, muitas vezes, de doentes suspeitos de tuberculose peritoneal; entretanto, um exame cauteloso descobre sempre a "*pseudo-ascite*", muito frequente nesses casos.

*

* *

Essas diarrhéas acompanham-se, não raro, de "*infantilismo intestinal*". A anamnese é caracteristica: ha phases longas em que predominam phenomenos de diarrhéa e periodos intervallares de acalmia em que tudo melhora rapidamente. As crises diarrhéicas no "*infantilismo intestinal*" caracterizam-se por inicio agudo e tempestuoso, que nos faz crêr em morte proxima.

A causa determinante do accidente nem sempre é alimentar; não raro, se prende a phenomenos de ordem psychica: aversão abrupta a certo alimento, um susto, uma censura, são, ás vezes, bastantes para desencadear o desastre, acompanhado de innumeras dejecções. O elemento nervoso é portanto de muito valor como causa determinante das crises de diarrhéa no *infantilismo intestinal*.

Esta situação mantem-se, ás vezes, durante annos; os doentes emmagrecem enormemente. Para avaliar a gravidade dessa desordem, basta lembrar que nalguns casos de que encontrei referencia na literatura, as crianças com 6 e 7 annos de vida eram alimentadas exclusivamente com leite humano; havia, como consequencia immediata, um atrazo no desenvolvimento e, em edade pre-escolar, pareciam ter, apenas, 2 ou 3 annos. A intelligencia permanece normal; esses doentinhos, quando de bom humor, dão impressão de perfeito equilibrio intellectual. Apesar da gravidade desses casos, a cura não é rara.

A denominação *"infantilismo intestinal"* vem de *Herter* que descreveu esse quadro morbido, assignalando que nas fézes dos doentes, muito depauperados e alimentados exclusivamente com leite humano, encontra-se uma flora microbiana analoga á de lactentes; o exame microscopico revela predominancia absoluta do *bacillo bifido.* — Nesse facto elle se estribou para identificar a syndrome que descreveu.

Os phenomenos se passam, entretanto, em sentido inverso ao que elle previu: é a alimentação exclusiva por leite humano, que faz surgir nos intestinos uma flóra microbiana peculiar ao lactente, e, não como elle affirmou, o infantilismo intestinal, que explicaria o seu apparecimento.

*

* *

Os casos de *"infantilismo intestinal"* puro são raros; muito mais frequentemente encontramos *phenomenos gastro-entericos* de fundo nervoso baseados em causa diversa. Muitas vezes, observamos doentes com diarrhéa chronica (datando de semanas, ou de mezes) com dejecções pouco volumosas, consistencia de mingáo e aspecto pouco caracteristico, emittidas 5 a 6 vezes por dia. A primeira surpreza de quem observa a criança é sua bôa apparencia. Na casa paterna, verifica-se que a diarrhéa é rebelde ao tratamento; internado o doente num sanatorio, tudo cede rapidamente, sem prescripções dieteticas especiaes.

A mudança de meio corrige a perturbação intestinal, prova de que se trata de desordem funccional. Quando o doente é retido na casa de saude 4 a 5 semanas, a cura é definitiva; si a permanencia for mais curta, a recahida não se faz esperar.

Ha ainda um phenomeno pathologico frequente nos neuropathas, a *incontinencia fecal,* que se manifesta no decurso de perturbações intestinaes mesmo ligeiras. O doente elimina fézes involuntariamente, varias vezes ao dia, ou mesmo durante a noite. Não raro, *enurese* é um accidente concomitante.

*

* *

A *enterite ou colite muco-membranosa* caracteriza-se por evacuações muito frequentes, associadas a grande eliminação de muco intestinal.

E' rara essa affecção, propria de crianças neuropathicas. As crises, acompanhadas de colicas e tenesmo, apparecem periodicamente, começando, em regra, de modo abrupto. As camaras, molles e frequentes, encerram grande quantidade de catarrho. A substancia mucosa pode passar despercebida, quando intimamente se mistura ás fézes, sobretudo si o doente urina no acto da dejecção. A's vezes, com forte tenesmo, é eliminada, sem fézes, grande porção de muco, disposta em forma de membrana ou tubo, verdadeiro molde das paredes intestinaes.

E' conveniente salientar que essas emissões podem ser encontradas em casos de prisão de ventre, ou mesmo quando o intestino funcciona normalmente. Assim se constitue, aos poucos, a *colite mucosa.* Frequentemente a dejecção não provoca dôr; a massa fecal, muito consistente, é eliminada envolvida numa camada mucosa. Essas perturbações intestinaes não se filiam directamente á alimentação, embóra se verifique, muitas vezes, na dieta grande quantidade de ovos, leite, carne, etc.

A consistencia das evacuações na *enterite muco-membranosa* não depende da alimentação; seu aspecto diarrhéico é antes devido a uma supersecreção da mucosa intestinal. Os phenomenos se prendem a uma *neurose secretora* peculiar a neuropathas. Esse desequilibrio pode durar, com intervallos, annos inteiros; depois, aos poucos, desapparece.

Tratamento — Em primeiro logar, corrija-se a alimentação. Quando ha um regime unilateral, é preciso substituil-o por alimentação variada com predominancia de hydratos de carbono e legumes.

Nas phases agudas, o muco desapparece, ás vezes, rapidamente, quando se prescreve jejum durante algumas horas e depois mucilagem de aveia, ou qualquer outro mingáo farinaceo.

Frequentemente colhem-se bons resultados empregando *atropina* (0,01: 20,0 — tres vezes ao dia, 5 a 10 gottas), ou lavagens intestinaes com infusão de camomila. Não recommendo enteroclysmas de tanino, que fazem, muito communmmente, augmentar a producção do muco intestinal.

Tratamento das diarrhéas chronicas

Como se viu, as diarrhéas chronicas não têm em todos os casos a mesma etiologia; é portanto indispensavel, para tratamento racional, descobrir em cada doente o motivo determinante. Deixando de lado esse preceito, é inutil tentar qualquer therapeutica. Evidentemente, uma desordem filiada a fermentações de hydratos de carbono não se cura, emquanto a criança continuar a ingerir, á vontade, bonbons e doces.

Como se vê, a efficacia therapeutica está presa, ás vezes, ao emprego inadiavel de medidas educativas. Em casa do doente, é difficil methodizar as refeições; no hospital, nada ha de mais facil.

O segredo do exito está em descobrir qual a natureza dos processos pathologicos que se passam nos intestinos. A maioria das vezes, trata-se de phenomenos analogos aos da "*dyspepsia fermentativa*" do adulto. Os alimentos que mais facilmente se alteram no intestino são os hydrocarbonados; os productos resultantes de sua decomposição excitam a mucosa provocando como reacção activos movimentos peristalticos. Além disso, cresce o volume das secreções, retarda-se a absorpção da agua e de substancias alimentares.

A decomposição habitual dos hydratos de carbono, mais do que a de outros alimentos, ultrapassa facilmente limites physiologicos. Até mesmo quando se alteram outras substancias (albuminas, gorduras) exaggera-se a fermentação dos hydrocarbonados, e os phenomenos della decorrentes passam ao primeiro plano no quadro morbido.

Essa desordem se pode processar mesmo quando as fézes são alcalinas. Nesse caso, essa reacção corre por conta da secreção intestinal. A irritação produzida pelos phenomenos fermentativos provoca abundante producção de succo enterico que explica a alcalinidade do meio. Mesmo nessa hypothese, os phenomenos pathologicos dependem, portanto, da fermentação que a therapeutica deve procurar corrigir.

Essa premissa se confirma *ex juvantibus.*

A medicação se orientará pelas considerações seguintes, baseadas na experiencia clinica.

Quando a diarrhéa é consequencia de fermentações intestinaes, evitem-se os alimentos que facilmente se alteram; substitua-se, em primeiro logar, o assucar pela saccharina; dos hydrocarbonados serão permittidas as farinhas difficilmente fermentaveis: batata, trigo, maizena, arroz. Prohiba-se o leite, devido á lactose. E', entretanto, vantajoso dar caseina sob a forma de massa de queijo fresca, leite caseinado, ou leitelho.

As gorduras (manteiga, crême de leite, oleo de figado de bacalháo) serão restringidas ao minimo, visto como de sua decomposição resultam acidos que excitam o peristaltismo intestinal.

Albuminas são aconselhaveis, sob qualquer forma: de sua presença resultam phenomenos de putrefacção que directamente contrariam as fermentações.

No começo do tratamento, não se deve esquecer o esforço a que se vae obrigar o apparelho digestivo; evitem-se, portanto, alimentos contendo detritos inuteis: pão grosseiro, pão fresco, legumes duros, conservas, rabanete, fructas crúas não descascadas, etc.

O doente poderá beber chá fraco, café de malte, agua filtrada, ou mineral. Muito aconselhaveis são cacáo preparado com bagas de carvalho, adoçado com saccharina e outros alimentos ligeiramente constipantes. Ao cacáo se juntam depois, cautelosamente, pequenas porções de leite (começando com 1|3). Mais tarde, o cacáo de carvalho será substituido pelo de aveia, ou por cacáo commum.

São ainda vantajosos biscoitos seccos, bolachas, pão torrado, *cakes,* pão branco; pão de centeio é bem degerido, quando secco e tostado. Fomos obrigados a empregar, durante o periodo da guerra, até pão preto (cortado em fatias finas, seccas á chapa).

Sopas — Cozimento de bagas de myrtilla ou de sabugueiro, engrossado com farinha de batata, cevadinha, arroz, sagú ou maizena; sópas de caldo de carne (desengordurado) com talharim, macarrão, tapioca, estrellinhas; sopa de batata, ou mucilagem de aveia.

Serão prohibidos alimentos preparados com leite, excepto o mingáo de leitelho adoçado com saccharina, ao qual se juntam 3 a 4 °|° de maizena.

Os albuminoides são bem tolerados: carne, ovos, massa de queijo fresca, preparados albuminosos (*plasmon,* etc.), fermento alimenticio (*Naehrhefe*).

Esses dois ultimos productos podem ser addicionados ás sopas (2 a 3 vezes ao dia, uma colher das de chá). A sópa de leitelho é vantajosa porque encerra elevada percentagem de albumina (1 litro de leitelho + 40 grs. de farinha de trigo, ou de maizena e saccharina).

Na fabricação de crêmes não se dispensa pequena porção de leite; dahi não resultam, entretanto, inconvenientes. Ao crême de maizena ou de cevadinha juntam-se 1|3 de leite e um pouco de succo de bagas de myrtilla.

Legumes — A principio, usa-se pirão de batatas sem leite; depois espinafre ou cenoura, addicionados, em partes eguaes, á puréia de batata. Tudo será previamente passado em fino ralo. Por segurança, começa-se prescrevendo legumes em pó. Em geral, a puréia de maçã, que encerra pequena quantidade de fibras não digeriveis, é bem supportada.

Gordurosos — Pode-se permittir, sem receio, pequena porção de manteiga.

*

* *

Como se vê dessa enumeração, temos á escolha grande variedade de alimentos. O medico deve sempre fazer a lista das substancias permittidas, fornecendo-a á mãe do doente; é preciso não furtar-se a esse trabalho, abandonando a maneira commoda de dar conselhos vagos (*"dieta ligeira", "alimentos liquidos"*, etc.) que de nada valem.

Não se dispensa cautela no inicio do tratamento, sem comtudo obrigar o doente a jejum. Não ha vantagem alguma em prescrever um periodo de dieta hydrica.

Nas diarrhéas chronicas serão permittidas, logo no começo, 3 refeições:

pela manhã — cacáo de bagas de carvalho, um mingáo mucilaginoso, ou sopa de leitelho;

ao meio dia — cozimento de myrtilla, ou caldo de carne desengordurado, misturado com cevadinha, ou arroz;

á noite — crême de maizena e caldo de bagas de myrtilla, um mingáo ou uma sopa mucilaginosa. (1)

Dois a tres dias depois, serão permittidos biscoitos seccos e massa de queijo fresca. Mais tarde será cuidadosamente augmentada a ração alimentar, até que as doses administradas correspondam ás necessidades physiologicas do doente.

Para crianças abaixo de dois annos, é mais seguro receitar logo leite caseinado (pag. 14).

Na *incontinencia alvi* applica-se, tres vezes ao dia, um clyster, providencia que, em regra, dá bom resul-

---

(1) Nota — Caso não se encontrem esses alimentos, prescreva-se: pela manhã e á tarde, mucilagem de aveia, ou mingáo de leitelho; ao meio dia, caldo de carne com cevadinha, ou arroz.

tado. Esse tratamento será mantido durante duas a tres semanas. Muito frequentemente, basta retirar a criança do seio da familia, ou applicar-lhe uma faradização energica, para fazer desapparecer a incontinencia fecal.

Para os casos de *catarrho do grosso intestino* prescreva-se, pela manhã e á noite, um clyster de infusão de camomila, ou d'agua quente (1|4 de litro). A lavagem esvasia a ampolla rectal e corrige o tenesmo. Ao lado disso, receita-se a dieta acima aconselhada.

De maneira identica se trata o *prolapso do recto,* desde que esteja ligado a uma affecção do grosso intestino. Os resultados obtidos são, entretanto, inconstantes, porque frequentemente á affecção catarrhal se junta, nos prolapsos antigos, asthenia do esphincter, cuja correcção é das mais difficeis.

Os methodos de tratamento do prolapso rectal, clinicos ou cirurgicos, são multiplos; mas, nenhum delles garante exito seguro. Applicações electricas sobre a musculatura da nadega, pincelagens da mucosa anal com solução de *nitrato de prata,* suppositorios de *opio,* etc., tudo falha nos casos rebeldes.

A re-educação do reflexo de constricção pode surtir effeito nos casos brandos. Esse processo therapeutico resume-se no seguinte: durante alguns dias, dá-se, apenas, mucilagem de aveia para diminuir a diarrhéa; ao mesmo tempo, adapta-se uma fita de esparadrapo transversalmente ás nadegas, de modo que ellas fiquem muito bem ajustadas uma á outra. Procura-se dessa maneira criar e educar uma forte contracção da musculatura do perineo e do esphincter anal. Aos poucos, coordena-se o phenomeno que se convencionou chamar *reflexo condicional*: a criança sentindo o esparadrapo collado ás nadegas (mesmo frouxo) contrae reflexamente o esphincter. Assim se corrige o prolapso porque o doente acciona com energia a musculatura circular do anus.

Nos casos graves, esse methodo falha; mas, ha ainda um outro artificio therapeutico que, não raro, surte effeito: obrigar o doente a sentar-se, algumas vezes por dia, numa bacia com agua salgada. A mucosa rectal é irritada pelo sal e o prurido resultante obriga o doente a accionar o esphincter e mantel-o, quanto possivel, em contracção.

Quando o prolapso não se dá durante, mas após a defecação, retira-se o doente do urinol, logo depois da evacuação, antes que o accidente se manifeste.

Si fracassam todos os tratamentos, teremos que ensinar uma pessôa da familia a fazer a reposição: para que não escorreguem os dedos, o operador cobre a mucosa expulsa com um panno fino e comprime-a lenta e cautelosamente para dentro, como si estivesse a fazer a taxe de uma hernia inguinal.

*

* *

A therapeutica das *fòrmas graves de diarrhéa chronica* e a do *infantilismo intestinal* obedece aos preceitos anteriormente descriptos, empregando-se aqui cuidados ainda mais rigorosos.

No *infantilismo intestinal* a suggestão occupa o primeiro plano nos processos therapeuticos; ella é, ás vezes, mais efficaz do que a dietetica.

E' extraordinario o appetite dessas crianças capazes de comer e digerir grandes rações alimentares: couve fermentada, carne defumada, etc. A predilecção por guisados e guloseimas desenvolve-se nellas de maneira caprichosa. O leite caseinado, vantajoso no começo como correcção á diarrhéa, lhes sabe bem devido ao gosto acidulo. Os albuminoides são facilmente tolerados; mas, os hydrocarbonados aggravam, em regra, a situação. E' preciso, portanto, adaptar a dieta a essa tolerancia.

O afastamento do doente do meio onde tem vivido, exerce sobre elle uma grande influencia. O resultado dessa tentativa pode falhar, mas é sempre aconselhavel experimentar.

As ameaças e os castigos são nesses casos uma espada de dois gumes. Aconselho prudencia no emprego desse processo. Quando no hospital se consegue manter a criança de bom humor, a cura é quasi certa; mas, si o doentinho conserva seu ar misanthropico, ingerindo obrigatoriamente alimentos que lhe causam nojo, nada se alcança.

O *tratamento medicamentoso* não dá resultado na diarrhéa chronica. Em casa de saude quasi nunca se empregam drogas; na clinica privada são, entretanto, indispensaveis para satisfazer as pessôas que rodeiam o doente. Prescreva-se pelo menos um adstringente: 5 vezes ao dia, um comprimido (0,5 gr.) de *tannalbina,* ou de *tannigeno.* A pastilha, reduzida a pó, é dada em mucilagem de aveia. Ultimamente alguns autores gabam muito a *uzara*: 5 vezes ao dia, duas a tres tablétes a 0,005. Os resultados obtidos com a *tintura de opio* (1) são ainda os mais seguros: tres vezes ao dia, 5 a 8 gottas. Pode-se tambem fazer uso de suppositorios:

Rp.
Tintura thebaica (1) . . . . . 5 a 10 gottas.
Manteiga de cacáo . . q. s. para 1 suppositorio.
Applicar um á noite.

Muito recommendado é o *carvão animal* (*Merck*), 5 vezes ao dia, uma colher das de chá, misturado a um liquido qualquer, adoçado com saccharina.

III — Superalimentação

Ao terminar o primeiro anno de vida, o lactente normal apresenta um panniculo adiposo bastante espesso; mas, apesar dessa relativa obesidade, sua musculatura é bem desenvolvida. Depois dessa edade, as crianças emmagrecem progressivamente, devido ao crescimento e ao maior trabalho muscular.

Ha, entretanto, individuos que se mantêm gordos como consequencia da superalimentação a que são submettidos.

(1) Nota: Pharmacopéa allemã.

Na segunda infancia, os obesos constituem excepção; esses individuos tornam-se suspeitos de *dystrophia adiposogenital,* ou pertencem a familias em que a obesidade é habitual, engordando mesmo quando comem com parcimonia.

A superalimentação na segunda infancia, ao em vez de obesidade, produz, com frequencia, emmagrecimento.

Duas são as variedades de superalimentação:

na primeira, as crianças, verdadeiros glutões, ingerem doses excessivas de alimento, não raro, de baixo valor calorico: pão, legumes, batata, etc. e não engordam, apesar de comerem muito;

na segunda, de que trataremos a seguir, os doentes se alimentam de substancias que fornecem grande quantidade de calorias.

Em muitos casos, a superalimentação é proposital. Por um orgulho mal entendido, os paes procuram obter crianças "modelos" e pensam erradamente que obesidade equivale a robustez; noutros, a superalimentação é involuntaria. Falta aos progenitores a noção da quantidade de alimento que devam dar. Habituados a pesar o bêbê semanalmente e a verificar na balança o accrescimo progressivo, conservam o processo de pesagem depois do primeiro anno de vida; si falha o esperado augmento, concluem que a alimentação não foi sufficiente e reforçam as rações.

Esse raciocinio lhes parece exacto porque, como dissemos, no terceiro anno de vida, a criança normalmente se torna, aos poucos, mais delgada.

O evolver do peso no segundo anno não mantem a mesma disposição que no lactente. No primeiro trimestre de vida, as crianças augmentam numa progressão mais tarde nunca attingida.

A principio, o peso cresce rapidamente em ascenção constante; no segundo anno, porém, a curva ponderal é mais accidentada; oscilla frequentemente e, aos poucos, se eleva.

No segundo anno, o graphico nunca é tão ingreme como no primeiro; a ascenção ponderal pode conservar-se estacionaria durante alguns dias, phenomeno aliás physiologico.

Na superalimentação ora as refeições ultrapassam os limites normaes, ora são caloricamente excessivas. Descobre-se, com frequencia, que o obeso, além das rações habituaes, ingere grande quantidade de leite, doces, bolos, *cakes*, etc. Quando a criança repelle por instincto as grandes porções que se lhe quer dar, a mãe burla essa defesa natural concentrando o valor calorico dos alimentos e, aos pirões, aos legumes, etc., addiciona grande quantidade de manteiga; ás sopas e pudins, mistura ovos; em vez de leite, dá-lhe crême, sem contar os "fortificantes" como o malte, o oleo de figado de bacalháo, etc.

As consequencias da superalimentação variam. Ha individuos que, apesar de superalimentados, continuam sadios, resistentes e bem conformados; outros não engordam, ou começam mesmo a emmagrecer. Nesse ultimo caso é difficil convencer a um leigo que existe superalimentação, porque todo mundo suppõe que excesso de alimento corresponde fatalmente a augmento de peso; que emmagrecimento significa, quasi sempre, subalimentação. Por isso, a familia procura corrigir essa desordem sobrecarregando ainda mais as rações.

Em regra, a superalimentação produz obesidade. O rosto se arredonda, o ventre se dilata em consequencia do deposito de gordura e do meteorismo intestinal. Quando no processo alimentar predominam substancias gordurosas, o doente se mostra pronunciadamente pallido; si preponderam os hydratos de carbono, constitue-se um estado de "empastamento" simulando edemas.

Em ambas as hypotheses, o augmento do panniculo adiposo se faz em detrimento da musculatura que se torna molle e flaccida. Essas crianças são pouco resistentes e preguiçosas; seu trabalho intellectual é deficiente. Apparecem, além disso, outras perturbações directamente presas á superalimentação e á obesidade.

A's mais das vezes, não é o excesso de peso que provoca a consulta medica, mas a pallidez, o pé chato, o joelho valgo, resultado directo disso. Postos de parte esses symptomas, não se manifestam, em regra, outros accidentes em *crianças constitucionalmente normaes;* caso contrario, outras consequencias são frequentes, sobretudo nos portadores de diathese exsudativa, cujos estigmas rapidamente se reavivam; nelles as affecções das vias respiratorias se tornam mais repetidas e mais graves.

Nesses casos as efflorescencias cutaneas da diathese não cedem e peoram com a superalimentação (intertrigem da fossa poplitea, estrophulo, prurigem). Muito perigoso é ainda o excesso alimentar nos predispostos ao *status thymicolymphaticus.*

Já dissemos acima que raramente esses doentes são trazidos ao medico para que se lhes corrijam os defeitos na dieta, mas devido a um dos accidentes de que frequentemente elles se cercam.

Tratamento — A therapeutica nunca se deve restringir ás consequencias immediatas da superalimentação; é preciso examinar cuidadosamente a lista de alimentos, prescrevendo para esses doentes uma dieta adequada á sua edade (vide pag. 8).

IV — Alimentação unilateral

A superalimentação não passa frequentemente de um regime unilateral. Nalguns casos predominam substancias animaes (carne, leite, ovos) em detrimento de productos vegetaes (pão, batatas, cereaes, legumes,); noutros, dá-se o inverso.

A primeira eventualidade tornou-se pouco frequente depois da guerra e da carestia da vida. Essa mudança obrigatoria na alimentação veio aproveitar a muitas crianças. Pelo menos num ponto a guerra nos havia de trazer consequencias beneficas!

A tendencia do povo mantém-se, porém, inalterada; o pendor natural é sempre ministrar ás crianças muito ovo, muito leite, muita carne, ideal que se tornou justamente agora mais vehemente do que nunca e, melhoradas nossas condições alimentares, o velho erro se rehabilitará; veremos então, de novo, os superalimentados daquelle genero.

A preferencia absoluta pelo leite não é justificavel; sua reputação como alimento é, muitas vezes, exaggerada. Toda gente pensa que leite e ovos nunca trazem inconvenientes. E' com isso que o leigo organiza as dietas "fortificantes", que, dadas na melhor das intenções, podem produzir grande maleficio.

Não raro, recorrem a essa alimentação depois de molestias graves; na convalescença da escarlatina encontram-se, com frequencia, os desastres desse prolongado regime "reconstituinte", que certos medicos infelizmente subscrevem.

Em muitos casos, a alimentação unilateral não representa propriamente um erro dos paes; resulta do facto de se começar a dar á criança, tardiamente, a ração de legumes, de mingáos, etc., de que tem necessidade. Affeitos a uma alimentação erronea, os doentes só acceitam leite, ou papas com leite; a custo, comem um ovo cozido, ou um biscoito amollecido no leite, repellindo obstinadamente alimentos solidos (legumes, pão, etc.). Assim se escoam mezes e até annos, sem que essas crianças se habituem a uma alimentação adequada á sua edade.

O motivo dessa falha dietetica é resultante de deficiencia disciplinar; a falta de energia das pessôas da familia constitue a causa mais directa. Muitas crianças de 5 e 6 annos tomam, ao deitar-se, uma mammadeira com leite, porque do contrario, confessam os paes, não conseguem adormecer!

A superalimentação pelo leite não data, muitas vezes, desde o primeiro anno de vida. Crianças até então normaes podem apresentar, em certa epoca, inappetencia; para ellas as refeições nada mais representam do que uma pausa desagradavel aos brinquedos. Chamadas para a mesa, bebem, ás pressas, uma chavena de leite, mas regeitam alimentos solidos cuja mastigação lhes sacrificaria um tempo precioso. A mãe, sem energia bastante, não insiste; permitte que a criança volte a brincar; tranquilliza-se, entretanto, desde que ella tenha tomado pelo menos uma chicara de leite e offerece então uma segunda chavena que é ingerida tão rapidamente como a primeira. Desse modo o leite, aos poucos, passa a predominar na alimentação.

A situação, ás vezes, se aggrava porque o doente, com o tempo, enjôa do leite. Nessas condições, a alimentação regular se torna muito difficil.

Individuos sadios, sem taras de familia, podem impunemente ingerir leite em superabundancia; supportam bem essa alimentação unilateral. Não são esses, porém, que precisam de conselho medico; ao consultorio vêm ter sómente os que não toleram a dieta e essa classe é numerosa, sobretudo na clinica da elevada esphera social.

Symptomatologia — Prisão de ventre é o signal mais evidente da dystrophia lactea (1) das crianças acima de um anno. As fézes, fragmentadas, duras, amarello-claras ou pardo-escuras, apresentam um brilho oleoso.

As dejecções se tornam cada vez mais difficeis; só á custa de clysteres e purgativos conseguem evacuar; durante mezes ou annos, não dispensam uma intervenção dessa natureza.

A constipação é pertinaz, de sorte que todos os cuidados dos paes se voltam para esse ponto. Os clysteres constituem um martyrio; a acção dos purgativos, aos poucos, afrouxa. As camaras, duras e volumosas, apresentando frequentemente laivos de sangue, distendem em exaggero o *anus* e produzem na mucosa fissuras ou rhagades muito dolorosas. Os doentes procuram, o mais possivel, evitar as dejecções que lhes causam dôr.

Prisão de ventre intensa e fézes saponaceas são a regra, desde que na alimentação predomine o leite;

(1) Nota: Vide — "Perturbações morbidas do lactente" pagina n° 99.

quando preponderam carne ou ovos, as camaras são, ao contrario, pouco volumosas, escuras, fragmentadas, á semelhança das de carneiro. Existe nesses casos, falsa prisão de ventre; é a alimentação pobre em detritos que não fornece residuos sufficientemente abundantes para constituir-se o bolo fecal (*pseudo-obstipação*). Em taes condições, a evacuação regular torna-se impossivel.

Esses doentes são pallidos e obesos; sua musculatura é escassa. A côr da pelle se explica pelo aspecto branco peculiar á gordura do panniculo adiposo; mas, em parte, se filia tambem á irrigação deficiente do tegumento cutaneo.

Não ha nesses casos anemia verdadeira. Só quando a perturbação alimentar perdura muito tempo, descoram-se as mucosas e decresce a taxa de hemoglobina e o numero de erythrocytos.

Em muitos doentes, sobretudo si alimentados com grande quantidade de ovos, o matiz cutaneo é açafroado; o panniculo adiposo se espessa em detrimento da musculatura, de sorte que esses individuos são incapazes de esforços physicos energicos; não podendo andar muito, preferem estar sempre sentados.

O peso exaggerado e a deficiencia do tono muscular explicam o apparecimento do pé chato e do joelho valgo. O ventre proemina; o figado e o baço frequentemente augmentam de volume. As grandes porções liquidas ingeridas, que naturalmente terão de ser eliminadas, responsabilizam-se pelos suores profusos e pela enurése que, ás vezes, apparecem.

A esse quadro morbido nunca faltam symptomas da diathese exsudativa: hypertrophia das amygdalas (vegetações adenoides), manifestações estrophulosas, nodulos pruriginosos, etc. Essas manifestações, em regra, se deixam beneficamente influenciar pela dietetica.

Quem amputa as tonsillas, sem corrigir a dieta, observa que ellas crescem de novo, em curto prazo; mas, regrada a alimentação, a hypertrophia não se reproduz.

Nesses doentes, sempre caprichosos e irritadiços, apparecem regularmente signaes de neuropathia. Em regra, o doentinho é um "filho unico" a quem os paes fazem todas as vontades e a alimentação defeituosa é consequencia directa de erros disciplinares. Essas crianças, com intelligencia amadurecida precocemente, se revelam demasiado sensatas para a sua edade. Os casos typicos são diagnosticaveis á distancia. Tratase frequentemente de meninos que, aos 6 annos, trazem ainda madeixas longas e bem cuidadas.

E' interessante saber-se, e experimentalmente ficou provado, que uma dieta com predominancia albuminosa provoca, em animaes, amadurecimento sexual precoce.

Si a alimentação continúa mal dirigida, desapparece, aos poucos, a obesidade e esses doentes, superalimentados com leite e ovos, gradativamente se tornam muito magros; a prisão de ventre e os symptomas exsudativo-diathesicos se mantêm; os signaes de neuropathia se aggravam; a anorexia torna-se, aos poucos, invencivel.

A inappetencia e o emmagrecimento provocam a consulta e o medico estabelece um diagnostico absolutamente incomprehensivel ao leigo: magreza como consequencia de superalimentação.

Tratamento — A prisão de ventre da dystrophia lactea exige, sem demora, mudança radical na alimentação. O leite será, por algum tempo, abolido; depois, permitta-se uma dose maxima de 1|4 de litro por dia. Prescreva-se, concomitantemente, uma dieta farta em residuos não digeriveis.

A lista de alimentos obedecerá, mais ou menos, ao seguinte plano:

pela manhã — uma chavena de café de malte, ou de chá, com assucar, pão, marmelada e mel;

primeira merenda — pão com manteiga, tomate, rabanete cozido, fructas (uvas, cerejas, etc.); no inverno — uma maçã crúa não descascada, ameixas pretas. Além disso — agua, ou uma chavena de leitelho;

almoço — fructas ferventadas, ligeiramente laxantes (maçã, ameixa, groselha, etc.). A sopa de fructas pode ser engrossada com farinha de aveia. No verão, é preferivel aconselhar sopas frias com pão e passa; caldo de carne engrossado com farinha de arroz ou cereal analogo; sopa de batatas, ou mesmo de varios legumes juntos como beterraba, etc.; sopa de couve, de fructas seccas com carne passada á machina; batatas cozidas n'agua, salada de batatas com carne ou peixe. Mormente nos casos em que a prolongada dieta lactea tenha produzido anemia, é recommendavel a carne (cozida, assada, crúa ou passada á machina, salsicha, etc.) Podem ser permittidos 15 a 30 grs. de carne batida por dia. Entre os legumes temos escolha variada nas diversas especies de couves, ervilhas frescas ou seccas, feijão branco, lentilhas cozidas, legumes em conserva (vagens, etc.). Além disso, bastante fructa fresca, ou cozida e saladas;

segunda merenda — como ás 10 da manhã;

jantar — identico ao almoço; além disso, fructas ferventadas, mingáos feitos com leitelho, pirão de aveia com leite, pão, carne, queijo, salsicha, peixe defumado e, uma vez por semana, ovo ou uma omeléte.

Essa lista de alimentos será modificada de accordo com a edade do doente, a intensidade da prisão de ventre e as complicações eventualmente existentes. Si persiste a anorexia, serão permittidas durante certo tempo tres refeições apenas (supprimam-se a primeira e a segunda merenda).

Convém evitar pão branco e biscoitos seccos, preferindo pão escuro, ou preto cortado em fatias finas. Bom auxilio nos prestam bolos com mel e assucar. Além disso, recorre-se, com vantagem, ao extracto de malte, nozes, ameixas bem amassadas, ameixas pretas e *regulina* (1) com pirão de maçãs.

Naturalmente alimentos constipantes serão evitados.

Não se pode fugir, no começo, ao emprego de laxantes, sobretudo em doentes tratados, mezes a fio,

---

(1) Nota: preparado analogo ao *jubol*.

com clysteres e nos que apresentam rhagades anaes. No momento da dejecção, as fissuras são de tal maneira dolorosas que a criança procura, o mais possivel, evital-a. Nesses casos, dá-se, á noite, uma chavena de chá de senne, ou uma outra substancia de effeito purgativo seguro, de sorte que, na manhã seguinte, o doente evacúa. (1).

Sobre as rhagades pincela-se *nitrato de prata* em solução a 1% e applica-se, logo a seguir, *vaselina boricada.* Eliminadas as primeiras porções, as fézes restantes, mais molles, não incommodam o doente.

Si a criança repelle energicamente a mudança de regime, torna-se então necessario internal-a em sanatorio adequado, onde a resistencia é, naturalmente, muito menor do que na casa paterna.

A nova dieta deve ser mantida durante tres mezes; depois desse tempo, a alimentação continuará ainda predominantemente vegetal; os alimentos animaes, á excepção da carne, permanecerão reduzidos ao minimo.

V — Anorexia

Inappetencia é um phenomeno frequente nas crianças. Em muitas dellas essa desordem data desde a mais tenra edade. Esses doentes ingerem pacientemente os alimentos, sem revelar, entretanto, prazer

---

(1) *a*) escaldar com agua uma, duas ou mais colheres das de chá de foliolos de senne; passar em tamiz e adoçar com sacchárina.

b) dar, num pouco d'agua, uma colher das de chá bem cheia do pó de *Kurella*:

assucar	50,0
erva doce	10,0
foliolos de senne	75,0
alcaçuz	15,0
enxofre lavado	10,0

c) *purgen* (comprimidos de 0,05 a 0,1).

d) oleo de ricino (2 a 3 colheres das de chá).

e) comprimidos de *sennax* (2 a 3 por vez).

f) califigo (uma ou mais colheres das de sobremesa).

g) tintura aquosa de rhuibarbo (uma a tres colheres das de chá).

nisso. Muitos começam, de um dia para o outro, sem razão plausivel, a repellir energicamente as comidas; as refeições se transformam em verdadeiro conflicto com os paes que acabam fazendo dellas, por assim dizer, uma cevadura mais ou menos violenta.

Para vencer a inappetencia, as pessôas da familia recorrem ás ameaças, as promessas e aos premios. Muitas mães soccorrem-se de um artificio curioso: contam fabulas durante as refeições; emquanto fallam ou leem, a criança consente que se lhe metta na bocca a comida; terminada a historia, procuram commental-a e, dessa maneira, não ingerem mais nada. Nesses casos, trata-se sempre de individuos neuropathicos a quem falta paciencia até para comer; elles vivem constantemente em pleno dominio da fantasia.

A's vezes, transformam-se, de um dia para outro, em glutões; ataca-lhes, por algum tempo, verdadeira bulemia. Aos poucos, porém, voltam ao estado primitivo.

Em crianças acima de 5 annos, a anorexia coincide, ás vezes, com a frequencia á escola. Durante as férias o appetite é normal; no periodo escolar, torna-se máu e ainda peor na segunda metade do semestre de inverno. Nalguns casos, a repugnancia pelos alimentos é parcial; certas substancias, apenas, são repellidas (legumes, carnes). O pão, em geral, é devorado em grandes porções.

A aversão pelos alimentos é, frequentemente, muito caprichosa. O doente regeita os pratos que lhes são insistentemente offerecidos, mas ingere com voracidade a comida dos criados (batata cozida, pão trigueiro, couve fermentada, etc.). A anamnese desses casos nos ensina, muitas vezes, que a monotonia da dieta é o motivo da inappetencia. Não raro, sua alimentação pouco diverge da de um lactente; ha nella preponderancia absoluta de leite. Além disso, tudo lhes é dado em forma de pirão (batatas, legumes, etc.) ou crême de leite, repetido, insosso, e sem tempero. Evita-se, cauta e intencionalmente, a alimentação de adultos — salsicha, pão, fructa, etc. Não é, pois, de admirar que nessas condições appareça inappetencia!

A's vezes, é o proprio doente que só acceita alimentos em forma de papa; não ingere nada secco — batata, carne, arroz, etc. Mettendo-se-lhe á força o alimento na bocca, não o engole; regeita-o ou, depois de mastigal-o, conserva-o cuidadosamente guardado, durante muitas horas, entre os molares e a bochecha.

Não poucos casos de inappetencia revelam-se a um exame cuidadoso como apparentes. Os paes, em regra, não sabem exactamente a quantidade de alimentos que se deva dar; pedindo-se que enumerem o que a criança come, verifica-se que a alimentação é mais que sufficiente.

Ha ainda outra variedade de falsa inappetencia: na mesa o doente repelle os alimentos; mas, come nos intervallos, durante todo o dia, grande quantidade de chocolate, bolos, biscoitos, etc. As guloseimas cobrem suas necessidades alimentares, podendo mesmo ultrapassal-as.

Existe tambem um grupo de doentes que apresenta anorexia periodica: comem perfeitamente durante alguns dias, depois, 2 a 3 semanas, não revelam appetite. Nessa phase tornam-se abatidos, tristonhos e irritadiços. Tomando-se-lhes a temperatura, á tarde, verifica-se que ha febre (37°,5 a 38°). Um exame minucioso descobre que a inappetencia e os symptomas concomitantes correm por conta de uma *pharyngite larvada*. Esses individuos são exsudativo-diathesicos, apresentando catarrho recidivante da pharynge, acompanhado de secreção mucosa local, febre e anorexia (vide o capitulo sobre *Rhinopharyngite*).

Em cada caso de inappetencia ha imprescindivel necessidade de examinar, além do tubo gastro-intestinal, todo o organismo; é indispensavel averiguar qual foi a dieta até então seguida. Só desse modo descobre-se, com segurança, a etiologia da anorexia.

Culpados são frequentemente os proprios paes (erros alimentares, ou disciplinares, erros de observação); outras vezes, a criança (neuropathia, molestias da pharynge, etc.). E' claro que o tratamento só pode ser efficaz quando estiver de accordo com a causa determinante. O pediatra nunca se deve restringir commodamente á prescripção de um "estomachico" ou de um "apperitivo" sem examinar bem o seu doente.

Prognostico — E' bom, sempre que se descobrem affecções concomitantes passiveis de correcção, ou quando existe um erro dietetico.

Nos doentes neuropathicos, cercados, além disso, de erros de educação praticados pelos proprios paes, egualmente tarados, o prognostico é muito peor.

Therapeutica — O tratamento, nalguns caso, dá bons resultados; noutros, falha completamente. Si a alimentação é monotona, a simples alteração da dieta até então seguida basta, ás vezes, para o exito. Muito frequentemente uma alimentação, como a aconselhada na dystrophia lactea, produz excellentes resultados, sobretudo quando se inicia o tratamento reduzindo a tres a rações diarias (vide pag. 33).

Restringir o numero de refeições num caso de inappetencia parece ao leigo inteiro absurdo. Essa providencia inicial torna-se, entretanto, indispensavel; é preciso que o estomago se esvasie completamente no intervallo das refeições para que se produza "succo de appetite" e sensação de fome.

Quando se duvida que os paes não se limitem ás tres rações prescriptas, recorre-se a *pseudo-refeições*: as merendas de 10 da manhã e 4 da tarde, serão substituidas por uma chavena de chá simples (camomila, etc.). Com isso, regra geral, elles se satisfazem.

A inappetencia das crianças que frequentam a escola é, ás vezes, facilmente obviavel. Sua etiologia está, não raro, ligada a uma alimentação monotona e excessiva. A anorexia acarreta nesses casos sub-alimentação e finalmente emmagrecimento. Essas crianças dormem, frequentemente, toda a manhã; levantam-se muito tarde, tomam a primeira collação em atrazo e apressadamente; ingerem, ás vezes, de pé, apenas uma chicara de café com pão. A merenda que levam para a escola não lhes appetece, por isso distribuem-na pelos camaradas.

Depois das aulas, mostram-se cansadas, abatidas e sem disposição para almoçar; mas, no correr do dia, apparece appetite, ás vezes, intenso. Comem, então, grande quantidade de pão, de sorte que á hora do jantar, não se alimentam.

Para corrigir essa desordem alimentar, começa-se obrigando o doente a se levantar cedo. Pela manhã, tomará o café com a devida pachorra; a primeira collação será variada e abundante — pão com um recheio, mingáo de aveia, etc. Com o estomago vasio não reluctam muito em ingerir tudo isso.

Prohiba-se, ou limite-se a uma fructa, a merenda das 10 horas da manhã.

Ao almoço comerão o que appetecer: ervas, carne, fructas cozidas, crême, doces em calda, omeléte, etc.

Supprima-se a merenda das 4 horas da tarde para não perturbar o appetite ao jantar. O leite será restringido a 1|4 de litro nas 24 horas. A alimentação deve ser variada, como ficou mencionado no tratamento da dystrophia lactea.

Evitem-se preparados alimenticios, mas certos medicamentos, sobretudo os "estomachicos" são vantajosos. Sua acção benefica é, entretanto, simplesmente suggestiva (1).

Quando a anorexia é consequencia de uma pharyngite larvada, seguida de elevações thermicas periodicas, a therapeutica começará pelo tratamento

---

(1) *a*) tintura de quina composta — 15 gottas antes de cada refeição.

b) tintura de nóz vomica
tintura de quina composta
tintura vinhosa de rhuibarbo — ãã 5,0

c) tintura ferri acetic. ether
tintura de valeriana — ãã 5,0

d) acido hydrochlorico dil. — 2,0
agua destil. . . . . — 80,0
xarope de groselha q. s. ad — 100,0
Uma colher das de chá antes de cada refeição.

dessa affecção. Nos periodos de exacerbação, empregam-se sudoriferos; fóra dessa phase, recorra-se ao tratamento local do nariz e da pharynge, curas de repouso ao ar livre, de preferencia á beira mar, ou em climas montanhosos (vide o capitulo sobre *Tratamento* da *adenopathia tracheobronchica*).

As férias serão consagradas exclusivamente ao descanso, evitando-se nesse periodo qualquer trabalho intellectual. E' aconselhavel ainda augmentar o repouso interrompendo a frequencia á escola 8 dias antes de terminado o periodo official. Não se deve, com o subterfugio de um attestado medico, afastar esses doentes das aulas de gymnastica, etc.

Na anorexia de fundo nervoso os resultados therapeuticos são sempre pouco seguros. O mesmo se pode dizer das crianças habituadas a comer só puréias e dos doentes cuja superexcitabilidade não permitte socego para se alimentarem. Não é possivel estabelecer regras de tratamento para esses casos; a therapeutica é nelles inteiramente individual. Certas crianças comem melhor quando deixadas sós, durante as collações; outras, quando em sociedade; para todas, entretanto, é preciso manter estrictamente regrada a hora das refeições.

Do terceiro anno de vida em deante, toda criança deve habituar-se a comer com suas proprias mãos. Na alimentação evite-se cuidadosamente, como já dissemos, a monotonia.

Brinquedos ao ar livre, em companhia de camaradas da mesma edade, influenciam beneficamente o appetite.

Quando se nota repugnancia por determinado alimento, é prudente, sem avisar á criança, supprimil-o do cardapio por certo tempo; depois de uma pausa de algumas semanas é, em geral, novamente bem acceito. Contraproducente será obrigar os doentes a comer o que lhes não appetece; assim se transforma muitas vezes um capricho passageiro numa aversão permanente.

Os casos mais graves de inappetencia encontram-se em filhos de neuropathas. Nesses o unico recurso é afastar o doente do seio da familia, o que basta, ás vezes, para corrigir uma anorexia que zombou de todo tratamento. Não se deve esperar, porém, muito tempo pelo restabelecimento espontaneo. Si no fim de 8 dias de mudança de meio não apparecem melhoras, inicia-se a alimentação por sondagem gastrica. A cevadura, não raro, modifica rapidamente a situação. Esses doentes podem tambem lucrar com o emprego de alimentos concentrados (em pequeno volume) e assim, com reduzidas porções, introduzem-se no estomago muitas calorias.

Pode-se usar para isso leite com 17% de assucar (*dubo, v. Pirquet*), mingáos farinaceos com extracto de malte e oleo de figado de bacalháo (5 vezes ao dia, uma colher das de chá), pirão de farinha e manteiga (leite com 7% de farinha de trigo, 5% de manteiga e 5% de assucar — *Moro*).

*

* *

Vomitos

O vomito habitual costuma estabelecer-se quando se obriga a criança a ingerir alimentos que lhe desagradam por sua abundancia, por suas propriedades, etc. Primeiramente manifesta-se aversão, depois nojo que acaba motivando o vomito.

Leite provoca commummente fastio e repugnancia, sobretudo, aos neuropathas; nelles, desde que se dê uma vez o reflexo do vomito, elle se repetirá por qualquer pretexto. Mais tarde todo alimento, agrade ou não ao doente, uma contrariedade, uma forte excitação nervosa, a ameaça de um castigo, o café da manhã tomado ás pressas, ao sair para a escola, a viagem de bonde, sobretudo feita de costas, emfim tudo é motivo para fazer vomitar.

No lactente o vomito se effectua com esforço minimo, sem um gesto que revele nausea; em crianças acima dessa edade, é bem comparavel a phenomenos de hysteria do adulto.

Esses neuropathas mostram-se abatidos depois do vomito; mas, desviada sua attenção, ou quando os circumstantes não dão valor ao accidente, verifica-se que tudo passa rapidamente.

As affecções chronicas da pharynge constituem um motivo frequente para o vomito habitual. O muco pegajoso que se accumula na parede posterior da garganta traz á bocca, sobretudo pela manhã, um gosto desagradavel; ao levantar-se, a criança tem nauseas e vomita. Dessa maneira, aos poucos, o vomito matutino se torna habitual.

Tratamento — Depende naturalmente da etiologia do phenomeno nesse ou naquelle caso. Si a dieta é monotona, recommendo o que já disse em paginas anteriores (pag. 33). Nessas circumstancias o systema de tres refeições é muito util.

No tratamento do vomito habitual empregam-se, com vantagem, medidas suggestivas: faradização da garganta, lavagens do estomago, administração de um amargo antes das refeições, etc.

O catarrho chronico da pharynge será combatido por meio de pincelagens ou lavagens da mucosa inflammada, deitando-se solução physiologica pelas nariculas. Desse modo elimina-se o motivo mais directo para o vomito.

*

* *

Vomitos por acetonhemia — Assim se denomina certa especie de vomitos vehementes e incoerciveis que apparecem periodicamente e duram um ou mais dias. No ar expirado pelo doente e na urina encontra-se acetona.

Essa molestia é rara e de etiologia obscura. Em cada crise os doentes se mostram profundamente abatidos.

Tratamento — Empregam-se clysteres de *hydrato de chloral* (0,5 a 1,0); desse modo mantem-se a criança, por certo tempo, em subnarcose. Cessados os vomitos, inicia-se a alimentação com pequenas e repetidas doses de pirão de cevadinha bem consistente.

Molestias limitadas a determinados trechos do tubo gastrointestinal

Estomatites

Estomatite simples — Caracteriza-se por inflammação da mucosa buccal, acompanhada de hyperhemia, edemas locaes e forte sialorrhéa. A gengiva intumesce e sangra abundantemente (gengivite). A's vezes, a molestia vem precedida de um erythema cutaneo.

*

* *

Estomatite aphthosa—Nesses casos, além de symptomas de estomatite simples, encontram-se na mucosa ulceras lentiformes ou ellipticas, de aspecto brancacento. Os ganglios lymphaticos mandibulares intumescem; apparecem máu halito, febre alta e inappetencia. Não existe, entretanto, relação etiologica entre essa affecção e a febre aphthosa do gado.

*

* *

Estomatite ulcerosa — Notam-se nesses doentes esphacelamento da gengiva e ulceras por contacto na zona opposta da bochecha. As crianças apresentam ainda sialorrhéa, *foetor ex ore,* febre alta,, emfim, symptomas morbidos denunciando uma infecção grave. Os dentes abalam-se nos alveolos e chegam, ás vezes, a cahir.

*

* *

Estomatite gangrenosa (*noma*) — E' das estomatites a forma mais grave. Em geral, vem logo após uma molestia infecciosa, sobretudo depois do sarampo. Apparece, então, na mucosa uma ulcera que se aprofunda e cresce rapidamente invadindo os tecidos vizinhos e perfurando a bochecha. A morte é quasi sempre inevitavel. Quando se inicia cedo um tratamento energico é, em certos casos, possivel salvar o doente.

*

* *

Tratamento — Nas estomatites os doentes, em regra, comem com grande difficuldade. Os alimentos, frios ou mornos, serão dados em forma de papa ou de mingáo, quasi sem sal. Podem ser empregados — leite, mucilagens, pirão de maçã, de batata, crême de maizena, puréia de legumes em pó, etc.

Na estomatite simples, quando o doente sabe gargarejar, prescrevem-se bochechos de infusão de malva, acetato duplo de aluminio, permanganato de potassio (solução fraca), ou mesmo de chlorato de potassio (uma colher das de café num copo d'agua morna.) Si a criança não consegue gargarejar, prescrevam-se comprimidos de *formamint Bauer,* ou *bonbons* com *anesthesina.* Sobre a gengiva applicam-se pincelagens duma mistura, em partes eguaes, de tintura de *ratanhia* com tintura de *myrrha.*

Na estomatite aphthosa applica-se sobre as lesões, com um pulverizador, duas vezes por dia, uma mistura, em partes eguaes, de *iodoformio* com *acido borico.*

Na estomatite ulcerosa cauterizam-se as feridas, duas vezes ao dia, com solução a 1% de *nitrato de prata.*

Nos casos de *noma,* retira-se a escalpello a mucosa necrosada e queima-se a ferida com thermocauterio. Si aos paes do doente repugna esse processo violento, o tratamento será então limitado a pincelagens com *nitrato de prata.* Com lavagens de solução de *permanganato de potassio* procura-se afastar os pedaços de mucosa necrosada e o muco fétido, usando-se para isso uma seringa de grande capacidade.

*
* *

Affecções do esophago

As molestias do esophago limitam-se na criança, quasi exclusivamente, a corrosões por substancias causticas e suas respectivas consequencias — estenose, ectasia acima do ponto estreitado, vomitos e emmagrecimento intenso (aspecto radiologico caracteristico). Muitas vezes, um espasmo da musculatura reforça os effeitos da estenose cicatricial.

Tratamento — Dilatação progressiva com sonda de borracha. Sendo impossivel passar um dilatador, mesmo fino, é preciso recorrer á cirurgia.

*
* *

Deglutição de corpos estranhos (moedas, etc.)

Quando um objecto deglutido fica estacionado num ponto qualquer do trajecto esophageano, procura-se deslocal-o cautelosamente com uma sonda impellindo-o para a cavidade gastrica. Feito isso, dá-se á criança grande porção de papa de batatas e mais tarde um purgativo. Desse modo, na maioria das vezes, o corpo estranho é expellido por via rectal, sem mais consequencias.

Envenenamentos

Alcool — lavagens gastricas, cataplasmas quentes sobre o epigastrio, banhos com subsequente emborcamento d'agua fria, respiração artificial, café forte por via buccal, ou mesmo em clyster.

Ammonia — ar livre, respiração artificial, oxygenio.

Arsenico — lavagens do estomago, antidoto arsenical.

Atropina — lavagens gastricas, emprego de morphina, ou hydrato de chloral.

Acido oxalico (sal de azedas) — lavagens do estomago, leite, agua de cal.

Asphyxia por fumaça — oleo camphorado, cafeina, ar livre, banhos seguidos de emborcamento d'agua fria, tracheotomia.

Acidos — agua de sabão, leite.

Benzina — lavagens do estomago, respiração artificial.

Cicuta — lavagem gastrica, chá quente em abundancia.

Gaz de illuminação — ar livre, respiração artificial, oxygenio, oleo camphorado, sangria e subsequentes injecções de solução physiologica.

Intoxicação por carne ou peixe — lavagens do estomago, pó de alcaçuz composto.

Intoxicação por cogumelos — lavagens do estomago, sangria, subsequente injecção de sôro physiologico, excitantes.

Laburno — lavagens gastricas, pó de alcaçuz composto, respiração artificial.

Lysol — lavagens gastricas, leite, liquidos em abundancia, oleo camphorado.

Morphina — (papoulas, laudano) — lavagens gastricas repetidas, cafeina, café, envoltorios quentes, respiração artificial.

Picada de abelha — retirar o aguilhão, applicar no local ammonia, menthol, ou acetado duplo de aluminio.

Phenol — lavagens gastricas, emulsão de clara d'ovo, cardiotonicos.

Potassa e soda — lavagens do estomago, agua com vinagre, caldo de limão.

Phosphoro — (oleo de figado de bacalhao phosphorado) — lavagens do estomago.

Sublimado — lavagens gastricas, leite, purgativos.

Veronal — lavagens gastricas, excitantes.

*
* *

Dôr peri-umbilical

Dôres na região peri-umbilical constituem um phenomeno muito peculiar e frequente nas crianças. Esse accidente tem grande valor pratico.

Em muitos casos é feito diagnostico de appendicite e aconselhada uma operação inutil; muitos dos doentes são submettidos a longos tratamentos por suspeita de tuberculose ganglionar do mesenterio; em todos, entretanto, trata-se de simples *crises de dôr peri-umbilical.*

Quando uma criança tem uma dôr qualquer no ventre indica, em geral, o umbigo ou um logar a esmo situado entre elle e o esterno, como ponto de partida(1). A pressão manual nesses casos não provoca reacção; existe, porém, hyperesthesia espontanea bastante intensa e, em nervosos, essa sensação se amplia enormemente. Subito, numa verdadeira crise, os doentes se pôem a chorar; entretanto, mesmo durante o accesso, o ponto onde a dôr parece originar-se não é muito sensivel á pressão. Pode-se, desviando a attenção da criança com perguntas pelos trabalhos escolares, etc., apertar fortemente o local sem que haja manifestação dolorosa.

A causa determinante da dôr nem sempre é abdominal. Está verificado, por exemplo, que manifestações catarrhaes de cavidade rhinopharyngea e das

---

(1) Na localização da dôr pelas crianças pode-se verificar:

a) que a lesão encontrada no exame clinico coincida com o ponto doloroso accusado;

b) que as dôres falsamente indicadas pelo doente achem explicação em lesões pathologicas verificadas pelo exame clinico: exs: pneumonia do lóbo superior esquerdo com localização dolorosa na articulação escapulo-humeral esquerda; pleuriz direito com dôr no hypochondrio do mesmo lado (ponto de MAC-BURNEY); pharyngite, ou laryngite diphthericas com localização dolorosa no umbigo, etc.

c) que as crianças accusem dôres para as quaes não apparece explicação no exame clinico e que, muitas vezes, não passam de manifestações nervosas. Um grupo desses casos parece explicavel pela presença de pontos hyperesthesicos circumscriptos, comparaveis ás zonas de *Head* (vide o capitulo sobre *Meningites*).

amygdalas (diphtheria) se podem acompanhar de dôr peri-umbilical.

Si o catarrho da pharynge se repete com frequencia e dura muito tempo, mais amiudadas e pertinazes serão as colicas. Crianças com catarrho pharyngeo chronico accusam, ás vezes, por muito tempo, dôres abdominaes. Quanto mais irritadiço o doente, tanto mais violentas parecem as dôres.

O mechanismo intimo etiologico desse phenomeno é, entretanto, desconhecido.

Tratamento — Consiste em arredar a causa determinante. Trata-se a pharyngite aguda ou chronica (vide o capitulo sobre *Rhinopharyngite*); applicam-se sobre o ventre thermophoros, cataplasmas quentes, envoltorios humidos ou sacco de gelo. Nos casos benignos, uma embrocação de *tintura de iodo* em redor do umbigo, ou simples applicação de um esparadrapo no ventre fazem, por mechanismo suggestivo, desapparecer tudo.

Como medida de precaução, nunca esquecer que a dôr umbilical pode de facto estar ligada a uma appendicite, hernia da linha alva, peritonite tuberculosa, etc.

Appendicite

A appendicite, embora por excepção, pode ser encontrada mesmo em lactentes; acima dessa edade é muito mais frequente.

As crises appendiculares iniciam-se com perturbações digestivas pouco caracteristicas: enjôo, colicas, prisão de ventre, mais raramente, diarrhéa. As dôres se irradiam de um ponto fixo ou, disseminadas pelo epigastrio, fixam-se no dia seguinte numa zona typica: em regra, é intensa a dôr por compressão num ponto situado, á direita, na linha que vae do umbigo á espinha iliaca antero-superior (ponto de *Mac-Burney*).

E' importante para o diagnostico verificar-se a existencia de supertensão, ou *resistencia muscular* augmentada, no local correspondente ao appendice.

O pulso nesses casos nada apresenta de particular; a temperatura é, a principio, pouco elevada; no sangue encontra-se augmento da taxa leucocytaria.

Frequentemente descobre-se pela anamnese do doente que, em epocas anteriores, se deram ataques semelhantes, aos quaes se ligou pouca importancia, ou passaram mesmo despercebidos.

Quando a inflammação se aggrava, duas hypotheses são possiveis: ora se forma um abscesso, quer dizer, uma peritonite que, graças ás adherencias, é encapsulada e não prosegue, ficando assim separada da vizinhança a lesão pathologica (*peritonite purulenta circumscripta*); ora se opera gangrena com perfuração das paredes do appendice e disseminação do processo por todo o peritoneo (*peritonite purulenta generalizada*).

Os accessos frustros podem vir seguidos de crise aguda, pondo em perigo a vida do doente; é, por isso, de bom aviso fazer a ablação cirurgica do appendice em periodo de acalmia. A exactidão do diagnostico constitue, porém, uma premissa indispensavel para assim proceder.

Já dissemos que dôres abdominaes á direita em vez de dependerem de appendicite, correm, ás vezes, por conta de um pleuriz, de uma pneumonia, ou se filiam mesmo a simples prisão de ventre.

Colicas peri-umbilicaes são facilmente confundiveis com appendicite; nesses casos, falta, entretanto, a resistencia muscular á direita, elemento de grande valor para o diagnostico differencial. Quando se trata de dôr umbilical, distrahindo-se a criança, consegue-se cumprimir fortemente a parede anterior do ventre, sem que se note tensão muscular de defeza, ou sensibilidade pronunciada; o mesmo não se dá na appendicite.

Tratamento — Repouso, bolsa de gelo sobre o abdome, completo jejum por um ou mais dias. Permitta-se, aos goles, agua fresca, ou succo de fructa. Havendo nauseas ou vomitos, evite-se a administração de substancias liquidas por via buccal, mesmo porque, de tal maneira se acha diminuido o poder de absorpção da mucosa gastro-intestinal, que acabariam sendo ellas novamente regeitadas. Contraindicados são tambem os purgativos e clysteres. Para mitigar a séde intensa, permitta-se que o doente lave a bocca frequentes vezes com agua fresca. Si a agitação é grande e a sede insaciavel, resta-nos o recurso calmante da *morphina* (vide pag. 53). Em geral, a prescripção de jejum não encontra embaraços porque o doente não tem appetite.

Quando, apesar dessa therapeutica, os symptomas continuam a se aggravar, entregue-se o doente, sem demora, a um cirurgião; mas, si as dôres se acalmam e a febre cae, si a criança emitte gazes e consegue evacuar, é signal de declinio da infecção. Dahi por deante, pode-se dar, em pequenas porções, uma alimentação rica em calorias: caldo de carne com ovos, pirão de batata com carne passada á machina, papa de cevadinha, puréia de maçãs. As pequenas quotas vão sendo gradativamente augmentadas. Fuja-se de alimentos que produzam meteorismo, ou possam excitar a peristaltica intestinal (leite, etc.).

Approximadamente uma semana depois do inicio da molestia, é vantajoso empregar clysteres para arredar as fézes duras accumuladas nas partes baixas do grosso intestino.

Quinze a vinte dias mais tarde, tendo já cessado a dôr no ponto de *Mac-Burney*, o doente pode deixar o leito. Passadas tres semanas, manda-se proceder á intervenção cirurgica.

Peritonite aguda

Peritonite é uma complicação que se pode filiar á appendicite, a uma ruptura do intestino num caso de typho, de ulcera gastrica perfurante, ou associar-se ao periodo final de uma invaginação do intestino.

A invasão do peritoneo inicia-se, ás vezes, lentamente; depois os symptomas morbidos se intensificam, até que se installa o quadro de lesão generalizada da serosa. Nalguns casos, o accidente começa de modo abrupto, com signaes de "choque": nariz afilado, physionomia macilenta e abatida, expressão angustiosa (*facies abdominalis*), pallidez em consequencia de dilatação e hyperhemia dos vasos mesentericos, cyanose dos labios e dos dedos, immobilidade em decubito dorsal, pernas encolhidas e respiração do typo costal.

O menor movimento provoca dôr e choro. Existe, apesar disso, agitação permanente; a cabeça se movimenta, sem parar, de um lado para outro; o doente, afflicto e desassocegado, agarra-se a esmo aos objectos vizinhos.

A inappetencia é absoluta; a sede insaciavel; ha vomitos frequentes. Primeiramente, é eliminado o chymo gastrico, depois um liquido bilioso, por fim os vomitos, associados a eructações e soluços, tornam-se fecaloides; entretanto, a intelligencia conserva-se perfeita; o pulso, principal elemento de apoio ao prognostico, se faz rapido e fino; a temperatura oscilla: ha, ás vezes, pouca febre; noutros casos, o decurso é mesmo apyretico.

As peritonites se acompanham de dôr abdominal intensa, a principio, no ponto inicial da inflammação (região appendicular), mais tarde, em todo o ventre.

A micção é dolorosa. A musculatura da parede abdominal se reteza. Cessa a emissão de gazes que vem seguida de prisão de ventre por paralysia intestinal e ausencia de peristaltismo. Mais tarde, apparece meteorismo e abahulamento do ventre. Nos casos violentos, de forma septicemica, pode surgir diarrhéa.

Prognostico — Uma vez generalizada a peritonite, o prognostico é sempre máu, mesmo si se recorre de prompto á intervenção cirurgica; quando adhesões peritoniaes circumscrevem o proceso e encapsulam o pús, formando um abscesso, torna-se o resultado final naturalmente menos sombrio.

Diagnostico differencial — Na phase de inicio da obstrucção intestinal, existe tambem prisão de ventre e retenção de gazes; mas, em regra, mantém-se normaes os movimentos peristalticos; ás vezes, elles se exaggeram mesmo, chegando a produzir espasmos e contracturas.

Em muitos casos a anamnese nos pode elucidar, si se trata ou não de peritonite pneumococcica. As lesões peritoneaes têm, com grande probabilidade, essa origem sempre que forem precedidas de uma affecção catarrhal aguda das vias respiratorias. As peritonites purulentas vêm frequentemente antecipadas por symptomas gastro-intestinaes violentos; por outro lado, diarrhéa, com flaccidez da parede abdominal, são habituaes na peritonite pneumococcica.

Tratamento — Suscitada a desconfiança de peritonite, sem demora prescreva-se o jejum; além disso, nada se dá a beber, mesmo porque installa-se logo grande retardamento no poder de absorpção dos liquidos. Para alliviar a sede, o doente lavará a bocca reiteradamente com agua fria acidulada com limão; pode, ainda, sugar pequenos pedaços de gelo, desde que não degluta a agua resultante da fusão. Sobre o ventre applica-se uma bolsa refrigerante.

E' prudente ouvir cedo o parecer de um cirurgião.

Em casos deseperadores, empregam-se injecções de *morphina* — 0,003 para crianças até 5 annos; 0,005 até 10 annos; 0,005 a 0,01 depois dessa edade.

Quando se verifica encapsulamento e formação de abscesso, pode-se iniciar a alimentação do doente após tres dias de jejum: ovos, carne, papa de cevadinha, biscoitos, pão branco, pirão de batatas, etc., tudo em rações fraccionadas e em pequenas porções.

Peritonite pneumoccocica

E' frequente, sobretudo em crianças do sexo feminino. A infecção inicia-se por symptomas morbidos abdominaes graves, associados a febre alta, ás vezes, calefrio e herpes labial. Depois, desenha-se, aos poucos, *facies abdominalis* acompanhada de dôr no ventre, diarrhéa e, frequentemente, meningismo. Alguns dias mais tarde, nota-se remissão na intensidade desses phenomenos: queda da temperatura, desapparição da dôr abdominal, etc.

Decorridos, porém, dez a quinze dias, exacerbam-se, de novo, todos os symptomas: intensifica-se o meteorismo, augmenta, aos poucos, o derrame purulento abdominal que chega a attingir a cicatriz do umbigo e por ahi abrir caminho, quando não vem a tempo a intervenção cirurgica. No pús encontram-se pneumococcos.

Symptomas concomitantes — No começo, encontram-se frequentemente manifestações catarrhaes das vias respiratorias; depois, surgem abscessos metastaticos nos mais variados pontos do organismo. Não é raro apresentar-se mais tarde uma polyserosite, com lesão simultanea do peritoneo, pleura, pericardio, meninges e cavidades articulares.

Excepcionalmente, a affecção evolue sob forma de peritonite purulenta diffusa.

Diagnostico — Apoia-se, a principio, nos quatro elementos seguintes: febre, dôr abdominal, vomitos e diarrhéa.

A marcha da molestia é caracteristica: encontram-se symptomas peritoniticos agudos, aos quaes succede um periodo de acalmia, seguido mais tarde, da phase final, em que um empyema constitue o elemento predominante.

No inicio, a diarrhéa, o meningismo e o resultado positivo da diazo-reacção de *Ehrlich* fazem pensar em typho; mas, vomitos reiterados são raros nessa affecção. Além disso, faltam na peritonite a leucopenia e a bradycardia peculiares á infecção eberthiana. A confusão com appendicite é pouco provavel, porque na peritonite pneumococcica existe diarrhéa e não se encontra augmentada resistencia muscular na região do appendice.

Na phase terminal, a infecção pneumococcica pode ser confundida com a peritonite tuberculosa; entretanto, nesse ultimo caso o derrame na cavidade abdominal, em regra, se desloca livremente com a mudança de posição do doente, facto que não se dá na primeira affecção. Quando existe exsudato tuberculoso, a apalpação verifica, quasi sempre, adhesões e tumores intra-abdominaes; a cuti-reacção de *Pirquet* é, em determinados casos, um bom guia para o diagnostico differencial.

Prognostico — relativamente bom, si a peritonite se encapsula; pessimo, quando a infecção invade toda a serosa.

Tratamento — Repouso, bolsa de gelo sobre o ventre, jejum. Si a diarrhéa é violenta, empregam-se injecções de solução physiologica para compensar a grande eliminação d'agua. Quando não ha mais duvidas sobre o diagnostico, prescreve-se *opio*: crianças de tres annos — 3 gottas da tintura; verificada a insufficiencia da dose, serão dadas, duas horas depois, mais 5 gottas. A doentes acima dessa edade, são permittidas até 10 gottas.

No periodo intercalar de remissão, faculta-se dieta mais ampla, evitando-se comtudo substancias que produzam meteorismo e exaggero de peristaltica (leite, couve, etc.); desse modo, não se perturba a formação de adhesões. Mais tarde, aconselha-se operar.

E' prudente não punccionar o empyema (perigo de disseminação por toda a serosa).

Na forma generalizada da peritonite, recommenda-se intervenção cirurgica immediata.

Peritonite gonococcica

No tratamento da gonorrhéa por meio de lavagens são frequentes irritações ligeiras do peritoneo. Os symptomas capitaes deste accidente se resumem em vomitos passageiros, meteorismo, dôres abdominaes e pequenas elevações thermicas.

A peritonite gonococcica generalizada é muito rara; nessa hypothese apparecem elevações abruptas da temperatura, dôres espalhadas por todo o ventre e vomitos, symptomas que não attingem, entretanto, a violencia dos observados na peritonite purulenta aguda. Em alguns dias, melhoram as perturbações morbidas e tudo volta rapidamente ao normal.

A peritonite gonococcica, embora raramente, pode terminar pela morte em consequencia de invasão septicemica da torrente circulatoria.

Prognostico — Postos de lado casos excepcionaes, o prognostico é bom.

Diagnostico — Quando se encontra uma gonorrhéa vaginal concomitante, o diagnostico não é difficil. Convem, entretanto, lembrar que frequentemente, durante o periodo febril da peritonite, desapparece o fluxo purulento e, nesses casos, é possivel confusão com a peritonite pneumococcica.

Tratamento — Repouso, bolsa de gelo sobre o ventre, jejum; além disso, convem suspender o tratamento local da gonorrhéa.

Affecções do figado

Ictericia

A ictericia, commum no recemnascido, depois dessa epoca torna-se muito rara. A's vezes, surgem varios casos ao mesmo tempo em crianças que estiveram umas com as outras em intimo contacto. Essa forma de ictericia é, sem duvida, de origem infectuosa.

Em geral, antes do apparecimento do derrame bilioso, notam-es elevações thermicas de pouca monta e perturbações gastro-intestinaes; depois, a coloração icterica invade a pelle e a conjunctiva ocular. Na urina, de côr pardo-escura, encontram-se pigmentos biliares; as fézes tornam-se acinzentadas (acholicas); o figado augmenta ligeiramente de volume. Prurido e bradycardia, frequentes na ictericia do adulto, são raros na da criança.

Com o repouso, emprego de compressas quentes sobre o ventre e dieta adequada, tudo cede em 3 a 4 dias. A urina e as fézes voltam á côr normal, mas a amarellidão do tegumento cutaneo dura ainda algum tempo.

A dieta se pautará pelas manifestações morbidas do momento; havendo diarrhéa, prescrevem-se sopa de mucilagem de aveia, caldo de carne engrossado com cevadinha ou arroz, etc., biscoitos seccos, torradas, pão branco, chá ralo. Quando existe prisão de ventre, procura-se corrigil-a com ligeiros purgativos (uma chavena de infusão de senne, pela manhã e á noite; uma colher das de chá de sal de *Karlsbad*, pela manhã em jejum, em 1|2 copo d'agua quente).

Para evitar a constipação intestinal, cuida-se, além disso, de dar ao doente uma alimentação adequada (cozimento de fructas, legumes, batatas, mel, marmelada, etc.). E' vantajoso administrar ainda pequena porção de manteiga e leite. Não ha inconvenientes em fazer uso de uma alimentação contendo um pouco de gordura.

*
* *

Ictericia de Weil

Essa forma de ictericia é, sem duvida, infectuosa. A molestia se inicia com arrepios de frio, febre alta durante 4 a 8 dias, perturbações do estado geral, diarrhéa, phenomenos de ligeira irritação renal, augmento do baço, do figado e finalmente ictericia.

*
* *

Atrophia amarella aguda do figado

Essa affecção é, raramente, observada em crianças. Nesses casos a ictericia, a principio, branda cada vez mais se intensifica, até que toda a pelle se torna amarello-citrina, ou esverdeada. Os phenomenos morbidos geraes se aggravam, apparecendo finalmente signaes de diathese hemorrhagica. Em poucos dias, o doente entra em coma e morre.

*

* *

Cirrhose atrophica (Typo Laennec)

Nesses doentes derrame ascitico é o symptoma principal, sendo a ictericia, em regra, insignificante. Para distinguir esses casos dos de peritonite tuberculosa, baseamo-nos na verificação da esplenomegalia; o figado não augmenta de volume. Na pelle do ventre encontra-se uma rede venosa muito nitida. Aos poucos, apparecem signaes de diathese hemorrhagica. Exito letal é a regra. Quasi sempre, trata-se de crianças que, durante muitos mezes, ingeriram bebidas alcoolicas (filhos de taverneiros, etc.).

*

* *

Cirrhose hypertrophica (typo Hanot)

Nessa hypothese a ictericia é mais intensa do que no caso precedente; além disso, encontra-se hepato e esplenomegalia. Mais tarde, processa-se um derrame ascitico, assumindo, aos poucos, tão grandes proporções que se torna imprescindivel punccional-o. A ictericia, durante a evolução da molestia, retrocede um pouco. Os doentes portadores dessa affecção podem resistir annos a fio; já observei, por exemplo, uma menina na qual essa desordem se manifestara aos 5 annos e que só veiu a morrer aos 24! Nesse caso, constituiram-se, aos poucos, symptomas typicos de "infantilismo", directamente dependentes da cirrhose. A menina na epoca do fallecimento parecia ter 9 annos de edade! Faltavam-lhe todos os caracteres sexuaes da puberdade.

Ainda uma variedade de cirrhose hepatica é encontrada em certos casos de symphyse pericardica de origem rheumatica, ou tuberculosa. Esses doentes apresentam ascite, espleno e hepatomegalia. O diagnostico pode ser difficil, porque nem sempre a obliteração pericardica se faz acompanhar de symptomas clinicos caracteristicos (vide o capitulo sobre *pericardite*).

Hepatomegalia — Augmento de volume do figado encontra-se ainda em alguns lueticos e tuberculosos; uma hepatomegalia discreta tem sido registada em certos casos de paralysia vasomotora (diphtheria).

Ictericia habitual na *ictericia hemorrhagica,* é um accidente commum nas septicemias de naturezas diversas e nas pneumonias graves. Ligeira coloração amarella da pelle pode apparecer tambem na escarlatina, quando começa a desbotar o exanthema.

*

* *

Verminoses

Tenias

A mais commum na Allemanha é a *saginata* (proveniente da carne de vacca); casos de *tenia solium* (propagação pela carne de porco) são mais raros.

Tratamento — No dia anterior á administração do vermifugo, dá-se, pela manhã e á tarde, dissolvida em agua quente, uma colher das de chá do *pó de alcaçuz composto* para esvasiar o intestino; á noite, a criança poderá comer um pouco de salada de harenque com ceboulas e pão; na manhã subsequente, administra-se, em jejum, um dos tenifugos seguintes:

I — *Extracto ethereo de feto macho* recentemente preparado — até tres annos, 3,0 grs.; acima dessa edade, 5,0 grs.

Para mascarar o gosto, addiciona-se-lhe
Polpa de tamarindo 20,0
Deitar numa chicara de café bem quente e administrar de uma só vez.

II — *Oleo de filmaron* — (1 parte de *filmaron* para 9 de *oleo de ricino*) — até tres annos, 5,0 grs. da mistura; acima dessa edade, 7,5 grs.

III — *Flores de Kosso* . . . . . } ãã
Xarope simples . . . . . } 20,0
Em electuario.

O emprego de capsulas (*Helfenberg,* ou productos analogos) é quasi sempre impossivel em crianças pequenas.

O melhor tenifugo é, sem duvida, o *feto macho;* mas, os doentinhos com difficuldade o ingerem. A's vezes, somos obrigados a introduzil-o na cavidade gastrica por meio de sonda. Quando a criança engole o medicamento, espontaneamente ou não, dá-se-lhe a chupar, logo a seguir, uma pastilha de hortelã pimenta, para evitar o vomito. Uma hora depois, administra-se uma a duas colheres das de chá de *pó de alcaçuz composto.* Quando o purgativo faz effeito, as fézes serão recolhidas num urinol com agua quente. Nos casos em que não é emittida a cabeça do verme e reapparecem depois cucurbitineos (proglottes), na evacuação, repete-se o tratamento tres mezes mais tarde.

Ascarides

Esses vermes são encontrados, ás vezes, em grande quantidade no intestino (30 a 50). Quando muito numerosos, podem provocar symptomas de obstrucção e vomitos, ou constituirem, ennovelados, um tumor abdominal palpavel. Pondo de parte accidentes mechanicos, outras perturbações quaesquer são rarissimas. A's vezes, um verme pode, em migração, subir pelo esophago e intrometter-se pela trachéa (aspiração).

As crianças que brincam com terra adquirem muito cedo essa verminose. (1).

Tratamento:

I — *Santonina* (0,025) em pastilhas de chocolate; uma, tres vezes por dia. Trinta minutos depois de cada comprimido, dá-se, dissolvida em agua, uma colher das de chá de *pó de alcaçuz composto.*

II — Pastilhas de *santonina e calomelano* (*santonina* 0,025; *calomelano* 0,05) — duas vezes ao dia — uma pastilha.

Oxyuros

Nos casos em que se nota, de quando em vez, um oxyuro nas fézes, não ha necessidade de tentar logo um tratamento que, para ser radical, é muito extenuante. Olheiras que se manifestam á tarde, coceira no nariz, appetite extravagante por um determinado alimento (pão, etc.) são indicios que as mães, em regra, fazem dependentes de verminoses. Esses signaes lhes bastam para estabelecer o diagnostico; entretanto, são insufficientes para justificar a prescripção de uma cura antiverminosa.

Não parece existir accidentes serios decorrentes de substancias toxicas elaboradas pelo oxyuro, mesmo quando vivendo em enorme quantidade nos intestinos; entretanto, estou de accordo com a justa repugnancia das mães em consentir calmamente que a criança continue portadora de taes parasitas. Além disso, nalguns casos, os vermes provocam prurido muito intenso no anus e na vulva.

Para exito completo no tratamento, temos de tomar providencias energicas e imprescindiveis. Nada adeanta receitar simplesmente um vermifugo. Em primeiro logar, é preciso prevenir aos paes que o medicamento terá de ser repetido algumas semanas depois.

---

(1) Nota: Modernamente verificou-se que a invasão do intestino por esse verme não se faz só por via buccal.

E' indispensavel ainda pesquisar si outros membros da familia se acham tambem parasitados.

O tratamento será conduzido do seguinte modo: com um purgativo, os parasitas são impellidos do intestino delgado para o grosso; nesse momento, dá-se o vermicida e, finalmente, applicam-se repetidos enteroclysmas para retirar os vermes.

Administra-se primeiramente, dois dias a seguir, — pela manhã, ao meio dia e á noite — uma colher das de chá de *pó de alcaçuz composto*. Desse modo as fézes se tornam molles e frequentes. Nos dois dias subsequentes (3° e 4°), dá-se o vermifugo.

Uso de preferencia *naphthalina* que, ao contrario da opinião de certos auctores, não é absolutamente perigosa:

Rp:

Naphthalina	0,1
Calomelano	0,03
Assucar	0,6

Para um papel; mande 6; dar um, tres vezes ao dia.

Mascara-se o cheiro desagradavel do medicamento collocando-se em uma colher das de chá um pouco de assucar, logo depois a *naphthalina* e por cima nova camada de assucar. Dessa maneira, o pó fica inteiramente isolado.

Dois dias mais tarde (portanto no 5° e 6°) serão feitos, duas vezes em cada nychthemero, clysteres de agua acidulada (1 parte de vinagre para 10 d'agua.). Nas tres semanas que se seguem á cura, dá-se, 3 vezes por dia, um comprimido de *Kupronat* (do *Troponwerk* em *Colonia*). Findo esse prazo, repete-se a medicação pela *naphthalina.*

Os resultados obtidos são bons, desde que se adopte esse methodo, sem duvida, muito trabalhoso.

Indispensaveis são ainda as seguintes medidas de precaução: todas as noites besuntar o anus da criança com *pomada mercurial;* cortar-lhe bem rentes as unhas e lavar suas mãos com sabão e escova, depois da defecação; vestir-lhe, á noite, um calção sem abertura atraz, para que não possa coçar directamente o orificio anal, quando se intensifica o prurido.

Molestias infecciosas agudas

Diphtheria

A grande diffusão da diphtheria na *Allemanha* começou em meados do seculo passado. Em 1860, mais ou menos, appareceram em *Ostfriedland* os primeiros casos; dahi espalhou-se a molestia por todo o paiz, attingindo intensidade maxima no periodo comprehendido entre 1882 e 1884. Em tão curto prazo deram-se approximadamente 120 mil obitos!

Dessa epoca em deante, a letalidade começou a declinar. Depois da descoberta do sôro curativo (1890) e de sua introducção na pratica diaria (1896), o numero de casos fataes diminuiu muito.

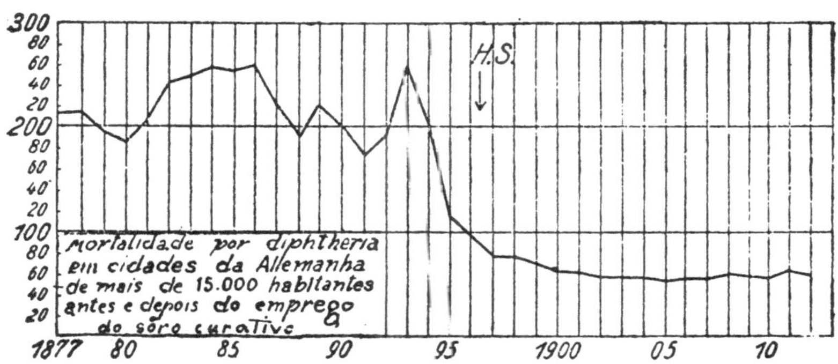

Fig. n. 1. (H. S. = Sôro curativo)

Curva feita de accordo com um traçado de Kisskalt (Kiel).

O agente dessa infecção é um bacillo (*Klebs* e *Loeffler,* 1883 - 1884). Hoje se conhece tambem uma forma avirulenta desse microbio (bacillo pseudo-diphtherico).

Quando se examina um esfregaço contendo bacillos diphthericos, nota-se que os germes ahi se distribuem em grupos muito typicos, formando verdadeiras ninhadas, ou collocando-se como pallitos de phosphoro desordenadamente derramados sobre uma mesa.

A porta de entrada da infecção é, via de regra, o nariz, ou as tonsillas.

A diffusão da diphtheria se faz por meio de crianças infeccionadas, ou pelos "portadores de bacillo".

A molestia é frequente desde o fim do primeiro anno de vida até o inicio da edade escolar; mesmo recemnascidos podem, entretanto, ser contaminados, mas nelles, em regra, a invasão se limita ao nariz.

A diphtheria não produz immunidade permanente; por conseguinte, reinfecções não constituem raridade. O prazo de incubação oscilla entre dois e sete dias.

Formas clinicas:

Muitas vezes, nada justifica suspeita de infecção diphtherica; o doente se mostra abatido, febril, sem appetite, mas não revela signaes que inspirem receio. A inspecção da bocca descobre, entretanto, placas brancas situadas sobre as amygdalas. Certas crianças sentem dôres que não são por ellas localizadas na garganta; mostram a esmo um ponto qualquer do ventre (umbigo, etc.). Nessa hypothese só um exame minucioso desvenda o diagnostico. Na maioria dos casos os doentinhos indicam que lhes dóe a garganta, sobretudo no momento da deglutição. Muitos delles se apresentam com o "pescoço duro"; outros tem a cabeça permanentemente desviada para um lado. Por vezes, é uma alteração no timbre vocal que faz desconfiar da lesão na larynge. Muitas dessas crianças tossem durante alguns dias antes de se declararem os symptomas de diphtheria; aos poucos, apparece a "tosse de cachorro" sempre suspeita de crupe.

A voz rouca faz provavel a localização da molestia na larynge; a isso se juntam rapidamente phenomenos de estenose.

Felizmente não são communs os casos de diphtheria maligna ou septicemica.

A infecção pode fixar-se tambem nas fossas nasaes, nas conjunctivas oculares, no ouvido, na vulva, ou contaminar mesmo ferimentos cutaneos.

E' frequente virem crianças á consulta apresentando myocardite, nephrite, paralysias diversas, etc., consequencia directa de infecção diphtherica que passou despercebida.

Diphtheria da pharynge

E' a mais commum das formas da molestia. As lesões se fixam numa, ou em ambas as amygdalas; nessa ultima hypothese, ahi se collocam frequentemente em disposição symetrica. As falsas membranas podem invadir tambem o véo palatino, a parede posterior da pharynge, as faces lateraes da uvula e a mucosa das bochechas. Sua extensão é variavel, tendendo a alastrar-se sobretudo na primeira phase da molestia. A's vezes, a placa diphtherica é do tamanho de uma lentilha; outras, occupa muito maior superficie, revestindo a pharynge, as amygdalas e o véo palatino.

A pseudo-membrana, branco-pardacenta e espessa, está tão intimamente presa á mucosa que, tentando-se arrancal-a, ha sempre hemorrhagia na superficie de implantação.

Muitas vezes, a lesão diphtherica fica em nivel inferior ao da mucosa normal, constituindo uma depressão ulcerosa; os bordos da placa são aureolados de uma zona fortemente hyperhemica.

No exame do doente encontram-se — ganglios sub-maxillares sensiveis e augmentados, lingua saburrosa, intenso máu halito. A temperatura, em regra, eleva-se de 38° a 39°. Muitos casos decorrem mesmo sem febre; noutros, encontra-se hyperpyrexia (40° e mais).

As pharyngites acompanhadas de grandes elevações thermicas não são, em geral, de natureza diphtherica, criterio aliás não muito seguro para o diagnostico differencial das anginas.

Quando se inicia o tratamento com grandes doses de sôro, os resultados beneficos já se podem evidenciar no dia immediato ás injecções — as lesões locaes não continuam a augmentar, a placa se torna amarella e se delimita, suas margens descollam do ponto de implantação porque um fermento de origem leucocytaria dissolve a fibrina; desapparece, além disso, a reacção hyperhemica circumvizinha e, em 2 a 3 dias, as membranas se desprendem.

Diagnostico differencial — São muito variadas as causas etiologicas das anginas, facto que em extremo difficulta o diagnostico differencial.

Não é possivel macroscopicamente separar a angina de *Plaut-Vicent* da diphtherica; só um exame bacterioscopico permitte essa differenciação: no primeiro caso, a pesquisa revela espirillos e bacillos fusiformes; no segundo, bacillos diphthericos em caracteristica distribuição. Nas outras formas de angina, as confusões, pelo menos nos casos typicos, são pouco frequentes.

Na angina follicular a tonsilla apresenta aspecto muito especial: encontra-se sobre cada folliculo um pequeno ponto branco.

Na angina lacunar existem focos branco-amarellados, que podem crescer e fusionar-se; mas, aqui as membranas, ao contrario das diphthericas, descollam-se facilmente sem produzir hemorrhagia.

Muitas vezes, é possivel diagnosticar a especie de angina por simples inspecção; em casos atypicos, porém, a differenciação se torna difficil.

Quando na clinica domiciliar um caso nos parece suspeito de diphtheria, deve ser tratado como se não existissem duvidas diagnosticas: injecta-se o sôro especifico sem esperar pelo resultado do exame bacteriologico.

Prognostico — E' bom, nos casos de diphtheria pharyngea simples.

Tratamento — Em todo caso de diphtheria injecta-se o sôro especifico. Si a infecção está em inicio — bastam 1.000 U. A.; em casos mais adeantados, são necessarias 3.000 U. A. Quando o doente já tiver recebido, algumas semanas antes, injecções de sôro de cavallo, é prudente empregar-se da segunda vez o vaccum, para fugir a manifestações anaphylacticas provaveis.

Com uma seringa de 10 cc., applica-se a injecção por via intramuscular, na face externa da coxa, ou na massa gluteal, tendo feito previamente a desinfecção da pelle com benzina, alcool, ou tintura de iodo. O orificio produzido pela agulha será obturado por um esparadrapo. A edade do doente é factor de pouca importancia na escolha da dose de sôro a injectar.

A criança deverá permanecer na cama pelo menos 8 dias. Applicam-se durante este tempo, pela manhã, ao meio dia, e á noite, envoltorios humidos em redor do pescoço. Si o doentinho sabe gargarejar, prescreve-se para isso solução de *agua oxygenada, acetato duplo de aluminio* (uma colher das de chá num copo d'agua), agua com sal, ou cozimento de malva.

Aconselha-se a ingerir bebidas quentes (succo de fructas, leite, etc.) e chupar balas de hortelã pimenta, tablétes de *formamint Bauer* e confeitos de malte. A doentes de tenra edade convem dar reiteradamente substancias liquidas em pequenas porções; para os já crescidos, são permittidas bebidas resfriadas, ou pastilhas de gelo. Não ha vantagem em applicar na garganta preparados especiaes como a *pyocyanase* e outras substancias. (1).

Quando apparece difficuldade de deglutição, os alimentos deverão ser fluidos, ou em forma de papa; mas, si o appetite se mantem intacto e o doente deglute normalmente, dá-se-lhe a dieta habitual.

Havendo outras crianças na casa, é aconselhavel

(1) Nota: A *encupina*, o *providoformio* e o *diphthosan* estão nas mesmas condições.

remetter o doente para um hospital, donde sómente sairá depois de se terem tornado negativos repetidos exames bacteriologicos. A casa donde partiu a infecção será completamente desinfectada; demais, a diphtheria é de notificação obrigatoria.

Nos casos em que não é possivel retirar o doente de sua casa, mesmo assim não se deve dispensar o isolamento. Quando não se deposita confiança na separação domiciliar, é mais prudente vaccinar as outras crianças, injectando em cada uma 600 a 1.000 U. A.; mas, a immunidade que dahi resulta é ephemera (dura no maximo tres semanas).

Os convalescentes só poderão frequentar a escola depois que o exame bacteriologico provar não existir mais bacillos diphthericos nos esfregaços da garganta; si o exame continúa positivo, tenta-se extinguir os germes pincelando as amygdalas e a pharynge com *agua oxygenada* pura, ou solução de *Mandl* (vide o capitulo sobre o *Tratamento da rhinopharyngite chronica*). Não obstante, muitos desses casos continuam, durante muito tempo, "portadores de bacillos".

Não existe methodo seguro para evitar esse inconveniente; é falho o proprio tratamento pela vaccina. (1).

Diphtheria nasal

Além da localização na pharynge, a diphtheria pode invadir, e com frequencia, as fossas nasaes, produzindo uma rhinite. Essa fórma da molestia é, ás vezes, de marcha tão benigna que em nada perturba a criança; nota-se, apenas, coryza pertinaz. Frequentemente é uma constante esfoliação peri-naricular, e não o defluxo, que motiva a consulta medica.

O fluxo que emana do nariz é ralo e sanguinolento; algumas vezes, não ha corrimento, porque as naricular se obturam e, quando a criança assúa, apparecem no lenço crostas avermelhadas. Commummente manifesta-se epistaxe.

Nota: Processo de *Behring*.

A rhinite diphtherica é, com frequencia, unilateral. O exame feito com um especulo descobre membranas situadas na parte posterior das fossas nasaes; em casos graves, o exsudato augmenta formando uma massa vitrea e brancacenta que enche a cavidade nasal.

Na parte externa, abstenção feita do erythema peri-naricular, nada se nota; nalguns casos, apenas, o nariz engrossa, as bochechas se mostram rubras e edemaciadas.

Sobre a diphtheria nasal o sôro não exerce o mesmo influxo benefico que assignálamos na da pharynge: as membranas se desaggregam com lentidão e a permeabilidade do nariz se mantem por muito tempo prejudicada.

Tratamento — Injecta-se, por via intramuscular, 1.000 U. A.; procura-se evitar a acção macerante do fluxo nasal aplicando lanolina boricada sobre o labio superior e as nariculas; além disso, para apressar a queda das pseudo-membranas, gotteja-se dentro do nariz sôro especifico diluido (1 de sôro para 29 de solução physiologica). E' recommendavel tambem limpar, repetidas vezes, a cavidade nasal com algodão embebido em agua oxygenada. (1)

A *diphtheria pharyngea* simples, com membranas pouco extensas, não ultrapassando o tamanho de um nickel de 100 réis, assim como a *diphtheria nasal* podem ser consideradas formas brandas da infecção (*diphtheria benigna*); não merecem a mesma classificação os casos em que as membranas são muito extensas e multiplas as lesões (amygdalas, véo palatino, uvula e parede posterior da pharynge), sempre que ellas se propagam a territorios vizinhos, invadindo a parede posterior do véo palatino e da cavidade nasal, ou quando as lesões são simultaneamente nasaes e buccaes.

---

(1) Vide o capitulo sobre diphtheria nasal no "*Guia pratico das perturbações morbidas do lactente*" — paginas 235 e 256.

Diphtheria rhinopharyngea

Esses casos são facilmente diagnosticaveis pelos symptomas de que vêm acompanhados: alteração do ruido respiratorio, modificação da voz e dysphagia. Os doentes mantêm a bocca aberta; corre-lhes a saliva pela commissura labial, porque, para fugir á dôr, evitam deglutil-a. A voz se adultera a tal ponto que difficilmente se comprehende o que diz a criança. Os ganglios sub-maxillares intumescem e se tornam dolorosos; o tecido que os rodeia edemacia-se consideravelmente, fazendo-se arredondados os contornos da região maxillar. A respiração pelo nariz não é possivel; das nariculas estila uma secreção aquosa, ou purulenta, á qual se misturam laivos de sangue. Examinando-se a cavidade oral, desde que o trismo e a dôr permittam ao doente, pelo menos em parte, abrir a bocca, notam-se as tonsillas augmentadas e o véo do paladar edemaciado. Toda a região se reveste de uma camada branco-pardacenta; entretanto, não é possivel, observar, por inteiro, a parede posterior da pharynge.

Sob a influencia do tratamento, elimina-se, em alguns dias, parte das pseudo-membranas; diminue o edema da mucosa, verificando-se que tambem quasi toda a cavidade rhinopharyngea se encontra coberta de lesões diphthericas.

As elevações febris são muito variaveis; seja como fôr, a gravidade da infecção não se trae por esse symptoma. O estado geral dos doentes, em regra, .ltera-se completamente: tornam-se apathicos e indifferentes, dormindo, ás vezes, o dia inteiro um somno agitado.

A diphtheria attinge proporções graves nos casos tardiamente diagnosticados, ou tratados com doses insufficientes de sôro. Pode acontecer, algumas vezes, que a infecção se mostre, desde o inicio, violenta; nessas condições, com grande impeto, installam-se os symptomas morbidos geraes e as membranas alcançam num dia extensões que só numa semana seriam capazes de attingir em casos communs.

O *prognostico* nessa hypothese é evidentemente muito peor do que na diphtheria nasal, ou na pharyngea; não obstante, mais de 50% dos doentes se restabelecem; as membranas são, aos poucos, eliminadas, os ganglios lymphaticos se desinfiltram. Na convalescença, porém, muitos perigos cercam ainda a criança (desequilibrio circulatorio agudo, paralysias, etc.)

Infelizmente é preciso salientar que muitos desses casos terminam pela morte; uns succubem, em curto prazo, na phase aguda da infecção, victimados por desequilibrio cardiaco; outros resistem mais tempo, mas acabam tambem perecendo. Nos casos graves, apesar do sôro, a situação continúa gradativamente a peorar e, aos poucos, se installa o quadro clinico da *diphtheria maligna,* fórma cujo prognostico é sempre muito serio.

Nesses casos, a gravidade da situação se revela desde cedo pelo aspecto physionomico: a criança, muito pallida, tem os olhos cercados de profundas olheiras, rosto abatido; os braços e as pernas, sempre frios, tornam-se vermelho-cyanosados; o edema da região sub-maxillar enrigece cada vez mais e invade o assoalho da bocca; do nariz e da cavidade oral escorre uma secreção sanguino-purulenta; nos labios notam-se crostas sanguineas; as conjunctivas oculares se apresentam hyperhemiadas. Além disso, a pharynge, repleta de espessas membranas acinzentadas e sanguinolentas, tem aspecto gangrenoso; o halito, de um cheiro adocicado e nauseoso, invade todo o aposento.

A's vezes, as membranas são eliminadas trazendo comsigo pedaços de mucosa necrosada. Depois, aos poucos, perturba-se a intelligencia, de sorte que os doentes passam a urinar e a defecar inconscientemente; atiram-se, de modo desordenado, de um lado para outro; é preciso amarral-os ao leito para que não caiam. Ora assentam-se de chofre na cama, ora ahi permanecem mergulhados em profundo torpor, suspirando de quando em vez.

Durante a marcha da molestia, apparecem petechias e hemorrhagias sub-cutaneas extendendo-se por todo o corpo, sobretudo aos pontos de injecção do sôro. Muitos casos se acompanham de exanthemas transitorios, tambem frequentes nas septicemias e na escarlatina.

Não se consegue examinar bem o coração e os pulmões porque disso nos impedem a irrequietude da criança e os extertores resultantes do accumulo de secreção mucosa nas partes altas das vias respiratorias. Algumas horas antes da morte, o doente se aquieta, a cyanose augmenta, o pulso enfraquece. Por fim, exgottamento e asthenia geraes precipitam o desfecho fatal.

Tratamento — (vide paginas adeante).

Diphtheria da larynge

O *crupe* é uma das formas mais graves da diphtheria; não obstante, a therapeutica, nalguns casos, pode ser coroada de exito.

Seu *prognostico* é menos sombrio do que o da diphtheria maligna.

Essa variedade da infecção (crupe) surge, ás vezes, como *lesão inicial* da larynge, sem que a pharynge seja atacada; pode mesmo acontecer que o exame bacteriologico de material da garganta não revele bacillos diphthericos.

Em regra, a invasão da larynge é secundaria, vindo após localização da molestia em pontos mais elevados da arvore respiratoria. Nalguns casos, pode permanecer illeso o trecho que vae da pharynge á larynge, á qual ora a lesão fica circumscripta, ora, em marcha descendente, invade os bronchios. E' interessante lembrar que, sobretudo, nos casos de diphtheria nasal e pharyngea benignas, *mais facilmente do que nos de dipheteria grave,* dão-se esses "saltos" com subsequente localização na larynge. Pode succeder mesmo que, após o desapparecimento de uma infecção ligeira da pharynge, surja, alguns dias depois, de modo inopinado, a localização laryngea, seguida das manifestações clinicas do crupe.

A diphtheria das cordas vocaes vem sempre acompanhada de rouquidão e completa aphonia. Em regra, a tosse é dolorosa e muito caracteristica (*tosse de cachorro*).

Quando a lesão se localiza primitivamente na pharynge, passam-se seis e, ás vezes, mais dias antes de apparecerem phenomenos morbidos laryngeos caracterizados pela rouquidão e tosse, pela forte dyspnéa e phenomenos de estenose.

Nessas condições, ampliam-se os movimentos do thorax; a respiração, difficil e prolongada, é audivel á distancia; manifestam-se signaes de franca asphyxia: certos musculos respiratorios entram em funcção vicariante, notando-se durante a inspiração escavamento da fossa laryngea, dos flancos thoracicos, da zona de inserção diaphragmatica e do appendice xiphoide, cujo apice se abaixa durante a expansão thoracica como acontece nos casos de peito afunilado. O doente, muito pallido e cyanotico, apresenta indicios de extrema angustia; coberto de suôr frio, agita-se de um lado para outro, assenta-se de sobresalto em vehemente "falta de ar". Si demora um soccorro immediato, a intoxicação pelo anhydrido carbonico prosegue; diminue, então, gradativamente, o dessassocego e a morte por asphyxia não se faz esperar.

Nessa emergencia é preciso recorrer urgentemente á *tracheotomia*, ou á *intubação*. Com uma dessas intervenções corrige-se a asphyxia, mas é indispensavel applicar tambem o sôro para impedir que a molestia invada as ramificações bronchicas (*diphtheria descendente*).

A's vezes, porém, esses expedientes não produzem bom resultado: os phenomenos de asphyxia persistem, apesar de aberta a trachéa. Verifica-se, então, que pseudo-membranas situadas na larynge descem pelas vias naturaes da respiração e invadem as mais finas ramificações bronchicas.

Na maioria dos casos, a intervenção operatoria traz allivio immediato; nalguns infelizmente, de novo, installa-se a asphyxia. A *diphtheria descendente* caminha para as partes periphericas da arvore respiratoriá, produzindo a morte, antes que o sôro exerça a esperada acção benefica.

Infaustos são tambem os casos em que o bacillo se localiza *primitivamente* na mucosa dos bronchios (*bronchite fibrinosa diphtherica*), accidente por vezes observado em convalescentes de sarampo que adquirem diphtheria. O mesmo não acontece quando um doente de diphtheria, já tendo recebido injecções de sôro, infecciona-se secundariamente com sarampo. Na primeira hypothese installa-se dyspnéa grave; sobre grandes trechos do territorio pulmonar desapparece o murmurio respiratorio e a criança succumbe, então, com signaes de asphyxia rapidamente progressiva e letal. No escarro encontram-se bacillos de *Loeffler;* na autopsia os bronchios se mostram repletos de membranas.

O *diagnostico differencial* de diphtheria da larynge terá em vista:

a) laryngite aguda;

b) pseudo-crupe.

Quando a rouquidão data de alguns dias, não tendo nesse prazo augmentado rapidamente, é provavel tratar-se de laryngite simples, porque na diphtherica os phenomenos morbidos se exacerbam com violencia.

Os symptomas de falso-crupe apparecem abruptamente, sobretudo á noite, de ordinario em individuos nervosos, asthmaticos e propensos a exanthemas cutaneos humidos (diathese exsudativa). Os accessos se repetem com frequencia. Nos casos em que a laryngite simples, ou o falso-crupe acommettem a criança pela primeira vez, é impossivel excluir, com segurança, a hypothese de diphtheria. E' prudente, nessa duvida, admittir a possibilidade de diphtheria, agindo como si se tratasse de crupe.

A diphtheria da larynge não é rara em casos de sarampo e de grippe (infecção mixta); havendo disso a menor suspeita injecta-se logo o sôro especifico.

O *prognostico* da fórma laryngea da diphtheria é sempre duvidoso.

Tratamento — Casos de tamanha gravidade devem ser removidos, sem demora, para um hospital bem apparelhado para qualquer eventualidade. Quando se notam phenomenos indubitaveis de crupe, exija-se a remessa immediata do doente para uma casa de saude; applica-se, entretanto, uma injecção de sôro especifico antes do transporte para não retardar, sem proveito, o emprego desse recurso. Injectam-se, por via intramuscular, pelo menos 6.000 U. A. Quando existem phenomenos de estenose, é conveniente administrar metade da dose por via intravenosa.

Recommenda-se o emprego de envoltorios quentes e humidos em redor do pescoço. Si a criança se revela muito excitada e tosse frequentemente, prescrevem-se bebidas quentes, que provocam sudação (chá, leite, cozimento de limão, etc.) e uma a duas colheres das de chá de *xarope de codeina*. Além disso, com um nebulizador ou inhalador, projecta-se-lhe vapor quente sobre o rosto.

Com esse tratamento, curam-se muitos casos de invasão diphtherica da larynge, ou mesmo de crupe. Grande numero de vezes, verifica-se que a agitação do doente é menos real, do que um reflexo da enorme afflição dos paes.

Si, apesar dessa therapeutica, os phenomenos de estenose não se abrandam em duas a tres horas, é baldado esperar mais: recorra-se á *intubação* que desobstrue as vias naturaes, ou á *tracheotomia* que evita a estenose, facilitando accesso ao ar abaixo do nivel do obstaculo na larynge. Emquanto se prepara a operação, empreguem-se inhalações de oxygenio.

Infelizmente, nem sempre a dyspnéa se explica por simples estenose laryngea. Quando tal accidente corre por conta de uma pneumonia, de asthenia cardiaca, de grande accumulo de pseudo-membranas na pharynge — a intubação seria inutil, ou mesmo contraindicada.

*
* *

Dentre os processos destinados a obviar a asphyxia convem notar em primeiro logar a *intubação* (*O'Dwyer,* 1858). Existe indicação para empregar esse recurso sempre que o estreitamento se acompanha de cyanose e tenha sido baldado o uso dos narcoticos, do vapôr quente, etc.

Technica — Envolve-se o doente numa toalha de banho de maneira que os braços fiquem bem ajustados ao tronco; senta-se-o no collo de uma enfermeira que prenderá entre as suas, as pernas da criança; abre-se-lhe a bocca com um instrumento adequado, de modo que não a possa fechar durante a operação. Em seguida, o medico, assentado em frente, introduz-lhe na cavidade oral o dedo indicador da mão esquerda até, ultrapassando a epiglotte, chegar á larynge. Ao longo desse dedo, que serve de guia, faz caminhar até á larynge, mantido pela mão direita, o intubador, preso á pinça adequada. Logo após, o operador põe-se de pé e, desse modo, levanta o intubador; o tubo se colloca assim em direcção á trachéa. Agora, solta a mola e o tubo se desprende da pinça. Com o dedo indicador da mão esquerda, conservado na posição primitiva, impelle o tubo para deante, de maneira que o bordo superior venha apoiar-se sobre a entrada da larynge.

Nesse momento, o ruido da respiração adquire, de chofre, timbre diverso, indicio de que a manobra foi bem conduzida.

A um orificio no bordo superior do tubo fica preso um cordão de seda que, saindo pela bocca, será fixado á bochecha por meio de um esparadrapo.

Com a introducção do tubo, manifesta-se tosse muito energica, seguida de grande allivio para o doente, depois de eliminação abundante de muco e pedaços de membrana.

Emquanto o intubador permanecer na larynge, as mãos da criança deverão *ficar bem atadas á grade do leito;* continuamente projecta-se vapor d'agua sobre a garganta do doente.

A alimentação, dada com o maximo cuidado, será fluida, ou em forma de papa para fugir ao perigo de engasgamento.

Dois dias mais tarde, retira-se o tubo. Para isso basta puxar o cordão de seda a elle fixado. Quando a criança o corta com os dentes, teremos de proceder da seguinte maneira: flexiona-se a sua cabeça energicamente para traz e nessa posição deslocam-se para cima a larynge e o tubo; aperta-se fortemente o pollegar contra a fossa laryngea, em direcção perpendicular á trachéa; depois, inclina-se a cabeça para a frente; esse movimento baixa a cartilagem thyreoide, mas o tubo fica onde estava, preso pelo seu rebordo, ao dedo do operador.

Repetindo-se algumas vezes essa manobra, o tubo caminha em direcção á cavidade buccal, podendo ser ahi facilmente agarrado.

No prazo de dois dias, o sôro exerce sua acção benefica; a camada de membranas diminue, de sorte que, retirado o tubo, não reapparecem os phenomenos de estenose.

Após a extubação, a criança continúa rouça, ás vezes, durante algumas semanas. Não são necessarios cuidados especiaes para corrigir esse inconveniente, como acontece aos tracheotomizados.

A intubação pode acompanhar-se de accidentes desagradaveis. A's vezes, a epiglotte e o vestibulo laryngeo se acham de tal maneira edemaciados que o operador pelo tacto não se pode orientar; outras, a criança ameaça vomitar cada vez que se tenta fazer o tubo caminhar. Nessas condições, abaixa-se a larynge e a intubação se torna impossivel, porque o tubo se desvia e se intromette no esophago. Em meio dessa lucta, a respiração continúa a peorar.

O mais lamentavel dos desastres se verifica, quando, no acto operatorio, o tubo descolla membranas diphthericas já frouxas, calcando-as para baixo; em vista disso, obtura-se o seu orificio inferior e o doente não consegue respirar. Para evitar a asphyxia, retira-se logo o apparelho; além disso, comprime-se pelo lado externo a cartilagem thyreoide para provocar tosse e facilitar a eliminação das membranas já soltas. Quando falha essa manobra, é indispensavel *praticar immediatamente a tracheotomia.* Por isso, quem intuba deve estar sempre preparado para executar tal intervenção em qualquer eventualidade.

Si, depois da intubação, a dyspnéa, aos poucos, reapparece, é porque pseudo-membranas, ou muco obturam o lume do tubo; esse deve ser, então, retirado, limpo e novamente introduzido.

Muitas crianças, com um violento accesso de tosse ou um vomito, expellem repentinamente o tubo; nesse caso, antes de recollocal-o, espera-se algum tempo e observa-se si reincidem os phenomenos de estenose.

Quem pratica a intubação afoitamente produz, com facilidade, ferimentos graves; a ponta do tubo pode ir ter ao *seio piriforme,* ou á depressão de *Morgagni,* perfurar a mucosa, perder-se no tecido frouxo circumvizinho, penetrar no esophago ou, passando entre as cartilagens *cricoide e thyreoide* vir alojar-se abaixo da pelle. O accidente, acompanha-se, em regra, de infecção, formando-se abscesso, ou mesmo gangrena.

Além disso, a "extubação" cerca-se, por vezes, de sérias difficuldades. Em certos casos, membranas, nesse momento ainda existentes, crescem, fazendo reapparecer os phenomenos de estenose.

Muito mais grave e frequente do que isso é a apparição de um ferimento por compressão produzido pelo tubo (*decubito*) encontrado, principalmente ao nivel da cartilagem cricoide, por ser o ponto mais estreito da larynge. Retirado o tubo, segue-se accentuada hyperhemia na zona decubital e, em consequencia disso, angustia-se de novo o lume da larynge e se reproduzem os phenomenos de estreitamento. Nalguns casos essa estenose não é immediata; apparece mais tarde, semanas ou mezes depois da extubação, á medida que se vae formando tecido cicatricial.

A ulcera decubital se trae por manchas escuras que apparecem sobre o tubo, ou pela expulsão, por via buccal, de muco levemente sanguinolento. Sempre que apparecem esses indicios, é preciso interromper a intubação praticando immediatamente a tracheotomia. A criança passa a respirar pela canula e, nesse meio tempo, cura-se o ferimento.

Infelizmente nem os tubos revestidos de gelatina endurecida evitam, com segurança absoluta, a ulcera decubital. Quando na zona ferida se forma uma lesão granulosa, é preciso curetal-a e cauterizal-a.

A estenose cicatricial installa-se tardiamente; seu tratamento consta de dilatação progressiva e systematica do trecho angustiado. Todos os dias introduz-se um tubo na larynge que ahi permanece uma hora. Começa-se com dilatadores finos, augmentando gradativamente o seu calibre. Esse tratamento dura alguns mezes.

A estenose de extubação, frequente em crianças nervosas, é, ás vezes, de origem psychica. Logo que os doentes percebem que se retirou o apparelho, agitam-se amedrontados. Reclamam a re-introducção do tubo salvador e, em meio dessa anciedade, reapparecem os symptomas de estenose. De prompto, é quasi impossivel verificar si os phenomenos são consequencia de ulcera decubital, ou simplesmente de origem psychica. Em individuos neuropathicos deve-se pensar nessa possibilidade. Em situação tão afflictiva e cheia de duvidas, intuba-se de novo. Mais tarde, para evitar a mesma scena de asphyxia, dá-se previamente *hydrato de chloral* (0,5 gr.), ou injecta-se *morphina* (1|3 de mlgr.); o doente torna-se somnolento, devendo ser mantido nesse estado de torpor durante todo o dia; subconsciente, elle não percebe que foi retirado o tubo. Assim se attinge o fim almejado que é o diagnostico differencial.

*

* *

Tracheotomia — Essa intervenção será praticada quando o medico não conhece a technica da intubação e quando o ultimo recurso não é exequivel pelas razões já mencionadas. Além disso, a tracheotomia, muitas vezes, é "secundaria", quer dizer, tem de ser obrigatoriamente praticada nos casos em que se encontram difficuldades á extubação.

A *tracheotomia* é recommendavel mesmo nos casos de diphtheria descendente; quando as lesões, muito extensas, já attingem os bronchios, pode-se recorrer a essa intervenção, sobretudo si falham os resultados da intubação. A tentativa é tanto mais justa quanto esses casos são, dessa ou daquella maneira, pouco promettedores. Acontece, certas vezes, que, praticada a operação, consegue-se arrancar grande quantidade de membranas pela incisão, ou são expectorados pela tosse violenta e eliminados verdadeiros "moldes" dos bronchios, constituidos por massa fibrinosa. Em vista disso, a respiração pode melhorar, tornando-se muito menos sombrio o prognostico.

A *tracheotomia* obedecerá á seguinte *technica operatoria* — desinfecta-se a pelle com *tintura de iodo;* faz-se uma incisão longitudinal sobre a trachéa, ou transversal ao bordo superior do esterno. Evitando cuidadosamente hemorrhagia, aprofunda-se, aos poucos, a abertura até chegar á trachéa, collocando-se-a bem á mostra. Os musculos e fascias da região são facilmente reconheciveis; a trachéa, pela sua consistencia, não se confunde com os orgãos da vizinhança. Na extremidade inferior da incisão vê-se o thymo; na superior ficará á mostra a glandula thyreoide, que, devido á abundancia de sua irrigação vascular, deve ser cuidadosamente evitada.

Quando no acto operatorio apparece hemorrhagia, faz-se logo ligadura do vaso que sangra porque, do contrario, perturba-se a clareza do campo de acção, obrigando o cirurgião a tactear continuamente para se orientar.

Desnudada e presa a dois ganchos apropriados, a trachéa será aberta por um golpe longitudinal, prolongado depois para baixo e para cima com um escalpello de ponta rombuda.

Incisada a trachéa, o ar se precipita pelo orificio, apparecendo, com frequencia, nesse momento um curto periodo de apnéa. Quando esse accidente se prolonga, pode ser rapidamente obviado com fricções e flagellações do thorax.

Antes de introduzir a canula tracheal, espera-se que a criança respire largamente e tussa com energia. Quando isso não acontece, procura-se provocar a tosse introduzindo pela incisão uma sonda molle convenientemente esterilizada. Assim se eliminam muco e membranas em grande abundancia; depois, colloca-se, então, a canula fixando-a ao pescoço por um cadarço forte. Após a operação, o doente deve ser deitado e suas mãos amarradas á grade do leito. Com um nebulizador, projecta-se, repetidas vezes ao dia, vapor d'agua sobre a ferida. De quando em vez, retira-se para limpar a parte interna da canula.

Para evitar ulcera decubital, substitua-se, dois dias depois da intubação, a primeira canula por outra cuja chanfrada seja mais curta. Uma abertura existente na dobra da segunda facilita a saida do ar tambem pela larynge; de quando em vez, obtura-se o orificio externo da canula para verificar si a respiração pelas vias naturaes é possivel atravez da chanfradura. Si, mesmo assim, a criança respira bem, pode ser, por desnecessaria, retirada a canula; a ferida cicatriza aos poucos.

Quasi todos os tracheotomizados apresentam, após a operação, elevações thermicas, via de regra, sem importancia. Mais frequentemente do que nos intubados, a ausculta verifica existencia de pequenos fócos broncho-pneumonicos, diagnostico aliás difficil, porque a respiração tracheal modifica inteiramente as condições normaes do murmurio respiratorio e da percussão thoracica.

Emphysema cutaneo é uma das consequencias desagradaveis da tracheotomia. Nesses casos, formamse reintrancias ao longo da incisão operatoria, verdadeiras camaras onde o ar é aprisionado e depois impellido para o seio do tecido conjunctivo frouxo da vizinhança. Desse modo, em curto prazo, intumesce a pelle do pescoço e do peito; pelo tacto, percebe-se no local uma fina crepitação. Esse accidente pode acompanhar-se de serias consequencias quando invade o mediastino. Logo que se percebe a sua formação, abre-se e revolve-se largamente a incisão para anniquilar a provavel disposição valvular mencionada e impedir a marcha invasora do emphysema.

A retirada da canula nos tracheotomizados cerca-se, por vezes, de certas difficuldades, em consequencia da presença de ulceras granulosas, da formação de estenoses cicatriciaes, no correr de algumas semanas, seja emfim, por simples phenomenos psychicos. Já dissemos que nos casos de desintubação difficil praticamos secundariamente a tracheotomia; quando surgem tropeços ao descanulamento, recorreremos á intubação.

Outras localizações da diphtheria

I) — *Diphtheria vulvar* — Formam-se nesses casos ulceras na mucosa da vulva, com hyperhemia dos grandes labios e ingurgitamento dos ganglios lymphaticos inguinaes. Raramente se encontram membranas; apesar disso, é positiva a pesquisa do bacillo de *Loeffler*. A localização vulvar da infecção pode ser primitiva, ou secundaria.

Tratamento — Injecção intramuscular de 600 a 1.000 U. A.; cauterização da ulcera com solução de *nitrato de prata* a 1%; compressas humidas de *acetato duplo de aluminio;* mais tarde, applicação de uma pomada antiseptica.

*
* *

II) — *Diphtheria da conjunctiva ocular* — Acompanha-se de forte hyperhemia e edema, sobretudo da palpebra superior; ectropiada a mucosa, verifica-se que está coberta de ligeira camada branca. Ha, além disso, abundante corrimento, onde se encontram bacillos diphthericos. A integridade da cornea é frequentemente compromettida.

Tratamento — Injecções intramusculares de sôro especifico; applicação local de solução de *nitrato de prata* a 1%, ou *protargol* de 5 a 10%; compressas humidas. E' prudente ouvir a opinião de um oculista.

*

* *

III) — A diphtheria pode localizar-se ainda na mucosa do *labio, bochechas, lingua* e *gengivas,* nas commissuras labiaes (*boqueira*), em excoriações da *pelle,* na *ferida umbilical* do recemnascido, no *sabugo das unhas,* no *pavilhão da orelha,* ou mesmo no *ouvido médio.*

*

* *

Associação da diphtheria a outras infecções

Quando a invasão diphtherica se allia a uma infecção recente de escarlatina, o prognostico do caso não peora muito, desde que se intervenha logo injectando o sôro especifico; mas, si a ordem dos factos se inverte, vindo primeiro a diphtheria seguida, logo após, de infecção escarlatinosa, a situação, regra geral, se torna muito grave.

Sempre que o sarampo apparece no correr de um caso de diphtheria, não aggrava, em regra, o estado do doente; mas, quando uma criança apresentando sarampo em periodo exanthematico adquire diphtheria, o bacillo de *Loeffler* não se restringe á garganta; espalha-se por toda a mucosa bronchica em marcha descendente, produzindo a morte.

*

* *

Reinfecções

A diphtheria não se acompanha de immunidade duradoura; por isso, reinfecções não são raras em intervallos, ás vezes, relativamente curtos. Quando, por exemplo, uma criança com paralysia diphtherica permanece muito tempo no hospital, pode reinfeccionar-se 4 a 6 semanas depois, apresentando, de novo, angina, febre, pseudo-membranas, etc.

*
* *

Complicações renaes da diphtheria

Approximadamente em 50% dos casos encontram-se traços de albumina na urina; mas, raramente apparecem cylindros, ou albuminuria intensa.

O prognostico desse accidente não é máu; a albuminuria, com repouso, céde em curto prazo. Regra geral, em 10 a 15 dias, tudo está restabelecido (vide mais adeante o capitulo sobre *nephroses*).

*
* *

Adenites — Em todos os casos de diphtheria, augmentam de volume os ganglios sub-maxillares, que entretanto nunca suppuram.

*
* *

Complicações cardio-vasculares

Em qualquer periodo da infecção, podem apparecer complicações cardio-vasculares. Como é sabido, um choque reflexo resultante da injecção do sôro especifico determina, ás vezes, morte instantanea por parada do coração. Esse phenomeno está, entretanto, ligado mais a uma tara neuropathica da criança (complicada, não raro, pelo estado thymico-lymphatico) do que á diphtheria.

E' notorio que convalescentes de diphtheria, ás vezes com bôa apparencia, morrem repentina e inesperadamente. Esse desastre pode ser verificado mesmo depois de uma infecção benigna, logo após a um pequeno esforço physico, ou excitação nervosa.

Tudo se passa de modo abrupto: num determinado momento, a criança grita com nervosia e cáe instanteaneamente morta.

A causa determinante é, muitas vezes, uma myocardite diffusa, grave (vide o capitulo sobre *myocardites*). Não raro, notam-se, a principio, phenomenos de profundo desequilibrio cardio-vascular que terminam, no fim de alguns dias, pela morte. A's mais das vezes, trata-se de casos tendo apresentado grande quantidade de membranas que caducaram fazendo suppôr a cura sob a influencia energica do sôro; nota-se, entretanto, contra a espectativa, que o doente, fatigado e sem appetite, não se anima a abandonar o leito. Não obstante, a temperatura é normal, desde que não existam complicações accidentaes. Esse periodo de ameaçadora instabilidade trae-se por um pulso rapido e molle. A criança apresenta pallidez fóra do commum e olhos encovados. A percussão verifica augmento bilateral da macissez cardiaca, sobretudo para a esquerda; ha hepatomegalia, chegando o bordo inferior do figado, ás vezes, até ao umbigo. Alguns doentes apresentam vomitos ou, pelo menos, nausea constante. Apesar de tudo isso, choca-nos a estranha euphoria. Um espirito desprevenido não suspeitaria ter nas mãos um caso que se encontra ás portas da morte.

Ao approximar-se o inevitavel desfecho, o trabalho cardiaco se torna irregular; apparecem sopros, rhythmo de galope, edemas ligeiros no dorso das mãos e dos pés; não raro, encontram-se, além disso, accessos de dyspnéa com bradycardia (trinta, ou mesmo menor numero de pulsações por minuto). Ha frequentemente vomitos repetidos; quasi sempre, existe albuminuria. Pouco antes da morte, surgem inopinadamente phenomenos de superexcitação e, por vezes, convulsões. Crianças já crescidas são, não raro, acommettidas de accessos de terror inexplicavel, agarrando-se freneticamente á enfermeira. Esta scena é curta, porque a morte não se faz esperar.

O *exame anatomo-pathologico* revela sempre lesões myocardicas; mas, a causa principal do desfecho são as extensas alterações toxicas do centro nervoso vaso-motor situado na medulla. Em consequencia disso, dá-se uma grande dilatação do systema vascular intra-abdominal, innervado pelo esplanchnico; nesse territorio accumula-se todo o sangue, emquanto o coração se debate em deficiencia de repleção. Isso esclarece o motivo da pallidez de máu presagio; dahi vem o pulso filiforme e a inefficacia da acção therapeutica da digital.

*

* *

Tratamento das formas graves de diphtheria

Nos casos graves de infecção nasal, injectam-se 3.000 a 6.000 U. A.; na diphtheria maligna, pelo menos 6.000 U. A. por via intramuscular e 3.000 pela intravenosa.

O sôro, introduzido directamente no sangue, age sem demora, mas sua eliminação é tambem mais rapida. Em vista disso, as injecções intravenosas não dispensam a applicação intramuscular.

Grandes doses de sôro reclamam ainda os casos em que se nota, em curto prazo, alastramento das pseudo-membranas; elles são sempre graves, terminando frequentemente pela morte.

Nessas condições, a alimentação será fluida, constando, a principio, quasi exclusivamente de leite frio. Com frequencia, os doentes recusam qualquer alimento, seja por inappetencia, seja por effeito da dysphagia. Como nessa ultima hypothese não supportam gargarejos, manda-se, pelo menos, que lavem a bocca amiudadamente. Procura-se, com um tampão de gaze, afastar as membranas já descolladas; em volta do pescoço, applicam-se compressas frias.

Ao coração dispensa-se cuidado especial; mas, infelizmente os recursos therapeuticos preventivos de que dispomos são pouco efficientes. Por isso, nos casos graves de infecção nasal e diphtheria maligna pode surgir asthenia cardiaca, apesar das precauções. Como prophylactico desse accidente, empregam-se, por via buccal, *digital* e *cafeina*. Si os phenomenos de desequilibrio myocardico surgem de chofre, é mais vantajoso prescrever injecções sub-cutaneas de *oleo camphorado* e *cafeina*, ou *digital* por via intramuscular.

Quando apparecem signaes de paralysia vasomotora, applica-se, durante alguns dias, de 4 em 4, ou de 5 em 5 horas, uma ampolla de *pituglandol*, ou 1 cc. de *adrenalina* em solução a 1 % (sobre a posologia, consulte-se o capitulo dos *cardiotonicos*). Injecções de sôro especifico, feitas directamente no canal racheano, não produzem o effeito que se poderia esperar.

*
* *

Paralysias diphthericas

Podem surgir precocemente, logo na primeira semana de infecção. Muito frequentes nesse periodo são as paralysias do véo do paladar.

Em geral, este accidente post-diphtherico apparece na terceira ou quarta semana depois da infecção. Quanto mais extensa fôr a camada membranosa, tanto maior a absorpção de toxinas, assim como as probabilidades e a precocidade do apparecimento de paralysias; mas, até casos frustros, tendo passado despercebidos ao diagnostico, podem occasional-as.

A paralysia do véo do paladar torna a voz fanhosa e os liquidos no acto da deglutição refluem pelo nariz. Durante a phonação, quando o doente abre a bocca, verifica-se immobilidade total ou hemi-lateral do véo do paladar. Nessa ultima hypothese, nota-se desvio da uvula para o lado opposto ao da lesão.

Muito frequentes são tambem as paralysias dos musculos oculares (estrabismo), desordens na accommodação (perturbação na leitura; reacção pupillar só á luz incidente), para-parese dos membros inferiores (andar vacillante, abolição dos reflexos patellares). Em certos casos, é tambem lesado o nervo facial.

O *prognostico* é grave nas lesões da musculatura do dorso e da nuca, sobretudo si vêm associadas a paralysia dos musculos da deglutição e da respiração. Quando o doente se assenta amparado por outra pessôa, suas costas se abahulam, constituindo uma pseudocyphose. Como a criança fica impedida de tossir energicamente, accumula-se grande quantidade de muco na pharynge e nas partes declives da arvore respiratoria, facilitando, para terminar, o apparecimento de phenomenos broncho-pneumonicos. A possibilidade de formação de uma pneumonia por deglutição (*ab ingesta*) ameaça a cada passo esses doentes que se engasgam amiudadamente no acto de ingerir os alimentos.

Tratamento — Quando não foi injectado sôro no decurso da diphtheria, convem iniciar a therapeutica por essa tentativa. Em casos benignos, bastam 3.000 U. A.; mas, si anteriormente já se applicou sôro em dose sufficiente, acho inutil recorrer a novas injecções. E' prudente recolher-se a criança á cama e aconselhar mais tarde corrente faradica e massagens.

Nas paralysias o unico medicamento que, ás vezes, dá algum resultado é a *tintura de noz vomica* (*estrychnica*): tres vezes ao dia, 10 gottas.

Si as paralysias são muito extensas, reinjecta-se o sôro em dose energica (6 a 10.000 U. A.), embora sejam, mesmo assim, duvidosos os resultados therapeuticos. E' baldado ultrapassar esse limite indo até 40.000 U. A., ou mesmo mais, como aconselham alguns autores.

Nos casos de paralysia da deglutição, alimenta-se a criança cuidadosamente com substancias em fórma de papa; si, mesmo assim, o doente se engasga, é preferivel, durante alguns dias, administrar as refeições por meio de sonda gastrica (2 vezes ao dia, 250 grs. de leite, uma colher das de sopa de assucar e duas a tres colheres das de chá de *plasmon*, ou um ovo batido). Pode-se tambem recorrer a clysteres lentos, ás gottas (150 grs. de dextrina com 7 grs. de chloreto de sodio dissolvidos num litro d'agua).

Quando é superabundante a secreção mucosa, colloca-se o leito em plano inclinado, de maneira a ficar a cabeça em nivel mais baixo do que os pés. Desse modo, corre o muco da trachéa para a pharynge donde pode ser retirado com um tampão de gaze preso a uma pinça.

Si apparece cyanose em consequencia da volumosa secreção bronchica, tenta-se o recurso das inhalações de oxygenio.

Medicamentos — Injecções subcutaneas de *pituglandol* (tres a quatro vezes ao dia), ou de *azotato de estrychnina* (2 a 3 vezes por semana, 0,001).

As paralysias extensas curam-se, em geral, mais rapidamente do que as circumscriptas. A ausencia do reflexo patellar mantem-se por muito tempo.

*
*   *

Sôro e intoxicação pelo sôro

Em 1888 *Yersin* e *Roux* descobriram a toxina diphtherica que, introduzida no organismo, provoca formação de antitoxina; essa substancia se mantem dissolvida no sôro sanguineo do animal injectado. O producto é de natureza especifica, e nesse principio se apoia a acção do sôro curativo.

Pode-se experimentalmente intensificar a fabricação de antitoxinas (*Behring*) que agem destruindo a toxina, mas não atacam os bacillos que a produzem. Quanto mais cêdo fôr injectada a antitoxina, sob a forma de sôro curativo, tanto mais rapidamente será modificado o decurso da molestia.

Em geral, o animal utilizado como fornecedor de sôro é o cavallo; em casos especiaes, emprega-se tambem para isso o boi, ou o carneiro.

Unidade antitoxica (U. A.) é a quantidade de sôro curativo (antitoxina) capaz de saturar, tornando inocuas, 100 doses de toxinas sufficientes, cada uma em separado, para matar uma cobaya de 250 grs.

A *posologia do sôro* obedece ás seguintes regras:
600 U. A. — empregam-se como dose preventiva para immunizar crianças que tenham entrado em contacto com diphthericos (irmãos, parentes, etc.);
1.000 U. A. — nos casos de diphtheria nasal, cutanea e infecção de ferimentos externos pelo bacillo de *Loeffler;*
1.000 a 3.000 U. A. — na diphtheria pharyngea;
3.000 a 6.000 U. A. — nos casos graves de diphtheria nasal, pharyngea, ou laryngea;
6.000 ou mais U. A. — na diphtheria maligna, quando apparecem signaes de estenose laryngea (crupe) e paralysias extensas.

A immunidade conferida por uma injecção prophylactica não dura mais de tres semanas. A acção preventiva está ligada á antitoxina e albuminas heterogeneas que o sôro encerra. Essa ultima propriedade não é exclusiva ao sôro antidiphtherico; pertence a qualquer outro (sôro normal de cavallo, sôro antiescarlatinoso).

Depois de grandes injecções, certas crianças apresentam signaes toxicos (*doença do sôro*). Após uma incubação de 8 a 12 dias, apparece nesses casos um exanthema que se assemelha ora ao do sarampo, ora ao da escarlatina. A efflorescencia cutanea se manifesta no ponto de injecção, e dahi, aos poucos, se dissemina. O accidente vem acompanhado, ás vezes, de febre, intumescimento das articulações, myalgias, augmento rapido do peso em consequencia de edemas, ingurgitamento dos ganglios lymphaticos, leucopenia e albuminuria.

Quando se injecta numa criança grande quantidade de sôro e se renova a applicação (reinjecção) dentro dum periodo de 8 semanas, pode-se notar outra variedade de reacção a essa therapeutica: forma-se logo edema no ponto de injecção, sem periodo intermediario (reacção immediata). Esse intumescimento dura poucos dias e raramente se acompanha de febre e exanthema.

Si a reinjecção é feita depois de grande intervallo (alguns annos mais tarde) podem surgir phenomenos que se convencionou denominar de *reacção precoce*: manifestam-se, nessa hypothese, signaes da molestia do sôro, no curto prazo de 5 a 7 dias.

Para fugir a todos esses accidentes, recommenda-se usar na segunda applicação sôro de um outro animal (boi ou carneiro); entretanto, mesmo assim, sobretudo quando se recorre ao sôro de carneiro, não se os evita com absoluta segurança.

Aconselha-se tambem, para obviar o mal, administrar, antes da injecção, um composto de calcio em grande dose (*lactato de calcio,* 5 vezes ao dia, 1,0 gr.), ou fazer uma pequena injecção (600 U. A.) seguida, meia hora depois, de uma applicação volumosa de sôro.

Regra geral, a molestia do sôro não exige tratamento especial. Sobre o exanthema applica-se um pó antipruriginoso; para alliviar as arthralgias, aconselha-se *aspirina.*

Escarlatina (1)

O agente determinante dessa infecção é até hoje desconhecido. As bacterias descriptas como responsaveis, inclusive o "estreptococco" encontrado nos preparados de material obtido das amygdalas, não são a verdadeira causa etiologica; constituem simples complicação da molestia.

(1) Vide o mesmo capitulo nas "Pertúrbações morbidas do lactente", pag. 237.

O annel lymphatico da pharynge serve provavelmente de *porta de entrada* ao viro que, só por excepção, penetra por um ferimento cutaneo, pelas pustulas vaccinicas que a criança fére com as unhas, pela incisão duma tracheotomia, ou duma resecção costal. Esses factos são, entretanto, muito raros.

A receptividade na infancia é grande, mas o sarampo se propaga com muito mais rapidez. Quando surge um caso de escarlatina no seio duma familia, nem sempre a infecção attinge todas as crianças da casa. Em adultos a molestia é mais frequente do que o sarampo; ás vezes, adoecem ao mesmo tempo individuos de todas edades.

Casos esporadicos existem todo o anno; de tempos em tempos, elles se amiudam, constituindo epidemias de extensão variavel: umas benignas, outras com aterradora letalidade. Nalgumas são raras as nephrites, as otites e outras consequencias; noutras, todos os casos apresentam complicações. Não conheço nenhuma infecção em que o prognostico esteja tão intimamente preso ao "*genius epidemicus*".

A disseminação se effectua por contacto directo, vehiculada por casos frustros e por convalescentes que abandonam o hospital antes das seis semanas regulamentares. Adultos sãos podem egualmente servir de intermediarios na propagação (enfermeiras, etc.), assim como objectos que tenham estado em contacto com doentes.

O *viro escarlatinoso* é bastante resistente; muitas vezes, as roupas e brinquedos de um doente victimado pela escarlatina, retirados do hospital depois de "desinfectados", e utilizados por outra criança, propagam a molestia.

O intervallo de *incubação* é de 1 a 7 dias.

Symptomatologia — A principio, encontram-se manifestações prodromicas muito vagas (dôr de cabeça, nos membros, etc.); depois, surgem, com violencia, febre alta, dysphagia, vomitos e finalmente irrompe com vehemencia um exanthema de fino pontilhado, que se inicia no peito, poupa grande parte da face, deixando illesa, em notavel contraposição ao sarampo, uma zona pallida que circumda a bocca. O exanthema, muito vivo na axilla e no triangulo de *Scarpa* (parte inferior do hypogastrio e face interna da coxa) espalha-se, em 48 horas, por todo o corpo. Seu periodo de intensidade maxima dura dois dias; depois desbota com rapidez.

Uma a duas semanas mais tarde, começa a lenta descamação da epiderme que, muitas vezes, em seis semanas não está ainda terminada. Quanto mais intenso tiver sido o exanthema, tanto mais abundante será a exfoliação; em vez de se operar em pequenas escamas, como no sarampo, faz-se em laminas extensas, bem caracteristicas sobretudo na palma das mãos e na planta dos pés.

As mucosas (véo do paladar, etc.) apresentam, em começo, ligeiro enanthema; nota-se, além disso, *angina catarrhal* caracterizada por máu halito, lingua coberta de saburra e adenite dolorosa dos ganglios submaxillares. Nos dias subsequentes, forma-se sobre as amygdalas uma camada branca, lacunar, ou diphtheriforme; em seguida, elimina-se a saburra e a lingua, hyperhemica, com papillas muito salientes, tem um aspecto caracteristico (*côr de morango*). Nota-se ainda augmento dos ganglios lymphaticos de todo o corpo.

O pulso se torna notavelmente rapido; a temperatura, nas primeiras 24 horas, eleva-se a 39° e 40°; depois, declina lentamente e, entre o 5° e o 6° dia, cae ao normal. A urina contém frequentemente um pouco de albumina e urobilina.

No curto prazo duma semana, a criança pode estar restabelecida; não obstante, é preciso mantel-a na cama *durante seis semanas,* porque justamente nesse intervallo surgem, não raro, as consequencias da molestia.

Prognostico — é, em vista disso, duvidoso, mesmo em casos apparentemente benignos.

O *diagnostico* pode ser, muitas vezes, difficil; o aspecto caracteristico do exanthema é, entretanto, decisivo. Em certos casos de septicemia, na molestia do sôro, nas toxicodermias medicamentosas (mercurio, etc.), na rubeola e, transitoriamente, em casos de hyperpyrexia de origem multipla, encontra-se uma hyperhemia cutanea escarlatiniforme; o mesmo costuma occorrer em crianças de tenra edade que choram, gritam e súam intensamente, assim como depois de applicações hydrotherapicas muito quentes. Em qualquer dessas hypotheses não se encontra, porém, enanthema no véo do paladar.

Certas vezes, as efflorescencias se limitam ao enanthema (*scarlatina sine exanthemate*). E' preciso pensar nessa possibilidade em casos de angina catarrhal acompanhada de hyperhemia intensa e matiz escuro do véo paladar.

Ha casos, porém, em que o proprio enanthema não é bastante evidente; precisamos, nessa emergencia, lançar mão de outros meios para o diagnostico differencial:

a) *signal de Rumpel-Leede* — embora aproveitavel, não é infelizmente um elemento seguro para o diagnostico — applica-se no braço, durante alguns minutos, um laço bem apertado e, quando se trata de escarlatina, apparecem hemorrhagias punctiformes na face de flexão do cotovello;

b) *signal de eschemia* (1): injecta-se na face anterior do thorax (applicação intradermica) 0,5 a 1 cc. de sôro humano normal (sôro de animaes não dá o mesmo resultado) e a hyperhemia cutanea desapparecerá em derredor do ponto de applicação, nos casos em que se trate de escarlatina. Pode-se tambem tomar sôro de uma criança suspeita de escarlatina e injectal-o em outra com o diagnostico confirmado; si a hyperhemia cutanea se mantem inalterada, conclue-se pela existencia de infecção escarlatinosa no individuo que forneceu o sôro.

Finalmente, quando as duvidas continuam de pé, recorre-se ao exame hematologico. Ao contrario da

(1) Nota: prova de extincção.

leucopenia habitual aos casos de sarampo, encontra-se na escarlatina leucocytose até 20 mil por mm.[3]; alguns dias após, apparecem, além disso, eosinophilia e corpusculos de *Doehle* — pequenas inclusões alojadas na camada peripherica dos leucocytos. Essas granulações não são especificas; foram verificadas tambem em outras molestias que, felizmente, não se confundem com a escarlatina (meningite cerebro-esphinhal epidemica, pneumonia). Quando, num caso suspeito de escarlatina, são descobertos esses elementos, fica o diagnostico quasi confirmado.

Para pesquisar os corpusculos de *Doehle,* o sangue, uma vez fixado, é corado durante 6 a 24 horas, com uma solução a 6% de *azur-blau* (*Michaelis*). O protoplasma dos leucocytos permanece quasi incolor e os corpusculos se tingem de azul. Quando a coloração é feita com *verde de methyla-pyronina,* os nucleos dos leucocytos tornam-se verde-claros e os corpusculos vermelhos.

Muito controvertida é ainda a significação da *crise hemoclasica de Vidal*: contam-se os leucocytos do doente em jejum, dão-se-lhe a seguir 200 cc. de leite e fazem-se novos exames de 20 em 20 minutos. Si apparecer uma differença, para menos, descendo o numero de leucocytos a 2.000 ou a menos, podemos concluir pela existencia de infecção escarlatinosa.

Certo valor diagnostico tem ainda uma reacção positiva de urobilinogeno na urina.

Cuidados prophylacticos — Todo doente suspeito de escarlatina deve ser isolado e, emquanto persiste a duvida, as outras crianças da casa ficam prohibidas, pelo menos durante uma semana (intervallo de incubação) de frequentar a escola.

A escarlatina é de notificação obrigatoria.

Confirmado o diagnostico, o doente se recolherá ao leito. O quarto onde vae permanecer será convenientemente preparado, visto como se trata de molestia de longa duração. E' preciso prevenir á familia que o aposento deverá soffrer mais tarde uma completa desinfecção. Almofadas, cortinas e tapetes serão dahi retirados antes da entrada da criança infeccionada.

Tratamento — Tres vezes ao dia, compressas quentes em volta do pescoço; gargarejos com *agua oxygenada* (uma colher das de chá num copo d'agua); administração reiterada de bebidas quentes (limonadas, etc.). Muitos doentes preferem liquidos resfriados. A crianças já crescidas permitta-se chupar pedacinhos de gelo.

A alimentação se torna muito difficil em consequencia da dysphagia. Nos primeiros dias, dá-se leite, cacáo, cozimento de fructas, caldos, papas e pudins.

Si o exanthema for pruriginoso, prescreva-se uma pomada adequada.

Declinando a febre, volta o appetite; faculta-se, então, ao doente uma dieta abundante e variada, na qual predominem legumes e fructas, para corrigir assim a prisão de ventre, consequencia do repouso na cama.

Quando, ao terminar a quarta semana de molestia, não apparecem complicações, poderá o doente levantar-se aos poucos, sem comtudo abandonar o quarto; da quinta semana em deante, ser-lhe-á permittido ficar certo tempo ao ar livre; approximadamente na sexta semana de convalescença, terminada a descamação (apressada por banhos mornos diarios) poderá voltar á escola.

Como se vê, o tratamento nada tem de complicado; mais importante do que isso é vigiar as complicações eventuaes. Infelizmente, mesmo assim, não se pode evital-as com segurança. Casos ha em que, apesar de dieta lactea exclusiva e de alimentação sem carne e sal, não obstante a administração reiterada de urotropina, surge uma nephrite. Por conseguinte, não vejo motivo para privar o doente de uma alimentação variada, desde que se tome como obrigação examinar regularmente a urina, sobretudo no correr da terceira semana de molestia e, sendo possivel, levar a criança todos os dias á balança, porque um augmento abrupto de peso faz logo pensar em retenção d'agua (*edema*).

Formas anomalas

O decurso acima previsto pode apresentar as mais variadas excepções; ao lado de casos benignos, com exanthema ephemero, de algumas horas, ligeira dôr de garganta e elevações thermicas insignificantes, encontram-se outros muito graves. As infecções frustras são perigosas, porque justamente ellas, quando não diagnosticadas, facilitam a disseminação da escarlatina.

A's vezes, a molestia se caracteriza por evolução gravissima: *escarlatina fulminante, septica ou toxica.* Desde o inicio, esses casos se mostram ameaçadores, cercando-se de symptomas de intoxicação nervosa: apathia, somnolencia, perda dos sentidos; do nariz estilla uma secreção sero-sanguinolenta; o exanthema se torna cyanotico, a respiração estertorosa, consequencia de edema da mucosa nasal e pharyngea. A morte, em dois a tres dias, é inevitavel.

E' extraordinario que, exactamente nesses casos, não se encontre, via de regra, presente o estreptococco escarlatinoso.

Não se conhece o motivo de marcha tão violenta da molestia; é possivel que se trate de uma variedade morbida especial, ou que esse phenomeno se explique por qualidades individuaes do doente. E' notavel a coincidencia de apparecerem, não raro, na mesma familia mais de um caso desse genero. Muitas vezes, descobre-se na autopsia dessas crianças evidente hypertrophia dos orgãos lymphoides; é sabido que individuos portadores do *status thymico-lymphaticus* resistem menos a infecções do que normalmente.

Nos casos de escarlatina fulminante o prognostico é sempre pessimo.

Tratamento — Fazer reiteradamente a limpeza do nariz e da bocca com uma gaze esteril; administrar cardiotonicos; dar *chloral* ou *morphina*, quando houver grande excitação (vide pag. 53). Injecções de *collargol* não produzem beneficio algum.

O emprego de sôro de convalescentes pode dar, entretanto, excellentes resultados. O producto é retirado de crianças que convalescem de escarlatina (do 18° a 24° dia de molestia), naturalmente já estando apyretico o doador. Individuos de 8 a 12 annos podem, sem inconvenientes para elles, fornecer até 100 cc. de sangue. Recolhe-se o material em tubos estereis e centrifuga-se a seguir durante meia hora; conserva-se uma pequena quantidade para a reacção de *Wassermann*. Pipeta-se o sôro e colloca-se-o em ampolla; a cada 50 cc. juntam-se 5 gottas de solução de *carbol* a 5%. Quando conservado em geladeira, permanece efficaz durante 4 mezes.

Para se obterem os 50 cc. necessarios não ha desvantagem em misturar, no acto da applicação, sôros de proveniencias diversas.

A injecção é feita por via intravenosa: introduzem-se 10 a 20 cc. de solução de *chloreto de sodio* a 7,5 °|°°; logo após, pela mesma agulha, injecta-se o sôro que será seguido, ao terminar, por nova dose de solução physiologica.

Essa therapeutica deve ser empregada nos 4 primeiros dias de molestia; depois desse prazo, seus resultados são muito menos seguros. Nas formas toxicas, os effeitos beneficos não constituem raridade; mas, sobre as variadas consequencias da escarlatina o sôro não exerce influencia alguma. Em certos casos, sua acção é, sem duvida, brilhante; doentes profundamente entorpecidos tornam-se então vivazes e activos; em 24 horas, já sem febre, assentam-se no leito, brincam e pedem alimento (vide: *Münch. med. Wochenschr.* 1915, pag. 1177).

Quando não é possivel obter esse producto, empregue-se o sôro anti-escarlatinoso de *Moser* que actua seja como legitimo vehiculo de antitoxinas, seja como simples albumina heterogenea. Elle é preparado com sôro de cavallo vaccinado com estreptococcos obtidos, por puncção, do coração de crianças victimadas pela escarlatina. Em casos graves, injectam-se até 200 cc. por via hypodermica (no flanco). Muitas vezes, logo depois, a febre declina, o estado de entorpecimento melhora; apparecem evidentes signaes de cura.

Complicações e consequencias da escarlatina

A infecção escarlatinosa acompanha-se de febre e de um exanthema caracteristico. No periodo de evolução da molestia dá-se, além disso, invasão secundaria por estreptococcos que constituem os principaes responsaveis pelas funestas consequencias e complicações tão frequentes nessa infecção. Esses accidentes, notados nos mais variados pontos do organismo — coração , rins, ganglios lymphaticos, articulações, ouvido, etc., podem surgir no estado agudo da escarlatina, ou mesmo nas semanas de declinio ("reincidencia morbida"). Depois da sexta semana são muito raros.

Invasão da cavidade rhinopharyngea, ouvido médio e ganglios lymphaticos

Em alguns casos, a amygdalite escarlatinosa simula uma diphtheria pharyngea grave. Os pontos brancos existentes na tonsilla confluem, formando uma espessa camada que se extende ao véo do paladar e á uvula; ás vezes, constituem-se verdadeiras ulceras de fundo lardaceo.

Eliminada a parte ulcerosa, nota-se na mucosa, profunda reintrancia (escarlatina diphtheroide, angina necrotica).

Não raro, a infecção é, de facto, mixta; na maioria das vezes, trata-se de angina estreptococcica. E' claro que se deve sempre pesquisar o bacillo diphtherico para afastar duvidas. Em casos obscuros injecta-se logo o sôro especifico.

Quando a infecção invade a cavidade rhinopharyngea, o nariz estilla um fluxo purulento; d'ahi os germes podem caminhar para o ouvido (*otite média*), produzir necrose da cadeia de ossinhos, acarretar perfuração do tympano e um corrimento que, frequentemente, se torna chronico. Surdez é em taes casos uma complicação habitual. Não raro, apparece mesmo invasão da apophyse mastoide, obrigando-nos a uma trepanação.

Repetidas vezes, a infecção contamina os ganglios sub-maxillares, que augmentam immediatamente de volume; essa adenite pode, entretanto, retroceder (applicações de compressas quentes, etc.). Em certos casos, encontra-se, ao lado da adenite, intumescimento dos tecidos circumvizinhos e edema que se extende da região submentoneana á nuca. Quem, illudido pela fluctuação, incisa um desses ganglios, nada mais encontra do que um tecido molle e infiltrado; não ha pús. No ponto de abertura apparece, logo após, necrose da pelle, desnudando, aos poucos, toda a musculatura do angulo maxillar. A's vezes, mesmo sem intervenção, surge necrose: forma-se uma bolha cheia de liquido serôso que depois se dilacera; aos poucos, escurece sua base de implantação, a ferida lentamente se aprofunda, invadindo a circumvizinhança. Esse accidente vem acompanhado de febre alta e profunda alteração do estado geral.

A maioria das vezes, tudo termina pela cura; em certos casos, porém, decorrem semanas, surgem variadas complicações e a criança acaba succumbindo por exgottamento progressivo.

Tratamento — Nos casos de escarlatina diphtheroide prescrevem-se gargarejos de *acetato duplo de aluminio,* ou de *agua oxygenada.*

Quando a mucosa está muito irritada, é preferivel empregar para isso *infusão de camomila* quente; são tambem recommendaveis pulverizações de *agua oxygenada,* limpeza cautelosa da pharynge com um pincel de gaze, envoltorios frios no pescoço e pastilhas de gelo. Quando se trata de criança pequena, lava-se-lhe a bocca, duas vezes ao dia, com meio litro de *infusão de camomila,* ou solução fraca de *permanganato de potassio.* Para isso, assenta-se o doente com a cabeça inclinada para deante, de maneira que a agua escôe para fóra, á medida que vae correndo do irrigador.

Sendo forte o corrimento nasal, procura-se manter as nariculas desobstruidas deitando dentro dellas, cautelosamente, *agua oxygenada,* ás gottas, e limpando-as com méchas de algodão.

Para reduzir o intumescimento da mucosa nasal, emprega-se, tres vezes ao dia, solução de *sulfato de zinco* a 0,3: 100,0, oleo quente, vaselina boricada, lanolina, ou recorre-se a pulverizações de *sozoiodolnatrium* (1).

Sobre os ganglios infiltrados colloca-se uma bolsa de gelo; evitem-se cataplasmas quentes emquanto elles estiverem endurecidos e houver esperanças de resolução. Só depois que a pelle se torna vermelha e existe nitida fluctuação, empregam-se compressas e cataplasmas quentes de farinha, papa de batatas, etc., que precipitam a formação de pús. Como já ficou dito, é preciso, nessa hypothese, não se deixar illudir pela falsa fluctuação. Nalguns casos, mesmo não havendo pús, a incisão é vantajosa: a pelle, tensa e edemaciada, se afrouxa fazendo diminuir a dôr.

Uma vez apparecendo necrose, convem usar compressas humidas de *acetato duplo de aluminio.* Para combater o máu cheiro e expurgar a ferida emprega-se *agua oxygenada.* A cicatrização é mais rapida quan-

---

(1) Nota: Combinação sodica do acido $C^6 H^2 J^2 (OH) (SO^3H)$.

do se applica no local *unguento negro* (1) ou *pomada de pellidol* (2). Sendo grande a perda de tecidos, o uso de raios ultra-violetas e ligeiras cauterizações com *nitrato de prata* podem concorrer para corrigir a falha. Além disso, é aconselhavel approximar os labios da ferida, fixando-os com esparadrapo.

Quando apparece otalgia, é prudente consultar logo um especialista, porque a otite escarlatinosa produz, ás vezes, um corrimento de marcha demorada, acompanhado, não raro, de completa surdez. No começo, colloca-se uma bolsa de gelo sobre o lado attingido; é vantajoso fazer a paracentése si as dôres são vehementes e o corrimento contém pús.

O ouvido será diariamente lavado com *agua boricada* quente. Simples tamponamento e applicação de *agua oxygenada* são, em regra, insufficientes.

As opiniões sobre o modo de tratamento da mastoidite na escarlatina são muito contradictorias: uns aconselham operar, desde que as applicações de gelo não façam, em 24 horas, cessar a otalgia e a dôr á pressão; outros collocam sangue-sugas atraz da orelha, recorrem a purgativos energicos e esperam até formar-se abscesso para então intervir.

Acho melhor operar precocemente, salvo quando existir invasão septicemica cujo prognostico é, de qualquer modo, sempre fatal.

Arthrites na escarlatina

As arthrites da escarlatina podem ser purulentas, quando consequencia de pyemia, ou quando acompanhadas, apenas, de arthralgias (rheumatismo escarlatinoso). Essa ultima forma é frequente, associada a febre que, aos poucos, se eleva e dôres numa ou varias articulações. As lesões invadem ora essa, ora aquella arti-

---

Nota: (1)

Nitrato de prata	— 0,2.
Balsamo do Perú	— 2,0.
Vaselina amarella americ.	— 20,0.

" (2) derivado diacetylico do amidoazotoluol.

culação como acontece no rheumatismo infecioso agudo, sendo na escarlatina menos intensos do que naquella infecção o edema, a dôr e a hyperhemia local. Quando são acommettidas articulações intervertebraes, o doente, constrangido pelas dores, fica obrigado a quasi completa immobilidade.

Tratamento — Envolvem-se as articulações lesadas em algodão ou flanella, deita-se o doente em posição commoda e dá-se-lhe, 3 a 5 vezes ao dia, um comprimido de *aspirina* com chá quente para provocar sudação abundante.

*

* *

Lesões do tubo digestivo e do apparelho respiratorio são pouco frequentes na escarlatina. Raramente apparece pleuriz que, em regra, se transforma em empyema.

Complicações cardiacas

Muitas vezes encontram-se perturbações dos orgaos da circulação no decurso da escarlatina. Via de regra, trata-se de lesões de pouca monta. Tachycardia é o symptoma mais frequente durante todo o tempo de molestia, phenomeno que persiste, ás vezes, na convalescença.

Em certos casos, terminada a phase febril, apparece accentuada bradycardia; frequentemente o pulso é irregular e se modifica com o mais insignificante esforço muscular (quando o doente se assenta, deitase, etc.).

Sopros cardiacos tornam-se, não raro, audiveis. No periodo agudo podem ser asperos, facilmente perceptiveis, de preferencia na base do coração. Seu prognostico não é máu. Elles não constituem symptoma de pericardite, tanto assim que se abrandam e desapparecem logo após o periodo febril.

Ha, entretanto, sopros que se revelam depois que declina a febre; esses são macios e menos facilmente audiveis, porém, mais frequentes do que os precedentes. Sua etiologia está ligada ao emmagrecimento produzido pela febre, sub-alimentação e deficiente repleção dos vasos periphericos; o relaxamento da musculatura cardiaca não é tambem estranho á sua origem. Essa variedade de sopros desapparece logo que o peso do doente volta á taxa normal; o mesmo acontece quando, durante a auscultação, levanta-se até á vertical, e mantem-se nessa postura, braços e pernas da criança deitada no leito. Nessas condições, augmenta o affluxo do sangue para o coração enchendo melhor as suas cavidades.

Quando os sopros vêm associados a elevações thermicas remittentes, é preciso pensar na possibilidade de endocardite, complicação felizmente mais rara do que, em regra, se vê diagnosticada.

Prognostico muito grave têm os accidentes resultantes de desordens funccionaes vaso-motoras; esse desequilibrio é frequentemente causa de morte na escarlatina fulminante.

Tratamento — Só vejo necessidade de intervenção therapeutica nas desordens cardiacas resultantes de endocardite e nas perturbações circulatorias muito accentuadas. Na primeira hypothese applica-se uma bolsa de gelo sobre o precordio, obtendo assim, pelo menos, repouso absoluto do doente. No mais, a situação é de plena espectativa.

As desordens circulatorias graves serão tratadas como indicámos no capitulo da diphtheria.

Nephrite escarlatinosa

Diversas especies de lesão renal podem surgir na escarlatina:

1º — *nephrite septicemica intersticial* disseminada em focos por todo o orgão, consequencia directa de septicemia escarlatinosa. Essa variedade de nephrite só pode ser verificada com segurança pelo anatomopathologista; não constitue, portanto, diagnostico clinico.

2º — *glomerulonephrite em focos disseminados* apparece no inicio da infecção; encontram-se na urina pouca albumina e alguns cylindros. O prognostico dessa lesão é bom.

3º — *glomerulonephrite diffusa,* complicação sempre grave, é geralmente denominada "*nephrite post-escarlatinosa*". As lesões se manifestam na terceira semana de molestia; logo no inicio dessa complicação, diminue o volume urinario e augmenta o peso do doente (edemas); no sedimento encontram-se, a principio, globulos vermelhos, depois cylindros; mais tarde ainda, tornam-se positivas as reacções para albumina. A hematuria augmenta aos poucos, fazendo-se macroscopicamente perceptivel. A criança se torna pallida; o rosto se edemacia; apparecem vomitos, diarrhéa e outras manifestações uremicas.

Frequentemente casos de glomerulonephrite typica são trazidos á consulta, sem que os paes se tenham apercebido da infecção escarlatinosa responsavel pela lesão renal.

Ás vezes, o diagnostico é ainda confirmavel pela descamação intensa da pelle das mãos e dos pés.

Tratamento (vide o capitulo sobre *Nephropathias na infancia*)

Septicemia escarlatinosa

A forma septicemica da escarlatina acompanha-se de angina necrotica e suppurações metastaticas muito graves. O pús nesses casos não se propaga sómente á vizinhança das amygdalas (ouvido, ganglios lymphaticos); é arrastado para orgãos distantes indo ter, com frequencia, ás cavidades serosas (pericardio, pleura) e ás articulações. As suppurações podem durar semanas a fio.

As articulações são invadidas aos poucos e, por

vezes, symetricamente. Quando nesses casos apparece violenta ascenção febril, é preciso pensar na possibilidade de um empyema, pyopericardio, endocardite ulcerosa, osteomyelite, etc.

Prognostico — A maioria dos doentes succumbe em profundo exgottamento; raros escapam; mas, nessa hypothese, com surpreza, se observa o restabelecimento integral dos movimentos das articulações lesadas.

Tratamento — Na arthrite purulenta incisa-se a articulação para facilitar o escoamento do pús. Qualquer outro tratamento é de resultados duvidosos; além disso, convem injectar *sôro anti-estreptococcico de Hoechst* (500 a 1.000 U. A. — 25 a 50 cc. por via sub-cutanea, na região inter-escapular); ou, por via intravenosa, *collargol* a 2%, solução esteril (2 a 6 cc.), *dispargen* a 2% (1/2 ampolla = 1cc), ou *fulmargina* (1/2 ampolla).

Nenhum desses medicamentos, inclusive o *collargol,* dá, porém, resultados satisfactorios.

*

* *

Sarampo

(*Morbilli* = molestia benigna, em opposição a *morbus* = variola).

E' ainda desconhecido o germe dessa infecção. O contagio se pode dar desde o periodo de incubação, por intermedio de gutticulas de saliva que o doente projecta em todas as direcções no acto da tosse, ou da esternutação. Faltando ainda nessa phase o exanthema, não é suspeitada a existencia da infecção.

Dentro da habitação infectada, ou no hospital, parece que o viro se pode tambem disseminar por meio de objectos contaminados, ou pelo ar.

A contagiosidade do sarampo é muito grande; nos primeiros quatro mezes de vida, a molestia é, entretanto, rara (vide esse capitulo nas *Perturbações morbidas do lactente,* pag. 234).

Fóra do organismo, o germe é pouco resistente; por conseguinte, a propagação não se faz vehiculada pelo medico, por enfermeiros, etc.

O poder de transmissibilidade pela criança doente começa na phase prodromica e termina depois que desbota o exanthema; é, portanto, bem delimitado. A infecção produz, em geral, immunidade permanente. A porta de entrada é o annel de tecido lymphoide da pharynge.

I — *Periodo de incubação*: 10 dias — Nesse prazo não se notam symptomas morbidos.

II — *Periodo prodromico*: 4 dias. A principio, parece-nos tratar-se de um simples resfriado: febre, catarrho das vias respiratorias superiores, tosse, defluxo e forte conjunctivite. Dois dias mais tarde, apparecem na bocca as manchas de *Koplik,* seguidas do enanthema typico constituido por placas vermelho-claras ou escuras, localizadas no véo do paladar. As maculas de *Koplik* são pontos esbranquiçados, do tamanho da cabeça de um alfinete, situados na mucosa da bochecha. Sua collocação predilecta é a parte trazeira do bordo do maxillar superior, no limite de transição entre a bochecha e a gengiva. A's vezes, encontram-se hemorrhagias punctiformes na mucosa da bochecha e uma ligeira camada branca sobre a gengiva, ao longo dos incisivos.

As manchas de *Koplik* e o enanthema constituem symptomas muito constantes; o catarrho das vias respiratorias superiores e da conjunctiva ocular, ora forte, ora pouco perceptivel, varia muito de intensidade de caso para caso. O estado geral do doente permanece, ás vezes, quasi normal; outras, soffre grandes alterações. Nalgumas crianças, a febre sobe rapidamente, attingindo o maximo no 5° dia depois que se declarou; nesse momento, irrompe, em geral, o exanthema. Pode acontecer que a temperatura, depois de ascenção abrupta, caia, aos poucos, quasi a nivel normal; mais tarde, pouco antes da erupção exanthematica, exacerba-se de novo attingindo o maximo.

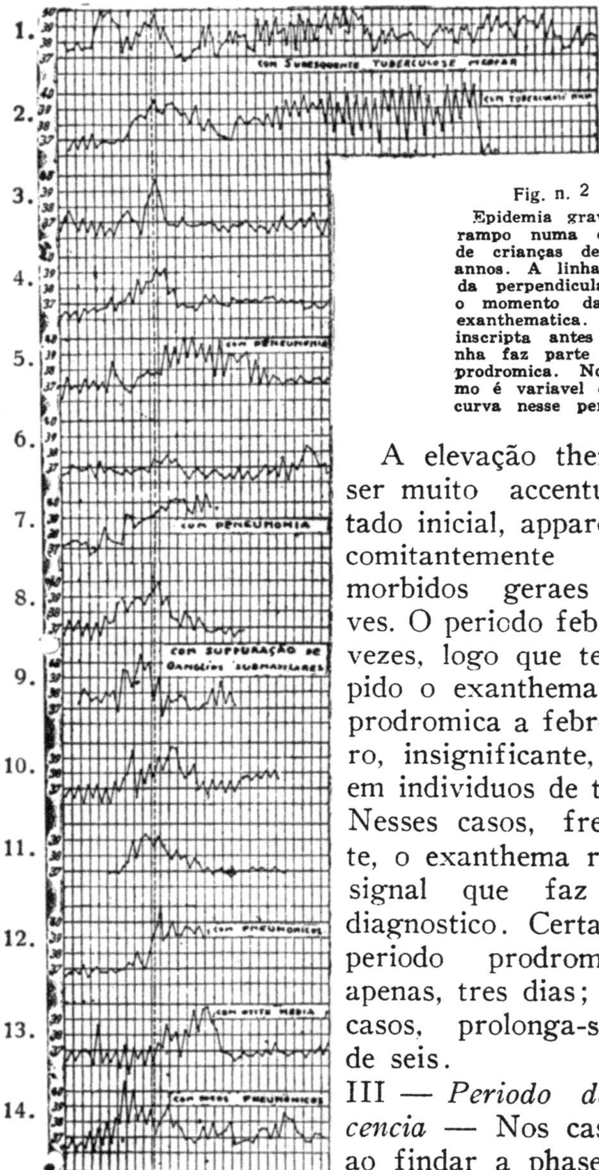

Fig. n. 2

Epidemia grave de sarampo numa enfermaria de crianças de 2 a 4 annos. A linha pontilhada perpendicular indica o momento da erupção exanthematica. A febre inscripta antes dessa linha faz parte da phase prodromica. Note-se como é variavel o typo da curva nesse periodo.

A elevação thermica pode ser muito accentuada no estado inicial, apparecendo concomitantemente symptomas morbidos geraes muito graves. O periodo febril cessa, ás vezes, logo que tenha irrompido o exanthema. Na phase prodromica a febre é, não raro, insignificante, sobretudo em individuos de tenra edade. Nesses casos, frequentemente, o exanthema representa o signal que faz decidir o diagnostico. Certas vezes, o periodo prodromico dura, apenas, tres dias; em outros casos, prolonga-se por mais de seis.

III — *Periodo de efflorescencia* — Nos casos typicos, ao findar a phase prodromica, a temperatura sobe rapidamente. No auge da febre, surge o exanthema que, iniciando-se na região retroauricular, espalha-se, aos poucos, pela nuca e invade a face.

Ao contrario do que assignalámos para a escarlatina, o exanthema do sarampo é muito intenso no rosto, sobretudo na região peri-oral.

Durante dois a tres dias, a efflorescencia continúa em marcha invasora, ganhando rapidamente o tronco e os membros. As manchas, de tamanho variavel e ligeiramente salientes, são vermelho-escuras e de bordos irregulares. Um exame cuidadoso verifica que cada uma dellas se localiza em volta do ponto de implantação de um fio de cabello. Nos logares onde a pelle é mais roçada pelo attrito das vestes (nas costas, na cinta, etc.), as manchas confluem, constituindo placas; nos pontos onde a irrigação sanguinea é menos intensa (cotovellos, joelhos, palma das mãos e planta dos pés), a efflorescencia é mais pallida.

No periodo da diffusão exanthematica, a febre permanece elevada (2 a 3 dias); depois, declina por crise ou lyse. Si a temperatura se mantem alta por muito tempo, ou si, tendo baixado, de novo, sobe, é sempre provavel existirem complicações.

Com o apparecimento do exanthema, intensificam-se as manifestações catarrhaes; as conjunctivas oculares se conservam permanentemente humidas, os bordos palpebraes adherem um ao outro e augmenta a photophobia; o defluxo acaba ferindo o labio superior que se inflamma e edemacia. Além disso, apparecem rhagades labiaes; a lingua se cobre de saburra espessa; a pharynge se mostra hyperhemica e intumescida; os ganglios da nuca e da região submaxillar crescem de volume. A bronchite, sempre intensa, acompanha-se de tosse rouca e aspera.

Nesse intervallo desbotam as maculas de *Koplik* e na urina se torna positiva a diazo-reacção de *Ehrlich.* No momento da remissão febril, é commum encontrar-se, além disso, urobilinuria. O exame hematologico revela ligeira leucopenia e accentuada diminuição dos eosinophilos.

O estado geral do doente é, de caso para caso, muito variavel: certas crianças se mostram excitadas, outras modorrentas.

Depois que o exanthema, em marcha descendente, alcança os pés e as mãos, empallidece, em alguns dias, na mesma ordem em que se manifestou; a pelle se conserva, porém "marmorizada" e ligeiramente amarella; mais tarde a camada superior começa a esfarelar, em pequenas escamas.

Desse modo, fecha-se o cyclo da infecção; está extincto o perigo de contagio.

O decurso do sarampo é muito caprichoso — casos frustros, com exanthema quasi imperceptivel e insignificantes manifestações catarrhaes, são frequentes ao lado dos muito graves, terminando pela morte e nos quaes toda especie de accidentes se mistura ao quadro clinico.

Complicações do sarampo

Não existe outra infecção na infancia que diminua tanto a immunidade natural; assim se comprehende a razão das complicações graves de que tão frequentemente se acompanha.

A propria conjunctivite nesses casos, uma das manifestações de menor importancia, pode produzir blepharite chronica com phlyctenas da cornea, muito persistentes. A's vezes, partindo da pharynge, a inflammação catarrhal invade o ouvido. Nas rhagades das commissuras labiaes ("boqueira") enxerta-se frequentemente o germe da diphtheria; a cura, nessa hypothese, só se opera com o emprego do sôro especifico. A rhinite se acompanha de exanthemas impetigiformes peri-nasaes que facilmente se propagam ao couro cabelludo, ás orelhas, ou a todo o corpo, complicando-se com furunculose, adenites e subsequente suppuração. Em casos raros, pode apparecer *noma,* complicação quasi sempre fatal.

Os pulmões constituem, porém, o ponto de partida da maioria dos accidentes. Quando empallidece o exanthema, mas não declina a febre, pode-se affirmar existir, com probabilidade, complicação pulmonar.

Tosse frequente e dolorosa, respiração superficial e tachypnéa caracterizam a transição das lesões bronchiaes para o parenchyma pulmonar. Quando os focos são pequenos, a ausculta percebe, circumscriptos a áreas bem delimitadas, estertores humidos e bronchophonia; sendo mais extensos, fazem-se acompanhar de macissez, tympanismo, respiração bronchial soprosa e estertores humidos.

Crianças de dois a tres annos, atacadas de rachitismo thoracico, ficam muito expostas a tal complicação; nellas muito facilmente installa-se bronchite capillar.

Não menos graves são perturbações nutritivas de origem parenterica, que no sarampo se acompanham de diarrhéa sanguinolenta.

Muitos doentes apresentam phenomenos de estenose laryngea (crupe): tosse rouca, dyspnéa e, durante a inspiração, escavamento thoracico nos pontos de inserção do diaphragma.

Nesses casos, não existem meios que nos facultem decidir com rapidez si os signaes de crupe são ou não de fundo diphtherico. Nessa duvida, é preciso agir como si se tratasse de diphtheria, injectando o sôro especifico (6.000 U. A.), fazendo applicações de vapor d'agua e, si necessario, praticando a intubação, ou a tracheotomia.

Os casos de *sarampo maligno ou toxico* começam com febre alta, perturbações graves do estado geral, somnolencia ou agitação constantes, ás vezes, incontinencia de fézes e de urina. O exanthema é, entretanto, tardio e discreto.

A's vezes, no inicio da infecção, nada se nota de extraordinario; depois, o exanthema, que abundantemente se installara, de repente, empallidece e adquire um tom violaceo ("recolhe-se"); a morte vem logo após, em consequencia de collapso cardiaco. Si o exanthema é hemorrhagico, isto é, quando vem associado a pequenos extravasamentos de sangue nem sempre se torna máu o prognostico.

Evitadas ou demovidas as complicações enumeradas, permanece ainda uma ameaça: após o sarampo reaviva-se frequentemente uma infecção ganglionar tuberculosa até então em estado latente (fig. 2; vide tambem o capitulo sobre *Meningite tuberculosa*).

O *prognostico,* em vista da possibilidade de tantas complicações, deve ser feito com prudencia.

Diagnostico — O exanthema da rubeola, sem duvida semelhante ao do sarampo, é menos rubro e intenso, não se fazendo acompanhar de elevações thermicas tão accentuadas, ou de grandes alterações do estado geral.

Quando a escarlatina começa abruptamente por angina forte, sem outros signaes prodromicos, sem manifestações catarrhaes das vias respiratorias superiores, pode haver difficuldade no diagnostico; mas, aqui o exanthema começa no peito, deixando illesa grande parte da face, de preferencia, a região peri-oral; além disso, nos casos de escarlatina, o exame hematologico revela eosinophilia e corpusculos de *Doehle.*

Na "quarta molestia" não se encontram signaes prodromicos apreciaveis, nem perturbações do bem-estar geral; o exanthema da molestia de *Dukes* é sempre discreto e finamente pontilhado.

Ao contrario das efflorescencias morbilliformes (molestia do sôro, etc.), o exanthema do sarampo se individualiza por distribuição a elle peculiar; um exanthema que apparece primitivamente no ventre, ou na coxa, nunca poderá ser sarampo, por mais que com isso morphologicamente se pareça.

Num doente febril e "grippado", suspeito de sarampo, pesquisa-se logo si existem enanthema e manchas de *Koplik,* já perceptiveis dois dias antes de se manifestar a efflorescencia cutanea. Si as maculas não são caracteristicas, recorre-se ao exame hematologico que revela leucopenia seis dias antes do exanthema; quatro dias antes, dá-se desapparecimento dos eosinophilos; tres dias antes, observa-se diminuição dos lymphocytos.

Prophylaxia — Outrora quando apparecia um caso de sarampo em uma familia, eram logo reunidas num só quarto todas as crianças para que adquirissem a molestia julgada benigna, mas inevitavel. Hoje, não se pensa desse modo. A letalidade resultante do sarampo é tão grande, a possibilidade de reavivar-se uma infecção tuberculosa larvada tão frequente que, diagnosticada a molestia, o medico tem o dever de evitar que ella se propague a outras pessôas da casa, isolando a criança, ou remettendo-a para um hospital adequado. Essas providencias são, infelizmente, quasi sempre tardias, porque o doente, 4 dias antes do apparecimento do exanthema, já pode infeccionar pessôas com quem estiver em contacto. Em todo o caso, é sempre aconselhavel fazer a tentativa.

Melhor protecção, ás vezes cabal, fornecem-nos injecções de sôro de convalescentes (*processo de Degkwitz*): retira-se de uma criança forte, provadamente não tuberculosa ou luetica, entre o 7° e o 9° dia depois que declinou a febre (naturalmente casos que decorreram sem complicação) 60 (individuos de 3 a 5 annos) a 70 cc. de sangue (crianças acima dessa edade); deixa-se o sangue 24 horas em geladeira, encerrado num frasco esteril; depois, descolla-se o coagulo da parede do calice com uma agulha esterilizada; 36 horas mais tarde, pipeta-se o sôro e addiciona-se-lhe *carbol* em solução a 5% (uma gotta para 10 cc.). Retiram-se, antes disso, 2 cc. do sôro para a prova de *Wassermann* (verificação indispensavel). Sendo essa negativa, misturam-se tres sôros diversos que, distribuidos em ampollas ou frascos (15 a 18 cc. em cada), serão seccos no vacuo (apparelho exsiccador de acido sulfurico). Mais tarde (36 horas approximadamente) os recipientes, depois de hermeticamente fechados, são conservados em logar fresco.

Não se sabe quanto tempo dura a immunidade conferida pelo sôro secco; ella não é, entretanto, inferior a 9 mezes.

Para usar esse producto, dilue-se o conteúdo da ampolla em agua destillada esteril e injecta-se-o a seguir.

Esse processo evita o sarampo mesmo em crianças que já se encontrem no 6° dia de incubação; depois do 7°, os resultados preventivos são duvidosos; depois do 8°, não se consegue mais immunizar.

Quando, nos 6 primeiros dias, são injectadas doses insufficientes, consegue-se, pelo menos, dar ao caso um decurso benigno: ausencia de signaes prodromicos, elevações thermicas insignificantes, exanthema ligeiro ou nullo, ausencia de symptomas concomitantes (conjunctivite, bronchite, etc.).

Sôro sanguineo de adultos sãos pode conferir certa immunidade, quando applicado precocemente, em altas doses (injecção até o 4° dia de incubação). Esse recurso, embora não evite a molestia, dá-lhe pelo menos marcha mais branda.

Em vista dos bons resultados obtidos com o methodo de *Degkwitz,* é obrigação do medico experimental-o sempre que fôr possivel. Não é difficil obter sôro em hospitaes onde haja grande quantidade de doentes de sarampo; além disso, seria vantajoso remetter as crianças convalescentes da molestia ás clinicas hospitalares para que o sangue fosse aproveitado na preparação do sôro.

Tratamento — Em attenção á photophobia, recommenda-se obscurecer o quarto e collocar o leito de maneira que a claridade não caia directamente sobre o rosto do doente. As janellas, embora cerradas, não devem ser totalmente fechadas, para que se não prejudique o arejamento. E' indispensavel manter o doente aquecido, dando-lhe a beber chá, limonadas, agua quente com fatias de limão, etc. Sobre as palpebras, nariculas e labios applica-se uma pomada refrescante; até mesmo sobre outras partes do corpo é aconselhavel besuntar um pouco de lanolina, desde que o exanthema seja pruriginoso. A' noite, dá-se um banho pouco prolongado (15 minutos; 35° cent.).

A isso se devem limitar as medidas therapeuticas nos casos brandos. As vizitas do medico têm por fim, apenas, descobrir precocemente complicações eventuaes. Na convalescença, para apressar a descamação, usam-se banhos quentes com sabão, seguidos do emprego de uma pomada lubrificante.

Havendo bronchite intensa, applicam-se sobre o thorax envoltorios humidos (18° cent.), renovando-os tres vezes ao dia. Quando a temperatura se eleva exaggeradamente, as compressas serão repetidas de duas em duas horas. Prescreve-se, por via buccal, infusão de *raizes de polygala,* ou *licôr ammoniacal anisado* (vide o capitulo sobre *rhinopharyngite*). Si a tosse é pertinaz, dá-se, em solução, no correr da tarde e durante a noite, um pouco de *codeina* (0,003 a 0,005, por vez).

Nos casos de bronchopneumonia os envoltorios prestam bons serviços. Aconselha-se, além disso, pela manhã e á tarde, um banho morno (10 minutos; 35° cent.), seguido de emborcação rapida d'agua fria. Crianças de tenra edade não devem permanecer longas horas na mesma posição porque assim facilmente se formariam hypostases pulmonares.

Para manter equilibrado o trabalho cardiaco, dão-se, de duas em duas horas, em agua com assucar, 5 gottas de *licôr ammoniacal anisado* com *licôr* de *Hoffmann;* ou então, uma colher das de chá de uma solução de *citrato de cafeina* (0,1: 50,0). A crianças acima de tres annos, pode-se dar, tres a cinco dias seguidos, um comprimido de *digipurato Golasz.* ou, duas vezes ao dia, 10 gottas de *digital Bürger.*

Si existe asthenia cardiaca, aconselho usar, por via intra-muscular, *digital Golasz* (1/2 ampolla por dia), *pituglandol* (2 a 3 vezes, uma ampolla) ou 1 cc. de solução de *adrenalina* a 1,0: 1.000 (varias vezes ao dia).

Ao lado disso, prescreva-se *oleo camphorado* a 10% (1/2 a 1 cc.) alternado com *cafeina* (*solução de salicylato de sodio e cafeina* 1,0: 10,0 — um decimo de 1 cc. por anno de edade; applicar uma injecção de duas em duas horas). Quando não é possivel empregar injecções, prescreva-se, para uso interno:

Camphora	ãã
Acido benzoico	0,015
Assucar	0,3

Dar, de duas em duas horas, uma dose.

Em crianças de tenra edade empregam-se, além disso, envoltorios sinapizados sobre o thorax; em doentes acima de dois annos, envoltorios humidos (pannos embebidos em agua com mostarda). Sendo necessario, lança-se mão de banhos curtos (3 minutos) e quentes (36° a 38°), seguidos de ablução fria e rapida de que se beneficia o funccionamento cardio-vascular.

Nos casos em que é intensa a conjunctivite, applicam-se no local compressas frias de agua boricada (1/2 hora, 3 vezes ao dia).

Havendo adenite no pescoço, usam-se envoltorios humidos; sendo necessario, incisa-se o ganglio suppurado.

A otalgia que, ás vezes, apparece, melhora com applicações frias (sacco de gelo). Quando a dôr diminue, mas, devido a uma otite, a febre se mantem, é preferivel empregar cataplasmas quentes e praticar eventualmente a paracentese.

Desde que surjam phenomenos de estenose da larynge, remetta-se o doente para um hospital, não esquecendo, antes disso, de praticar, por prudencia, uma injecção de sôro anti-diphtherico. Aconselha-se usar concomitantemente vaporizações d'agua.

Para evitar desordens nutritivas de origem parenterica, supprima-se o leite ou, pelo menos, restrinja-se a quantidade habitualmente ingerida.

Quando apparece diarrhéa, recommenda-se dieta hydrica durante 24 horas, dando-se, nesse prazo, chá com saccharina e, nos dias subsequentes, um mingáo farinaceo adoçado tambem com saccharina; mais tarde — cacáo preparado com bagas de carvalho, cozimento de myrtilla, biscoitos seccos, mingáos mucilaginosos, caldo de carne ferventada (*beef-tea*), massa de queijo fresca, carne picada, pirão de batatas. Alguns dias depois — pudins com calda de assucar, pão torrado, verduras delicadas; finalmente, volta-se á dieta habitual.

Para crianças de tenra edade (2 a 3 annos) aconselha-se, de preferencia, leite caseinado.

Rubeola

E' ainda desconhecido o seu agente causal. O contagio se faz directamente — do individuo doente ao são, ou por intermedio de objectos que tenham estado em contacto com rubeolosos.

A rubeola surge, regra geral, em pequenos focos, sem, entretanto, constituir epidemias de grande vulto. Essa molestia é a mais benigna das infecções na infancia; mas, acompanha-se, mesmo assim, de immunidade permanente.

Prazo de incubação: 17 a 20 dias.

Crianças de menos de dois annos são raramente infeccionadas. Em geral, não se notam symptomas prodromicos no inicio da invasão.

O exanthema rubeoloso assemelha-se ao do sarampo; é, porém, mais pallido, menos abundante e, ás vezes, só perceptivel a certa distancia. A efflorescencia começa na face, invadindo depois o tronco e os membros; em raros casos, espalha-se por todo o tegumento, limitando-se, via de regra, a certos trechos da pelle, sobretudo aos logares em que as vestes se adaptam mais intimamente ao corpo. O exanthema desapparece em dois a tres dias, acompanhando-se, muitas vezes, de pequena descamação.

Em regra, a temperatura não se altera; mas, excepcionalmente, pode ir a 38° ou 39°. Não apparecem complicações no correr da molestia; percebe-se no maximo ligeiro catarrho das vias respiratorias superiores.

Encontra-se frequentemente ingurgitamento ganglionar nessa infecção; a adenite é, ás vezes, tão accentuada que faz suppôr molestia aguda do systema hematopoetico (leucemia, etc.). O intumescimento dos ganglios céde, porém, rapidamente.

Diagnostico — O resultado da pesquisa hematologica é muito significativo em casos typicos, podendo mesmo decidir o diagnostico. Encontram-se nesse exame numerosos labrocytos (*Plasmazellen*) — cellulas de aspecto lymphoide, nucleo excentrico, com disposição radiaria caracteristica. Em redor do nucleo nota-se, com a coloração pelo processo de *Giemsa,* uma aureola clara, emquanto o protoplasma cellular se mostra tingido de azul intenso.

No sangue encontram-se, além disso, lymphocytos com nucleo radiolar. Sua presença, e a de cellulas eosinophilas, constitue a principal differença hematologica entre a rubeola e o sarampo. No diagnostico differencial falam a favor desse ultimo as manchas de *Koplik,* defluxo, bronchite, conjunctivite, resultado positivo da diazoreacção de *Ehrlich* e, ao lado disso, os signaes prodromicos que precedem o exanthema.

A' symptomalogia da escarlatina são peculiares o signal de *Rumpel-Leede,* a eosinophilia e a presença no sangue de corpusculos de *Doehle.*

Tratamento — E' dispensavel qualquer intervenção therapeutica. Quando ha febre, obriga-se a criança a deitar-se. Sobre o exanthema pode-se applicar um pó seccante, ou uma pomada inerte.

*

* *

Quarta molestia (Dukes-Filatow)

A rubeola assemelha-se tanto ao sarampo quanto a "quarta molestia" á escarlatina. Na doença de *Dukes* o exanthema escarlatiniforme, muito ligeiro, surge na face, invadindo-a rapidamente para, em dois a tres dias, desapparecer; poupa, entretanto, a região peri-labial e o nariz. Em 8 a 14 dias, nota-se ligeira descamação cutanea.

Ao lado do exanthema, verifica-se que existe hyperhemia da mucosa pharyngea e intumescimento dos ganglios subsidiarios (nuca e região sub-maxillar). Não se encontra, porém, a lingua côr de morango, peculiar á escarlatina.

O periodo de incubação é de 9 a 12 dias; o agente causal ainda desconhecido. Não se manifestam symptomas prodromicos antes do exanthema.

A molestia de *Dukes-Filatow* é rara; nem todos os auctores a reconhecem como individualidade morbida. Em todo caso, é cabivel essa possibilidade em crianças que, tendo tido escarlatina, apresentam os symptomas acima descriptos.

*
* *

Erythema contagioso

Prazo de incubação — 7 a 14 dias.

Essa affecção não se acompanha de symptomas prodromicos.

O exanthema, constando de grandes placas vermelhas, pruriginosas, salientes á maneira de papulas, começa nas maçãs do rosto e na testa, invadindo depois a face de distensão das coxas e dos braços. As placas exanthematicas, confluindo, transformam as bochechas numa superficie vermelha lembrando as azas de uma borboleta; nos membros, em vez da efflorescencia, encontra-se antes uma singular "marmorização" da pelle.

Em geral, a temperatura é normal; notam-se, entretanto, ligeira dysphagia em consequencia de angina, augmento de ganglios lymphaticos da nuca e malestar. Em 4 a 6 dias o exanthema desbota e desapparece.

*
* *

Dysenteria

A dysenteria era outrora muito rara na *Allemanha;* appareciam casos de longe em longe, seguidos de surtos epidemicos muito graves; depois da guerra, essa infecção tornou-se frequente, porém, mais benigna.

Os casos de dysenteria podem ser divididos em duas grandes classes:

a) *amebica* — propria de paizes tropicaes, hoje, porém, bastante frequente na *Europa;*
b) no segundo grupo varios microbios podem figurar como agente etiologico: bacillo de *Shiga-Kruse,* bacillo de *Flexner,* bacillo *Y.*, etc. Não são grandes as differenças biologicas entre esses germes; uns, como o bacillo *Shiga-Kruse,* não fabricam acido quando cultivados em agar-manitado-turnesolado; outros, fermentam e acidificam esse meio de cultura.

O bacillo *Shiga-Kruse* é, em regra, mais virulento do que os dois outros; por isso, são esses ultimos denominados, ás vezes, pseudo-dysentericos. Pode acontecer, porém, o inverso: em certas epidemias são benignos os casos produzidos por b. de *Shiga-Kruse* e violentos os provocados pelo de *Flexner,* ou pelo*Y-bacillo.*

A disseminação da dysenteria faz-se por alimentos contaminados, por meio de roupas sujas de fézes, por individuos com infecções benignas e apparentemente sãos (*portadores de bacillos*) e, talvez, por intermedio de moscas.

Nos verões seccos e quentes multiplicam-se os casos de dysenteria bacillar. Existe decidida predilecção da molestia pelas crianças, facto aliás explicavel porque o canal digestivo nos primeiros annos de vida apresenta frequentemente perturbações catarrhaes no verão; além disso, mais do que os adultos, ficam as crianças expostas a infecções por não se preoccuparem com certos cuidados hygienicos indispensaveis.

As dysenterias apparecem em forma de grandes epidemias, ou surgem esporadicamente em orphanams, asylos, hospitaes, etc. De chofre, á maneira de explosão, espalha-se a molestia por uma enfermaria, ou invade o hospital inteiro.

Alguns doentes apresentam symptomas de simples catarrho intestinal; outros revelam signaes typicos de dysenteria.

Casos ligeiros passam facilmente despercebidos; são tão benignos que não fazem suspeitar essa infecção. O exame bacteriologico pode ser negativo, mesmo em casos que mais tarde se revelam como sendo dysenteria.

Até mesmo os casos typicos começam frequentemente por simples catarrho intestinal; em vez de cederem em um a dois dias, como é de regra, os seus symptomas se aggravam progressivamente, constituindo-se uma infecção de marcha tumultuosa.

Na dysenteria as dejecções são frequentes (15—20—30 por dia e, ás vezes, mais), acompanhadas de colicas e forte tenesmo. O doente, impellido por continua sensação de evacuar, não pode deixar o urinol. Fere-se a região peri-anal; as fézes, de côr parda, são inteiramente aquosas; collado ao fundo do vaso, encontra-se um catarrho pegajoso e hemorrhagico. A's vezes, as evacuações são constituidas exclusivamente por muco; outras, muito sanguinolentas, constam de uma substancia vermelho-clara, gommosa, semelhante a geléa de morangos.

O depauperamento do doente é rapido; esfriam o nariz, o rosto e as extremidades; a face murcha e os musculos adquirem consistencia pastosa.

As dejecções frequentissimas extenuam o doente; afinal, as fézes começam a ser eliminadas involuntariamente no proprio leito.

No terceiro ou quarto dia, a infecção attinge o auge. Si os phenomenos morbidos continuam a aggravar-se, o prognostico se torna pessimo. O doente, modorrento, apresenta movimentos respiratorios profundos e lentos; depois, apparece incontinencia de fézes e de urina. Accentua-se a asthenia cardiaca e, ás vezes, surgem caimbras. Mesmo nesses casos, a situação pode. aos poucos, melhorar; as fézes continuam, entretanto, molles, as evacuações frequentes e sanguinolentas; logo após, diminue o numero de dejecções e nellas se percebe maior abundancia de materia solida; finalmente, verifica-se, ao lado de evacuações dysentericas typicas, uma ou outra dejecção pastosa ou moldada. A temperatura que, a principio, se mantinha entre 38° e 39°, lentamente declina e o caso caminha para a cura.

Recaidas e formas chronicas, com successivas reincidencias, são raras na criança.

O grande numero de evacuações, o aspecto sanguinolento e mucoso das fézes, a constancia de sangue nas dejecções e a profunda alteração do estado geral não deixam duvidas sobre a natureza da infecção.

O *diagnostico differencial* terá que afastar, em primeira linha, a possibilidade de grippe gastro-intestinal; nessa hypothese, as fézes são, a principio, identicas ás da dysenteria; mas, no fim de um a dois dias, melhoram.

O exame bacteriologico só tem valor quando positivo; caso contrario, não basta para arredar a probabilidade de dysenteria. A pesquisa dos germes das diversas formas da molestia exige precauções de technica muito particulares na colheita do material; despresadas essas medidas, mesmo exames reiterados podem resultar negativos.

Tratamento — Muito em inicio da infecção, é proveitoso aconselhar um purgativo (*oleo de ricino, pó de alcaçuz composto*). A não ser nesse momento, dispensa-se essa intervenção. E' inutil prescrever dieta hydrica; recommenda-se no começo, com as devidas precauções, regime adstringente: mucilagem de aveia com *plasmon,* cacáo preparado com bagas de carvalho, cozimento de *myrtilla,* mingáo de cevadinha, pão branco, biscoitos seccos, etc. Para mitigar a sêde: agua mineral ás colheradas, chá, cozimento de fructos de *myrtilla,* etc. (vide pag. 22). Si ha grande eliminação d'agua, prescrevam-se injecções de sôro physiologico (300 a 500 cc. por vez). Para debellar as colicas e o tenesmo aconselho *gottas de opio* (3—5—8 gottas por vez), ou *atropina* (0,01: 10,0; tres vezes ao dia, 3 a 5 gottas). Suppositorios opiaceos podem trazer grande allivio:

Rp.

Tintura de opic — 5 a 8 gottas.
Manteiga de cacáo — q. s. para um suppositori..
Applicar duas a tres vezes ao dia.

Não raro, a atonia do esphinter anal é tão accentuada que nada mais pode ser retido. As colicas, o tenesmo e o grande numero de evacuações melhoram com clysteres d'agua a 37°, feitos com sonda longa. Só assim se consegue arredar o muco e o conteúdo intestinal irritante. Eliminada a agua que enche o intestino, applica-se, logo após, um clyster com 100 cc. de vehiculo, contendo uma colher das de sopa de *argilla branca,* ou 5 a 10 grs. de *dermatol,* ou a mesma dose de *tanino*. Além disso, aconselham-se cataplasmas quentes sobre o ventre (thermophoros); com botijas aquecidas cuida-se de manter normal a temperatura do doente.

Desde que melhore o aspecto das fézes, a dieta não será mais tão rigorosa; nessa occasião, pode-se dar: arroz cozido, talharim, carne bem picada, massa de queijo fresca, pirão de batatas, mingáo feito com leitelho e maizena, leite caseinado com 2% de farinha, peixe cozido e molho branco, legumes em pó.

Infelizmente o sôro anti-dysenterico não dá bom resultado. (1).

A dysenteria é de notificação obrigatoria.

As excreções (urina e fézes) serão cuidadosamente desinfectadas (vide o capitulo sobre o tratamento da *febre typhica*).

*

* *

Influenza (grippe)

A penultima pandemia de influenza assolou-nos em 1889; a ella seguiram-se pequenas epidemias até 1896. Como era de esperar, a violenta crise epidemica de 1918 veiu acompanhada das mesmas consequencias.

A influenza tem-se tornado cada vez mais frequente, facto que justifica aqui uma exposição cuidadosa do assumpto.

A infecção grippal inicia-se por febre, dôres nos

(1) Nota: Na dysenteria amebica empregam-se injecções de emetina.

membros (sobretudo nas pernas) e cansaço. A maioria das vezes, existe forte invasão da pharynge com hyperhemia do véo do paladar e das regiões vizinhas, ligeiro intumescimento dos ganglios lymphaticos situados para traz do musculo esternoclidomastoideo. Nalguns casos faltam esses symptomas. Em lactentes encontra-se, não raro, forte conjunctivite.

No prazo de tres a cinco dias, a febre declina, para subir, de novo, logo após, ou um pouco mais tarde. A segunda ascenção febril coincide, em regra, com o inicio de complicações.

A's vezes, signaes meningiticos occupam no quadro clinico o primeiro plano: cephaléa, photophobia, hyperacusia, rigidez da nuca, signal de *Kernig* e, em crianças de tenra edade, convulsões. Frequentemente, em dois a tres dias, desapparecem esses symptomas.

Algumas vezes, inicia-se a molestia por desordens gastro-intestinaes, associadas a diarrhéa sanguinolenta, dysenteriforme. E' frequente verificar-se que pessôas da mesma familia, vivendo em intimo contacto com a criança, apresentam signaes typicos de influenza com localização pharyngea.

A grippe de forma pulmonar é sempre de máu prognostico, porque nesses casos apparecem rapidamente manifestações catarrhaes nas bases, acompanhadas de dyspnéa e cyanose intensa. Estertores crepitantes, de finas bolhas invadem, sem demora, novos territorios, diffundindo-se em todas as direcções. Finalmente, vem a morte, depois, ás vezes, de longos soffrimentos.

A forma laryngea é outra variedade grave de grippe que se acompanha frequentemente de symphomas identicos aos da diphtheria com estenose (crupe). Não raro, trata-se, de facto, de dupla infecção; algumas vezes, porém, sómente a grippe é responsavel pelas pseudo-membranas, existentes e tão extensas que nos obrigam á intervenção cirurgica (tracheotomia).

Empyema é a mais frequente das consequencias grippaes. Não aconselho nesses casos intervenção cirurgica precoce.

Com segurança não é ainda conhecido o microbio da grippe; duvida-se, com razão, que o bacillo da *Pfeiffer* seja nesse caso o legitimo agente causal. Poderia acontecer aqui o mesmo que se verifica na escarlatina: ao germe productor, ainda desconhecido, associa-se uma invasão estreptococcica, simples complicação da molestia. De modo identico, o agente da grippe facilita o caminho a infecções secundarias (estreptococco, etc.).

Tratamento — Os resultados finaes alcançados no tratamento da influenza dependem estreitamente da maneira pela qual é iniciado. No começo, repouso no leito deve ser obrigatorio e immediatamente prescripto. Pela manhã e á noite, dá-se um banho morno (35° cent.; 15 minutos). Ao banho junta-se, aos poucos, agua quente, elevando-se a temperatura a 38 ou mesmo a 40°. Dá-se, ao mesmo tempo, um comprimido de *aspirina* ou 0,5 de *salicylato de sodio* dissolvidos em chá quente, de modo a provocar transpiração abundante. Esse suadouro pode ser repetido uma a duas vezes. Quando a febre não céde logo, abandonam-se os banhos, mas continúa-se administrando *aspirina*.

E' indispensavel, para evitar recaidas, manter o repouso na cama alguns dias, mesmo depois que a febre declina.

Quando apparecem symptomas meningiticos, colloca-se uma bolsa de gelo sobre a cabeça do doente. Para alliviar a cephaléa, prescreve-se 0,1 a 0,2 de *pyramidon*, deixando a criança no mais completo repouso.

Nos casos de grippe pulmonar, ou de forma pseudo-diphtherica procede-se como si se tratasse de pneumonia, ou de crupe. Quando predominam phenomenos gastro-intestinaes, medica-se o caso como si fosse uma perturbação de intercambio nutritivo.

O doente será naturalmente isolado para evitar a disseminação da molestia.

*

* *

Parotidite epidemica

Não se conhece ainda o agente causal dessa infecção.

A phase de incubação dura 12 a 24 dias. A transmissão se faz directamente do doente ao individuo são. A pessôa infeccionada pode propagar a molestia dois dias antes de se manifestarem symptomas de parotidite; para o contagio basta que as crianças estejam juntas durante curto prazo.

A cachumba apparece em pequenas epidemias; nas grandes povoações existem sempre casos esporadicos. A parotidite é muito frequente em crianças de edade escolar. A infecção se acompanha de immunidade permanente.

Um a dois dias antes de irromper os signaes de parotidite, notam-se symptomas prodromicos: dôr de cabeça, otalgia, vomitos, epistaxe e mal-estar. Depois, apparece intumescimento de uma das parotides; alguns dias mais tarde, é invadida a do lado opposto. Com frequencia, as duas glandulas são lesadas concomitantemente; por vezes, apenas, uma dellas.

O intumescimento glandular é muito accentuado na frente do pavilhão da orelha, parte correspondente á face externa do ramo ascendente do maxillar inferior. Um edema molle cobre as reintrancias da região que se extende da apophyse mastoidea ao osso malar, desviando para fóra o lobulo da orelha. Embora não hyperhemica, a pelle no local se mostra, sem duvida, mais quente do que normalmente. Em oito dias o edema desapparece.

E' provavel que o germe dessa infecção, vindo la bocca, alcance a parotide subindo pelo canal de *Stenon*. Não raro, são tambem lesadas as glandulas sub-maxillar e sub-lingual; pode mesmo acontecer que, ficando illesa a parotide, apenas as sub-linguaes sejam attingidas (*sialoadenite sub-lingual aguda epidemica*).

Em casos, felizmente raros, desapparece o edema da pelle e tecidos circumstantes, mas a glandula, de um ou de ambos os lados, continúa para sempre augmentada de volume.

No começo da invasão, apparecem elevações thermicas de pouca intensidade; raramente a febre attinge 39°; depois, a temperatura declina em curva lytica. Quando, no correr da infecção, é invadida a segunda glandula, nota-se novo surto febril; mas, em tres a quatro dias, a criança se torna apyretica. Na maioria dos casos, o estado geral não se altera; o doente se queixa, apenas, de dôres ao abrir a bocca, ou de dysphagia. Estomatite e pharyngite pouco pronunciadas são frequentes; num ou noutro caso encontra-se esplenomegalia; em crianças do sexo masculino, acima de 10 annos, não é raro apparecer orchite.

Regra geral, a parotidite é uma infecção benigna; as crianças correm, brincam e, devido ao aspecto atoleimado que adquire sua physionomia, assim como em consequencia da posição obliqua que dão ao pescoço, são alvo de motejos dos companheiros de escola.

Diagnostico differencial — A disposição caracteristica do augmento glandular impede confusões com intumescimento de ganglios lymphaticos vizinhos, localizados para traz do ramo ascendente do maxillar inferior.

Prognostico — é bom.

Tratamento — lavar a bocca frequentemente, applicar no local, *ut aliquid fieri,* uma pomada e cobrir a região com uma flanella. Si a temperatura subir muito, aconselha-se repouso no leito. (1).

*
* *

Varicella

Não se conhece ainda o germe responsavel por essa infecção.

---

(1) **Nota:** E' recommendavel dar no começo um pouco de *urotropina.*

Quando se injecta na pelle de uma criança sadia o conteúdo de uma pustula varicellosa, forma-se no local de implantação uma lesão identica á que serviu á inoculação.

Não se pode affirmar si dessa maneira se obtem immunidade do vaccinado, como acontece no caso do processo jenneriano.

Varicella e variola não constituem, de modo algum, a mesma entidade morbida com differenças, apenas, na intensidade da virulencia; trata-se, ao contrario, de affecções absolutamente distinctas.

Observações desses ultimos annos vêm demonstrando que ha certa correlação entre a varicella e algumas formas de *herpes zoster.*

Periodo de incubação: 17 dias.

Regra geral, o contagio é directo; mas, o germe pode ser tambem vehiculado por adultos sãos (enfermeiras, etc.), por objectos, brinquedos, e talvez mesmo pelo ar. A transmissão se opera facilmente porque é enorme a receptividade das crianças; por isso, quasi todas se infeccionam em tenra edade, tornando-se a molestia muito mais rara na segunda infancia.

Via de regra, não se notam symptomas prodromicos; surgem inesperadamente na pelle, aqui e alli, varias bolhas (10 a 12), pouco pruriginosas, do tamanho da cabeça de um alfinete, circumdadas de um halo vermelho.

As vesiculas crescem em poucos dias, até attingir proporções de uma lentilha. Quando muito grandes, apresentam na parte central uma pequena reintrancia (depressão umbilical). Seu conteúdo, a principio claro, torna-se, aos poucos, turvo. Algumas dellas, dilaceradas pelo attrito das vestes, cobrem-se de uma crosta escura; ao mesmo tempo, vão apparecendo outras e, gradativamente, é invadido todo o corpo, inclusive o couro cabelludo e a mucosa buccal (véo do paladar, bochechas). Nas meninas podem surgir até no ducto vaginal; nos meninos atacam o prepucio. Além disso, as bolhas varicellosas apparecem na conjunctiva ocular e na propria cornea.

Camadas successivas de bolhas vão apparecendo até o quinto ou sexto dias de molestia. Ha casos em que o numero de vesiculas é muito restricto.

No prazo maximo de tres semanas, as crostas se desprendem sem deixar cicatriz; mas, em crianças morenas podem ficar manchas pigmentadas, ás vezes, permanentes.

Em individuos cachecticos, crianças portadoras de edemas consequentes a nephrite ou a desequilibrio cardiaco, a varicella pode tornar-se grave; as vesiculas se transformam, ás vezes, em ulceras profundas de aspecto lardaceo, que, cicatrizadas, deixam signaes indeleveis (varicella hemorrhagica e gangrenosa). Si o doente se arranha e infecciona as pustulas, podem constituir-se cicatrizes permanentes mesmo em casos de varicella com decurso normal.

As vesiculas são multiloculadas e o liquido que encerram consta de sôro e leucocytos em maior ou menor abundancia. A's vezes, ahi se encontram tambem estaphylococcos.

No começo da infecção, a pelle apresenta, em certos casos, ligeiro exanthema escarlatiniforme, que desapparece em 24 horas.

Em regra, a erupção das vesiculas acompanha-se de febre, a principio, pouco elevada (38° a 38°,5); raramente sobe a 40°, ou acima disso. Em muitos casos, o decurso é totalmente apyretico e não se observa alteração alguma do estado geral; a criança brinca por toda a parte, apesar da infecção.

As consequencias decorrentes da varicella são, em certos casos, mais graves do que era de suppôr. Quando a criança arranha as pustulas infeccionando-as, dá-se intumescimento ganglionar da região subsidiaria, seguido de impetigem contagiosa e furunculose, que duram, frequentemente muitos mezes. Alguns casos complicam-se com nephrite.

A varicella nos tuberculosos pode aggravar muito o seu estado de saúde.

Diagnostico differencial — O estrophulo nos individuos obesos e de pelle fina assemelha-se muito á varicella: mas, no primeiro caso, as vesiculas, duras e nodulosas, limitam-se a certos territorios do corpo, não attingem o tamanho de pustulas varicellosas e nem alteram o seu volume com o evoluir da molestia.

A variola se acompanha de symptomas morbidos geraes muito graves; portanto, só muito em inicio, poderia ser confundida com a varicella. No primeiro caso, todas as pustulas, grandes e muito numerosas, situadas sobretudo nas mãos e na face, encontram-se no mesmo periodo de evolução, apresentando profunda depressão umbilical.

Tratamento — Em vista da possibilidade de nephrite, colloca-se a criança em repouso. Sobre as lesões cutaneas applica-se um pó seccante; si ha prurido, prefira-se uma pomada. Pustulas infeccionadas devem ser cuidadosamente cobertas com gaze esteril, fixando-a ao local com esparadrapo. Havendo vesiculas dolorosas na bocca e que perturbem a alimentação, serão cauterizadas com *nitrato de prata* em solução a 1%.

*
* *

Coqueluche

(*tosse convulsiva, pertosse*)

Com segurança não se conhece ainda o germe da coqueluche. Varias bacterias têm sido descriptas como agente productor; nenhuma dellas, porém, encontrou acceitação unanime. Por emquanto, admitte-se que o bacillo de *Bordet* e *Gengou* seja o microbio da tosse convulsiva. Trata-se de um germe *Gram*-negativo, bipolar, muito semelhante ao bacillo da influenza.

A transmissão se faz principalmente por via directa (gutticulas de saliva); o poder de contagio não é o mesmo em todas as phases da molestia, das quaes a mais perigosa é o *periodo catarrhal,* sobretudo porque nessa época, via de regra, o diagnostico, ainda em suspenso, não lembra medidas prophylacticas. Nas primeiras semanas do *periodo convulsivo,* o contagio se faz ainda com facilidade; dahi por deante, torna-se muito menos provavel. Observam-se frequentes vezes, na mesma familia e ao mesmo tempo, casos graves de coqueluche ao lado de formas frustras. Nessa ultima hypothese, não se apresentam typicos accessos de tosse, continuando os doentes a frequentar a escola e tornando-se os principaes vehiculadores da infecção. Adultos (enfermeiros, etc.), podem ser "portadores de bacillos" e, por conseguinte, capazes de transmittir a molestia.

A receptividade é bastante grande. Adultos, embora excepcionalmente, são tambem contaminados; crianças em todas as edades ficam sujeitas á coqueluche, sendo que o maior numero de casos se encontra em individuos abaixo de 5 annos (sobre a *tosse convulsiva* em recemnascidos — vide o respectivo capitulo nas *"Perturbações morbidas do lactente"*, pagina 235).

Nas grandes cidades existem sempre casos esporadicos; de tempos a tempos, elles se multiplicam constituindo epidemias. A coqueluche se acompanha de immunidade definitiva.

Phase de incubação — mais ou menos, oito dias; logo após, apparecem os primeiros symptomas da infecção — *periodo catarrhal* (2 a 3 semanas); em seguida, constitue-se o *periodo convulsivo* (4 a 6 semanas). Algumas vezes, a molestia não dura tanto tempo; outras, ultrapassa esse prazo. O periodo final pode prolongar-se por muitos mezes.

A marcha da infecção é directamente influenciada menos pela virulencia do agente invasor do que pela constituição do doente; sobretudo a existencia de uma tara nervosa é nesses casos decisiva.

Na phase catarrhal a coqueluche não pode ser distinguida da tosse commum, ligada por exemplo, a uma pharyngite de pouca importancia. A principio, o exame clinico nada nos revela de particular; encontra-se, apenas, catarrho das vias respiratorias superiores, acompanhado de ligeiras elevações thermicas. Nessas condições, é impossivel firmar diagnostico, salvo em epocas de epidemia em que toda criança se torna suspeita, sobretudo si tiver estado em contacto com coqueluchosos.

Mesmo nessa incerteza um facto, desde muito cedo, justifica a suspeita: as pharyngites simples, sobretudo quando bem medicadas, não duram tanto tempo ou, pelo menos, dão signaes de melhora. Si, nessa espectativa, os symptomas de pharyngite continuam inalterados ou peoram, é de bom aviso aventar pelo menos a possibilidade de coqueluche e para isso chamar a attenção dos paes. Só assim não seremos depois accusados de erro de diagnostico.

Na maioria dos casos, sem demora, em um a dois dias, a tosse se torna typicamente coqueluchosa; manifesta-se o *periodo convulsivo.* Dahi por deante, mesmo um leigo, faz o diagnostico com facilidade.

Os accessos surgem inopinadamente, da seguinte maneira: a criança tosse forte 4, 5, 6 vezes a seguir; nota-se, entre uma e outra explosão de tosse, um intervallo occupado por longa e ruidosa inspiração. Nesse momento, o doente se torna cyanotico, projecta a lingua para fóra da bocca e se agarra ao movel mais proximo, á procura de apoio. A tosse agita-lhe todo o corpo; vem depois uma pausa mais ou menos longa, porém, sempre passageira, porque o accesso reaccende-se com todo o vigor, fazendo por fim precipitar-se impetuosamente pela bocca e pelo nariz grande porção de saliva, muco pegajoso e, ás vezes, conteúdo gastrico. Desse modo violento termina o accesso. A criança enxuga as lagrimas, choraminga, ás vezes; mas, logo após, se acalma, procura os brinquedos e, com surprehendente rapidez, esquece o accidente. Dessa forma repetem-se os accessos — 10, 20 e até 50 vezes em 24 horas.

Em casos muito raros, em vez de tosse, encontram-se, como equivalentes, accessos de esternutação.

O ataque de tosse convulsiva se divide caracteristicamente em duas phases, separadas por curta pausa de um minuto no maximo. A segunda parte (*reprise*), muito constante no periodo convulsivo, só falha na coqueluche de crianças abaixo de um anno de edade. Ausente a *reprise,* não é possivel firmar, com segurança, o diagnostico de coqueluche; poder-se-á no maximo falar em "tosse espasmodica coqueluchoide".

Depois do accesso, o doente socega por algum tempo; tem-se impressão de faltar elementos para nova explosão; mais tarde, aos poucos, notam-se prenuncios de novo ataque que irrompe espontaneamente, ou provocado por certas manobras: apertando-se a cartilagem thyreoide de deante para traz, etc. A's vezes, á simples vista do medico, manifesta-se a tosse que lhe assegura o diagnostico.

No periodo convulsivo apresentam-se, não raro, edema e cyanose da face, associados a hyperhemia das conjunctivas oculares, rubor e intumescimento do annel lymphatico da pharynge; no freio da lingua encontra-se, além disso, um ferimento muito caracteristico: *ulcera sub-lingual.*

A ausculta dos pulmões revela estertores diffusos por todo o thorax, symptoma que só desapparece logo após os accessos muito fortes.

Em regra, no *periodo convulsivo* não se manifestam elevações thermicas e, si existem, denotam sempre apparecimento de complicações pulmonares — focos bronchopneumonicos caracterizados, em geral, por poucos signaes clinicos: ligeiro augmento de resistencia á percussão, estertores humidos crepitantes, bronchophonia circumscripta a determinados trechos, etc.

Bronchite capillar é uma complicação frequente da coqueluche, nos tres primeiros annos de vida. Em crianças com rachitismo thoracico florescente, ou mesmo em declinio, esse accidente é gravissimo. No inicio dessa complicação, verifica-se que os estertores de grandes bolhas são substituidos por outros de finas bolhas.

O numero de movimentos respiratorios em coqueluchosos é sempre superior ao normal; verifica-se, além disso, notavel tachycardia, que se mantem algum tempo, mesmo durante o periodo de convalescença.

A coqueluche pode exercer influencia muito nefasta sobre uma lesão tuberculosa em repouso (adenopathia tracheobronchica); não raro, sob o influxo da tosse convulsiva, a infecção pelo bacillo de *Koch* se diffunde, matando o doente (tuberculose miliar). Nesse ponto a coqueluche é tão perigosa quanto o sarampo.

Quando se dá essa disseminação, intensificam-se a cyanose e a dyspnéa; a temperatura sobe ou começa então a oscillar entre limites afastados; entretanto, o exame clinico nada consegue localizar; só no periodo final, a pesquisa radiographica dá resultados aproveitaveis. No decurso dessa invasão, apresentam-se symptomas de meningite e a criança succumbe.

E' preciso muita prudencia na interpretação de radiographias do pulmão, durante e após a coqueluche; nesse caso, podem apparecer sombras nos hilos, trabeculas opacas e desenho muito nitido das ramificações bronchicas, tudo isso independente de lesão tuberculosa.

Raras, mas tão perigosas quanto as complicações pulmonares, são as lesões nervosas centraes: meningite purulenta, hemorrhagias cerebraes com paralysias espasmodicas subsequentes, imbecilidade, etc.

No decurso da coqueluche apparecem, ás vezes, em espasmophilicos, accessos eclamptiformes e laryngospasticos. Mesmo individuos livres dessa tara, podem apresentar convulsões: no auge do accesso, pára a respiração, accentua-se a cyanose, seguindo-se, logo após, contracções musculares da face e dos membros. A's vezes, verifica-se exito letal subito num ataque desses; em certos casos, não se encontra explicação plausivel para a morte repentina. Por vezes, as convulsões se filiam a uma meningite serosa com augmento de volume do liquido cerebro-espinhal e edema da pia-mater.

Além de hemorrhagias cerebraes, podem apparecer no decurso da molestia derrames sanguineos subconjunctivaes, intra-orbitaes, seguidos de exophthalmia, suffusões em toda a região e epistaxe em cada accesso de tosse. Não raro, notam-se na face hemorrhagias punctiformes; uma vez observei que ellas se tornavam cada vez mais extensas, terminando o caso por leucemia lymphatica aguda.

Entre as complicações possiveis sejam ainda mencionadas: hernias inguinal e umbilical e prolapso do recto.

A coqueluche sem complicações termina sempre bem. Quando, em consequencia dellas, dá-se exito letal, a autopsia revela lesões muito variadas: dilatação e hypertrophia do ventriculo direito, como resultado das oscillações de pressão intra-pulmonar durante os accessos de tosse, hemorrhagias visceraes, bronchiectasia e emphysema pulmonar.

Na phase convulsiva, o exame hematologico revela lymphocytose mechanica typica (*Schreilymphocytose*) (1).

No exame do escarro encontram-se bacterias diversas e leucocytos. O catarrho, ao contrario do que em geral se diz, é fluido e menos pegajoso nos casos graves com accessos espasmodicos, do que nos benignos.

Não se conhece bem qual a causa determinante desses accessos tão caracteristicos; elles se explicam, em parte, por super-excitabilidade do centro da tosse; em parte, por hyperesthesia das porções superiores da arvore respiratoria, principalmente das paredes da larynge. Sempre que um pouco de catarrho é para ahi impellido pelo movimento ciliar da mucosa, ou impulsionado pelo vae e vem do ar na trachéa, explode um accesso. Esse facto não explica, porém, a razão da tosse tomar disposição especial de accesso coqueluchoso, em vez de apresentar o typo commum.

A tara nervosa do doente é, sem duvida, nesses casos um factor importantissimo; basta lembrar que durante a molestia certos reflexos se modificam intei-

(1) Nota: Ultimamente têm sido levantadas serias objecções a essa lymphocytose produzida pela tosse.

ramente. Quem excita a parede posterior da pharynge de uma criança sadia obtem, como reacção, o reflexo de vomito; nos casos de coqueluche, em vez disso, desencadeia-se um accesso de tosse. Essa particularidade não se modifica mesmo durante algumas semanas depois da cura da coqueluche e, si a criança nesse periodo é affectada duma simples pharyngite, a tosse se reveste novamente do typo coqueluchoso, faltando-lhe entretanto a *reprise.*

Quasi sempre, a coqueluche é mais grave e morosa em individuos nervosos; nelles as recahidas e complicações são mais frequentes. Tudo que produz uma impressão nova — um medicamento, uma enfermeira desconhecida, uma mudança rapida de temperatura, um resfriado, etc. — pode fazer voltar os accessos. Em crianças normaes, tem isso pouca importancia e, ás vezes, até complicações graves (pleuriz, etc.) não fazem peorar os accessos.

Em certos casos a tosse em doentes nervosos pode melhorar com suggestão e, dessa maneira, explica-se a acção benefica da mudança de clima. Não raro, durante a viagem de estrada de ferro, já os accessos se tornam mais espaçados, para de todo desapparecerem com a chegada ao ponto de destino. Esse resultado é ainda mais evidente quando a mãe, tambem nervosa, não acompanha o doente.

De maneira identica pode-se interpretar os beneficios de certos processos therapeuticos: defumações, embrocações, fricções, injecções, etc.

Quando a molestia começa a ceder (*stadium decrementi*) desapparecem os vomitos; a tosse mantem-se ainda; mas, em breve, perde seu caracter coqueluchoso; os accessos se tornam mais benignos e espaçados, a *reprise* desapparece, o estado geral se rehabilita e o doente começa a engordar. Essa phase não dura mais de 4 a 6 semanas em individuos normaes; em neuropathas prolonga-se por muito mais tempo.

O *prognostico* é, quasi sempre, bom, salvo em doentes de tenra edade (sobretudo nos primeiros mezes) e em crianças com rachitismo thoracico accentuado.

Diagnostico — Os accessos typicos de tosse coqueluchosa se reconhecem á distancia; elles são inconfundiveis. O diagnostico pode ser difficil quando falta a *reprise* (no inicio, ou no final da molestia). Nessas condições, fica-se em duvida si se trata de coqueluche, de tosse espasmodica, ou de symptoma filiado a uma adenopathia tracheobronchica (phenomeno de compressão).

Prophylaxia — Logo que numa familia uma das crianças se faz suspeita de coqueluche, é preciso isolal-a immediatamente para evitar o contagio. Um dos recursos mais efficazes é remetter o doente, ou seus irmãos, para a casa dos avós, ou de parentes sem filhos.

Tratamento — E' dispensavel repouso na cama, salvo quando apparecerem complicações (convulsões, asthenia cardiaca, pneumonia, etc.). Procura-se proporcionar á criança ar fresco, mudando-se-a de quarto, ventilando amplamente seus aposentos varias vezes ao dia, etc. Os doentes se devem conservar, tanto quanto possivel, ao ar livre. Esse processo constitue o melhor meio de evitar complicações pulmonares.

Nos casos benignos, é desnecessaria qualquer therapeutica medicamentosa. A' noite, aconselha-se um banho morno prolongado, seguido de rapida emborcação fria, para provocar tosse energica. Depois, applica-se um envoltorio humido (*Priessnitz*) em redor do thorax e do ventre, deixando-se-o permanecer ahi durante algumas horas. Quando os accessos se amiudam, recommendam-se, ao deitar—0,25 a 0,5 de *brometo de sodio,* ou uma colher das de chá de *xarope de codeina.* Durante o dia, dispensa-se qualquer medicamento. Sendo a tosse violenta e repetida, é preciso iniciar logo um tratamento medicamentoso bem orientado. A' nossa disposição temos muitos recursos que, ás vezes, modificam beneficamente a marcha da molestia. Quando um remedio se revela inefficaz, tenta-se outro, visto como os resultados obtidos variam de caso para caso. Um bom meio de se orientar sobre o resultado da medicação escolhida consiste em contar os accessos durante 24 horas, fazendo-se de preferencia um graphico (fig. 3). Só assim é possivel aquilatar da acção benefica dessa ou daquella therapeutica.

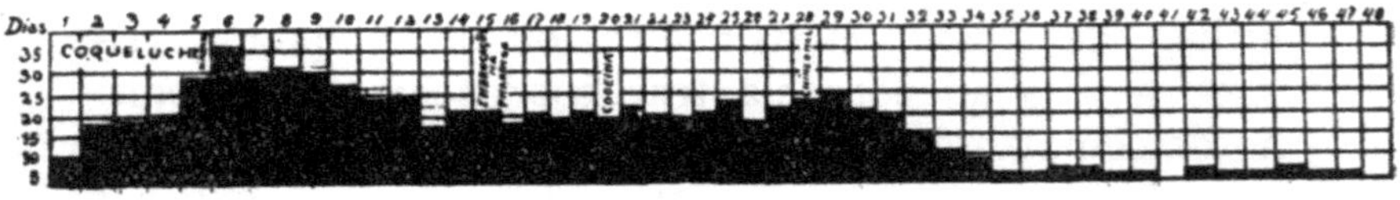

Fig. nº 3

Caso de coqueluche de média intensidade.

O numero de accessos vem indicado em negro na base da figura.

Quando com um medicamento os accessos se espaçam, insiste-se em sua applicação; mas, si não se verificam melhoras, é preciso tentar outra coisa.

Começa-se prescrevendo *thymipina Golasz* (pela manhã e á noite, uma gotta em agua com assucar). Trata-se de um medicamento relativamente barato, e, não raro, efficaz. Desde que os accessos comecem a ceder, pode-se augmentar a dose para 2 a 3 gottas por vez.

Nunca obtive bom resultado com outros preparados de serpão ou *thymian* (*drosithym,* etc.).

A *quinina,* ou melhor o *quineonal* (*quinina* com *veronal*) produz, ás vezes, beneficios. E' preciso dar essa droga misturada a grande quantidade de assucar, porque, do contrario, os doentes não a ingerem. Com habilidade pode-se administrar o *quineonal* mesmo a lactentes. Posologia: crianças de tenra edade — 4 vezes ao dia 0,1; acima de 4 annos, 6 vezes 0,1, ou 4 vezes, 0,2.

Aconselha-se prescrever *quinina* tambem sob a forma de *tanato de quinina* — 0,2, duas vezes ao dia.

Crianças acima de 3 annos já ingerem *quinina* em pastilhas de chocolate, ou perolas de gelatina. Em regra, dá-se 0,1 por anno de edade.

Dos narcoticos o mais empregado e vantajoso é a *codeina*: a crianças de menos de 4 annos—tres vezes ao dia, 1/3 de centigramma; acima dessa edade, 3 vezes, 0,005. E' mais commodo receitar-se *xarope de codeina* — 3 vezes ao dia, uma colher das de chá. Menos caro e tão activo quanto a *codeina,* é o *xarope de laudano* (3 vezes ao dia, uma colher das de chá), ou *solução de laudano* a *2%* — (1 gotta= 0,001 de *laudano*) — A posologia é a mesma da *codeina* (1).

No tratamento da coqueluche acho melhor evitar o *bromoformio* cujos beneficios therapeuticos não resistem a um paralello com os possiveis inconvenientes de sua applicação. Posologia: multiplica-se o numero de annos de edade da criança por 3, junta-se mais dois (3 x X + 2) e tem-se a quantidade de gottas a serem administradas.

Nos casos graves empregamos a *thymipina* ou a *quinina* associadas a um narcotico, ou se lança mão de outros recursos therapeuticos: pincelagens da pharynge com solução de *nitrato de prata a 1%* ; inhalações de *oleo de eucalypto,* ou de *alcool mentholado* a 5% (gotteja-se sobre o travesseiro do doente para que elle aspire), ou *vaporina Krewel* (deita-se n'agua, fervendo-a em fogareiro, uma a duas horas). Injecções de *tussalvina* (0,1, duas vezes por semana) prestam, em certos casos, algum serviço, embora sua acção me pareça antes suggestiva.

Quando se manifestam signaes de asthenia cardiaca, recorre-se á *camphora,* envoltorios de mostarda, banhos quentes rapidos com emborcações frias subsequentes. As convulsões da coqueluche melhoram, as vezes, com uma puncção lombar (2).

*

* *

---

(1) Nota: Aqui, como aliás em todo o livro, é preciso não esquecer que vigora para as dosagens a pharmacopéa allemã e não a franceza, á qual estamos mais affeitos.

(2) Nota: o valor da vaccinotherapia é posto em duvida pela maioria dos autores allemães. O mesmo se pode dizer das injecções de ether.

Typho abdominal

Etiologia — O agente dessa infecção é um bacillo descoberto por *Eberth,* em 1880. A transmissão da molestia se faz por *"contagio directo"* com um doente de febre typhica, ou um "portador de bacillos". Roupas polluidas de fézes e urina, alimentos contaminados, leite, agua, etc., constituem, não raro, a fonte de infecção.

A porta de entrada é frequentemente o annel pharyngeo de *Waldeyer.* Penetrando por essa via, os bacillos chegam ao sangue e alcançam depois as paredes intestinaes. Os germes podem tambem, entrando pela bocca, ir ter aos intestinos e passar dahi á torrente circulatoria atravez dos ganglios lymphaticos do mesenterio. Desse ou daquelle modo—facto muito importante para o diagnostico precoce — o germe apparece no sangue, ás vezes, desde a primeira semana de infecção, antes mesmo de ser encontrado nas fézes.

Com a marcha progressiva da invasão, os bacillos se disseminam por todo o organismo, sendo encontrados nas fézes, na urina, no muco da pharynge, nas roseolas cutaneas, etc. Mais tarde, o germe de *Eberth* continúa ainda presente no organismo em convalescença; nalguns individuos (*disseminadores permanentes*) durante mezes e, ás vezes, annos, sua apparição é constante na urina e na bile (sobre o typho no 1° anno de edade, vide: *Perturbações morbidas do lactente,* pagina 237).

Prazo de *incubação*: 9 a 11 dias; nalguns casos é mais curto; noutros vae a duas, tres ou mais semanas.

Symptomatologia — No inicio da infecção, os symptomas morbidos são vagos e pouco precisos. A não ser em periodo epidemico, o diagnostico precoce é muito difficil. A principio, manifestam-se dôres nos membros, cephalalgia, colicas, inappetencia, elevações thermicas que, typicamente, de dia para dia cada vez mais se vão tornando evidentes (ascensão escalariforme). Durante a noite, a temperatura declina um pouco, sem comtudo attingir o gráu da manhã anterior; para a tarde, a febre sobe, facto annunciado, não raro, por ligeiros calefrios.

A's vezes, a infecção irrompe abruptamente com febre alta e arrepios de frio. A configuração da curva febril, aliás typica, passa, em regra, despercebida, sobretudo a quem não organiza um graphico.

Na maioria dos casos, a primeira phase da molestia escapa á observação; nas recaidas observa-se, porém, perfeitamente como se faz, em 3 a 5 dias, a assensão escalariforme da temperatura. Findo esse prazo, a febre attinge o gráu maximo e ahi se mantem (periodo de invasão ou *stadium incrementi*).

Os intestinos encontram-se nessa phase hyperhemicos; no jejuno e na parte inferior do ileo, verifica-se ingurgitamento dos folliculos lymphaticos e das placas de *Peyer*. Esse intumescimento descolla a mucosa intestinal, circumstancia que dá á lesão forma de "canteiro de jardim, ou de taboleiro".

Ao mesmo tempo, hypertrophiam-se os ganglios mesentericos correspondentes á lesão; formam-se no figado e nos rins lymphomas pouco volumosos; na medulla ossea constituem-se agglomerações de pequenos lymphocytos.

A physionomia do doente diverge de caso para caso. Lactentes e crianças de 2 a 3 annos mostram-se frequentemente agitados, irritadiços e choramingas; individuos de 5 a 10 annos supportam, em geral, bem a molestia, manifestando-se, apenas, um pouco abatidos e sem appetite. Crianças acima de 12 annos têm, em regra, apparencia de gravemente enfermas; conservam-se quietas, apathicas, não querendo ser incommodadas; na cama permanecem de preferencia voltadas para o lado esquerdo. A's mais das vezes, não se queixam de coisa alguma; ou, no maximo, quando interrogadas, accusam dôres na cabeça, na fossa iliaca direita, na região esplenica, etc.

O exame clinico, quasi sempre negativo, torna o diagnostico, a principio, muito duvidoso.

Lingua saburrosa e, eventualmente, dôres abdominaes vagas são attribuidas a "embaraço gastrico", plausivel sobretudo quando se notam ligeiras perturbações de estomago.

Outras vezes, hyperhemia da pharynge e augmento dos ganglios sub-maxillares induzem ao diagnostico de pharyngite. Em crianças de edade escolar os symptomas morbidos iniciaes são graves, fazendo possivel a eventualidade de meningite tuberculosa, ou de tuberculose miliar, desde que um signal evidente de typho não esclareça a situação.

Muito difficil se torna a decisão na clinica domiciliar, onde nunca se encontra o graphico caracteristico da curva febril e do pulso; o mesmo acontece quando compressas quentes applicadas sobre o abdome mascaram as roseolas.

Ao terminar a primeira semana de molestia, apparecem, em regra, symptomas que não deixam mais duvidas sobre o verdadeiro diagnostico. A febre se torna caracteristica; a temperatura, depois de alcançar um gráu elevado, mantem-se, com pequenas oscillações, entre 39° e 40° C. Assim se installa o periodo da *febre continua*. Ao mesmo tempo, encontra-se certa bradycardia, leucopenia attingindo de preferencia os eosinophilos, diazo-reacção de *Ehrlich* com regularidade positiva, e, frequentemente, esplenomegalia. Surgem, além disso, roseolas, ora esparsas na metade superior do ventre, ora mais numerosas, invadindo todo o abdome, o thorax, as costas, os braços e as coxas. Além disso, pelle muito quente, labios seccos, lingua saburrosa, pharynge hyperhemica, amygdalite pouco intensa, ganglios lymphaticos da nuca e sub-maxillares palpaveis e dolorosos, abdome vultuoso e abahulado, ruido de vsacolejo na fossa iliaca direita, etc., constituem uma serie de symptomas importantes que, aos poucos, se vão manifestando.

As fézes são normaes ou diarrhéicas; mais raramente, encontra-se prisão de ventre. Em certos casos, as dejecções são côr de puréia de ervilha e, quando em repouso, separam-se em 2 camadas, constituindo-se, em baixo, um deposito de pequenos grumos, sobrenadando uma porção aquosa e turva.

No typho encontram-se, com frequencia, variantes dessa marcha. O periodo de febre continua pode faltar, sendo substituido por elevações thermicas irregulares com remissões; outras vezes, a temperatura, depois de alcançar rapidamente grande intensidade, entra, em transição rapida, no periodo das chamadas oscillações abruptas.

A bradycardia falta com frequencia; a diazo-reacção, ás vezes, só apparece tardiamente. Demais, todos os outros symptomas são incertos.

Em casos excepcionaes, surgem, nos primeiros dias de molestia, rigidez da nuca, vomitos, signal de *Kernig* e superexcitabilidade dos reflexos tendinosos. Por vezes, apparece, logo em inicio, uma bronchite, não raro, interpretada erroneamente como causa de todos os symptomas morbidos. Em certos casos, a febre é insignificante e os demais signaes tão benignos, que a criança, sentindo-se bem, continúa de pé (*typho ambulatorio, typhulus*). Em geral, porém, o typho é sempre uma infecção grave.

Na segunda semana de invasão, a molestia attinge o maximo de desenvolvimento. E' justamente nessa phase que se manifestam as differenças de intensidade da invasão em relação á edade do doente: emquanto que nos primeiros annos de vida, a infecção é benigna, torna-se gradativamente mais perigosa á medida que se approxima a edade adulta. Muitas vezes, mesmo no correr da segunda semana de doença, lactentes e crianças pequenas não manifestam grandes alterações do estado geral. Até 10 annos de edade, o typho, em regra, não é maligno. Appetite e disposição geral permanecem inalterados; nota-se, apenas, estado febril, labios seccos e lingua saburrosa, como unicos indicios de molestia.

Muito diverso e mais sombrio é o quadro morbido acima dessa edade: as crianças se mostram gravemente intoxicadas como, na maioria das vezes, acontece aos adultos.

Esse estado infeccioso grave encontra-se, porém, apenas em um terço dos doentes; a maioria resiste bem a infecção; ao typho na infancia falta commummente a virulencia habitual ao do adulto.

Nos casos graves apparecem, com frequencia, na segunda semana, complicações nervosas que emprestam ao quadro morbido aspecto caracteristico (*status typhosus*). Deitados e quietos o dia inteiro, os doentes, de quando em vez, suspiram, ou balbuciam palavras incomprehensiveis; os dedos passeiam tacteantes pelos lençoes (carphologia); por vezes, com movimentos uniformes, procuram arrancar pelliculas dos labios fendidos. Mesmo nessa phase de obscurescimento intellectual, respondem as perguntas que lhes são dirigidas. Não raro, o estado de modorra se alterna com phases de grande excitação: a criança, presa de hallucinações e terror, grita, gesticula, salta da cama, fala coisas sem nexo, atira-se desordenadamente no leito de um lado para outro, etc.

Os typhosos emmagrecem rapidamente; a pelle se torna pallida e nas extremidades se apresenta uma "marmorização" especial; nas maçãs do rosto apparece um rubor de máu presagio, reflexo de paralysia vasomotora. Os labios fendidos começam a sangrar; os dentes cobrem-se de uma camada gordurosa e a mucosa da bochecha se reveste de sapinho. Aliás, é nesses casos muito difficil inspeccionar bem a cavidade buccal em consequencia do frequente trismo dos masseteres.

O aspecto da lingua é muito caracteristico: a camada saburrosa inicial se descolla dos bordos, da ponta e da parte central, deixando nesses trechos a mucosa núa e intensamente rubra; permanecem, porém, a ella fixados, como restos da antiga saburra, apenas, duas estreitas nesgas cinzentas.

A auscultação pulmonar revela, em regra, bronchite mais ou menos intensa e tosse pertinaz. Habitualmente no coração nada se encontra de especial; o pulso é lento, mas só por excepção dicroto.

No ventre as roseolas continuam a apparecer por camadas successivas. A temperatura eleva-se a 39° ou 40°; durante o dia, são minimas as oscillações. Certas vezes, notam-se remissões até de 1/2 gráu; excepcionalmente a febre pode ser pela manhã mais elevada do que á tarde.

Na maioria dos casos existe ligeira prisão de ventre no periodo inicial. Nalguns as evacuações são normaes, noutros diarrhéicas; raramente a ellas se misturam laivos de sangue.

Enterrorhagias são rarissimas no typho da infancia e, quando apparecem, annunciam-se por colicas e vomitos. No periodo de intensa hemorrhagia a temperatura declina abruptamente e o pulso torna-se muito apressado. Hemorrhagias graves e repetidas, assim como perfuração intestinal e peritonite constituem raridade no typho da criança.

Ao findar-se a segunda semana de molestia, as variações thermicas são mais nitidas; começa, então, o periodo das oscillações abruptas da temperatura e com elle o declinio da infecção.

Nesse intervallo constitue-se uma infiltração do systema lymphatico do intestino, sem que se alterem notavelmente as suas paredes. Necroses e ulcerações são raras, razão por que as perfurações constituem aqui uma excepção.

Na segunda semana, phase aguda da molestia, podem surgir varias complicações. Elevação grande e permanente da temperatura é, dentre ellas, a menos perigosa. Esse periodo de febre alta e continua pode manter-se duas, tres ou mais semanas, surgindo nesse prazo variados accidentes; os mais communs apparecem ao nivel das vias respiratorias. Frequentemente, á bronchite catarrhal simples, succede-se uma pneumonia hypostatica; outras vezes, constitue-se um pleuriz secco, mais raramente, um pleuriz com derrame, seguido de empyema.

Nas infecções muito graves apparecem meningismo, convulsões, rigidez da nuca e augmento da tensão do liquido cephalo-racheano. Nephrites e ulceras decubitaes, com subsequente suppuração, não só da pelle, como das articulações e ossos vizinhos, são muito communs. Surdez, adenite suppurada dos ganglios submaxillares e do pescoço, ulceras da mucosa das bochechas não constituem excepção na serie das possiveis complicações.

E' rara a morte no periodo agudo.

Nos casos que terminam por exito letal, os phenomenos de intoxicação do cerebro (somnolencia, delirio, etc.), attingem, aos poucos, grande intensidade. Esses doentes apresentam ainda inappetencia absoluta, diarrhéa, incontinencia alvina, lesões pulmonares extensas e elevações thermicas acima de 40°. Quando a situação não melhora em curto prazo, a morte, por exgottamento, é inevitavel.

Só podemos considerar vencidos esses perigos, quando apparecem remissões febris, isto é, quando se manifesta o periodo das abruptas oscillações thermicas. A temperatura tende, então, não só á remissão, como ao declinio progressivo. Essa phase começa, em geral, na terceira semana; os doentes se mostram, nessa epoca, mais vivazes e procuram sentar-se na cama. A lingua começa a descamar, as roseolas empallidecem, a esplenomegalia retrocede; a tosse se faz mais humida, a bronchite, aos poucos, diminue; sobre o ventre encontra-se uma discreta miliaria (sudamina).

Além disso, volta o appetite, normalizam-se as funcções intestinaes ou apparece mesmo ligeira diarrhéa, em doentes até então constipados.

Retrocede o intumescimento do apparelho lymphatico intestinal.

Apesar de tantos signaes de melhora, a criança continúa enfraquecida e, com facilidade, desfallece; nessa edade, muito menos do que no adulto, surgem accidentes cardiacos.

A quéda da temperatura é, ás vezes, abrupta, voltando por crise ao normal. Em muitos casos, a curva febril declina rapidamente, mas reapparecem logo após os symptomas typhicos e de novo se manifesta a febre continua. Essas remissões não devem ser confundidas com as verdadeiras recaidas.

Em casos de marcha commum, a temperatura declina aos poucos numa semana e assim termina definitivamente o periodo de pyrexia. Quando se approxima a convalescença, a temperatura desce gradativamente e, na quarta semana de molestia, vem mesmo abaixo do normal (até 36°). A pelle do ventre apresenta descamação forfuracea. Ao mesmo tempo, torna-se intenso o appetite, e, rapidamente, se restauram as reservas organicas.

A criança convalescente, embóra muito pallida, sente-se bem. Os accidentes da infecção desapparecem (nephrite, surdez, etc.). Quando existe furunculose, surgem frequentemente, durante muito tempo, novos abscessos. Os doentes em convalescença não podem, entretanto, ser considerados restabelecidos; permanece de pé a possibilidade de recaida, que, não raro, os acommette, independentemente de erros dieteticos, em mais da metade dos casos. Nessa hypothese o baço permanece palpavel, signal de que o processo pathologico não chegou a termo. Do mesmo modo se interpretam a persistencia, ou o reapparecimento da diazoreacção de *Ehrlich* que se tornara negativa. Só depois que a temperatura, durante 15 dias, se manteve abaixo de 37,5° — podemos considerar arredada a possibilidade de tal accidente.

A recaida decorre á maneira da invasão typhica— encontra-se esplenomegalia, roseolas, diazo-reacção positiva, ascenção escalariforme da temperatura, etc.

Em regra, a recaida não se acompanha de phenomenos pathologicos muito graves. E' raro verificarse elevação febril com typo de continua; mais frequentemente, depois de passageira ascensão, a temperatura, sem demora, declina de novo. No decurso da convalescença pode ser observada mais de uma recaida.

Não preciso salientar que numa molestia infecciosa aguda e longa como o typho, podem surgir as mais variadas complicações: paralysia dos musculos peroneaes anteriores por neurite toxica, analoga á da diphtheria; hemiplegias embolicas, epistaxe, panaricios, furunculose, ecthyma, arthrites purulentas, associação a outras infecções, das quaes a combinação á diphtheria é de todas a mais perigosa.

Prognostico — Nas crianças é melhor do que no adulto.

Diagnostico — E' muito difficil no começo da molestia, sobretudo em casos esporadicos. Quem observa uma infecção cujo inicio se caracteriza por grandes elevações thermicas para as quaes não encontra no exame do doente manifestações clinicas palpaveis, deve sempre pensar em typho, organizar systematicamente um graphico do pulso e da temperatura, pesquisar, repetidas vezes, a diazo-reacção, fazer a hemocultura e procurar com cuidado o bacillo de *Eberth* nas fézes e na urina.

Nesses casos obscuros deve-se pensar tambem na hypothese de pyelite, ou de pneumonia com marcha anomala. O typho só não poderá ser confundido com essas infecções quando se observa o doente attentamente alguns dias seguidos. Uma pneumonia central simula, muitas vezes, infecção eberthiana, sobretudo quando não vem associada a dyspnéa, perturbações do estado geral e, clinicamente, nada se consegue encontrar nos pulmões. Na pneumonia o doente apresenta, em regra, a face quente e humida, existindo muitas vezes, herpes labial; além disso, o exame hematologico revela franca leucocytose e a pesquisa radiographica nos fornece resultados caracteristicos. Infecções grippaes com febre alta e a chamada *febre ganglionar* facilmente se confundem com o typho. Nas appendicites agudas, tambem possiveis em taes casos, apparece leucocytose no sangue, ao contrario do que acontece no typho.

Si nos casos duvidosos a temperatura se mantem muito alta durante alguns dias, restam-nos duas hypothese diagnosticas: typho ou tuberculose miliar.

Só exames bacteriologicos (pesquisa do bacillo no sangue e nas fézes) podem esclarecer tal situação.

Tratamento — Antes de inicial-o, devemos começar tomando as necessarias providencias para que a infecção não se propague a outros membros da familia. O doente ficará em quarto á parte e terá uma enfermeira para si só; seus objectos de uso diario serão separados (talheres, etc.); o mesmo se faz com a roupa de cama; só lhe serão dados brinquedos que possam mais tarde tolerar fervura, ou flammejamento. A roupa, depois de usada, deve ser mettida, durante 24 horas, antes da lavagem, em agua com sabão cresolado (50 cc. de *liq. cresoli saponat,* com 950 cc. d'agua). A' urina e ás fézes, antes de serem atiradas ao esgoto, junta-se, durante duas horas, leite de cal (1).

No tratamento do typho precisamos não esquecer que se trata de uma molestia longa; por conseguinte, aconselho adquirir, desde o inicio, um sacco de borracha que, cheio d'agua, colloca-se por baixo do doente, evitando decubito; compre-se uma banheira e, além disso, cuide-se caprichosamente da hygiene da pelle, da bocca e dos dentes.

A alimentação será parcimoniosa, mas poupem-se aos doentes os jejuns desnecessarios. No começo, ha pouco appetite; mais tarde, as refeições trazem ás crianças grande incommodo por causa da lingua ferida, dos labios fendidos, etc. A alimentação deve ter em vista tudo isso.

Quando a anorexia é intensa, recommendo rações pequenas e repetidas de alimentos que, em volume exiguo, nutram sufficientemente. Para vencer a inappetencia, procura-se dar substancias que as crianças comam com prazer: chocolate com leite e assucar, pudins com caldo de fructas, ovos batidos com assucar, laranja assucarada, bananas, puréia de maçã, mingáo de aveia com leite, papa de cevadinha. Para augmentar o numero de calorias, aos ovos junta-se manteiga ou nata de leite. Naturalmente, a alimentação não será a mesma quando ha diarrhéa, ou existe prisão de ventre.

(1) Preparação — borrifica-se, com um pouco d'agua, cal frescamente calcinada; o pó que dessa maneira se fórma (1 kilo) é misturado a tres litros d'agua.

E' de todo infundado o receio de que substancias solidas possam, nesses casos, lesar a parede intestinal; si uma acção mechanica consequente á alimentação fosse possivel, seria muito mais provavel que se manifestasse como resultado do uso do leite, cuja fermentação produz, ás vezes, gazes e dilatação dos intestinos.

Serão permittidos, durante todo o decurso da molestia, desde que não haja predominancia de desordens gastro-intestinaes:

a) *liquidos*—leite simples, com café, ou com cacáo; leitelho, *kefir, yoghurt.* Para mitigar a sêde: agua fervida, ou filtrada, agua mineral, caldo de fructas e geléas.

b) *sopas* — caldo de fructas ferventadas, engrossado com cevadinha, maizena, ou sagú; caldo de carne com arroz cozido, tapioca, com outra farinha qualquer, com gemma d'ovo, talharim, macarrão; sopas ou papas de leite com aveia em floccos, cevadinha, etc. Si o appetite decae, augmenta-se o valor calorico dos alimentos addicionando-se-lhes manteiga, crême de leite, *plasmon*, ovos, etc.

São ainda permittidos — biscoitos seccos, *cakes*, pão torrado com manteiga, mel, marmelada, verduras em forma de puréia, papa de legumes em pó, pirão de batata, maçã, ou bananas, salame de carne moida, de figado, carne de vacca, ou de gallinha bem picadas.

A alimentação pode ser, como se vê, muito variada e tanto mais facil se torna a nossa tarefa quanto mais attendermos ás predilecções de appetite do doente.

Desde que se manifestem symptomas indubitaveis de uma perturbação gastro-intestinal, torna-se, então, necessaria dieta especial, feita de accordo com as regras já conhecidas.

Havendo diarrhéa, aconselha-se um regime constipante, pobre de detritos alimentares e predominantemente albuminoso. Supprima-se o assucar, permittindo o leite, apenas, para a preparação de pirões. Si os phenomenos intestinaes se aggravam, cancella-se o leite da alimentação, substituindo-o por chá, cacáo de bagas de carvalho, ou de aveia e mucilagens diversas. Em vez de papas com leite, serão preferidos cozimentos de caldo de carne, mingáo de cevadinha, de farinha de arroz, etc., sopa preparada com bagas de myrtilla, ou de sabugueiro, com maizena, farinha de batata, etc. Supprimam-se legumes e fructas, permittindo apenas, pirão de batatas e puréia de maçãs. Em vez de mel e marmelada, dá-se massa de queijo fresca, ovo bem cozido e ralado, salame fino passado á machina. Ao lado disso, serão prescriptos preparados albuminosos (*plasmon*, etc.), carne cozida e batida. Medicamentos adstringentes não dão, entretanto, resultado algum.

Constipação intestinal é no typho mais commum do que diarrhéa. Na primeira hypothese o leite só concorreria para aggravar a situação; por isso, será abandonado e substituido por leitelho, ou kefir. Além dessa providencia, aconselho alimentos ligeiramente purgativos — cozimento de fructas (maçã, cereja, ameixa, etc.) e de legumes, caldo de fructas com assucar, marmelada, biscoitos com mel, etc. Si as dejecções não se regularizam, dá-se um pouco de extracto de malte, ou chá de senne. Pode-se, entretanto, esperar, sem que dahi resultem inconvenientes, que as evacuações se façam de 3 em 3, ou de 4 em 4 dias.

Quando se manifesta enterorrhagia, dá-se ao doente, durante 24 horas, apenas chá; depois, mucilagem de aveia e, mais tarde, o regime aconselhado para os casos que se acompanham de diarrhéa. No começo, colloca-se uma bolsa de gelo sobre o ventre do doente; si ha grande irrequietude, applica-se uma injecção de *morphina* (1/3 de centigramma).

Durante a convalescença, os "fortificantes" são inteiramente desnecessarios; mesmo sem elles, as crianças engordam rapidamente, desde que se lhes permitta dieta mixta adequada.

Na febre typhica é inutil tentar qualquer therapeutica medicamentosa.

As complicações serão combatidas pelos processos habituaes: havendo bronchite, dá-se infusão de polygala; quando se nota grande depauperamento, e nos casos complicados com pneumonia, prescreve-se *cafeina* por via oral; contra a asthenia cardiaca empregam-se *cafeina* e *camphora* em injecção sub-cutanea, associadas eventualmente á *adrenalina,* ou ao *pituglandol.*

As complicações cardiacas e pulmonares melhoram tambem com a balneotherapia: no periodo de febre continua e na phase das abruptas oscillações thermicas, empregam-se diariamente banhos a 35° C. (duração 15 a 20 minutos). Durante o banho convem resfriar a agua um pouco mais ainda. No momento de retirar a criança da banheira, deita-se-lhe sobre o peito e sobre a nuca um jacto d'agua fria.

Quando apparecem signaes de perturbação da intelligencia, applicam-se banhos pela manhã, ao meio dia e á noite. Caso se manifeste enterorrhagia, supprimam-se os banhos, substituindo-os por abluções frias, sem retirar comtudo o doente do leito.

E' preferivel evitar os antipyreticos, que provocam, ás vezes, baixa violenta da temperatura; de modo algum podem substituir os banhos.

*

* *

Rheumatismo articular agudo

(*Polyarthrite rheumatica*)

O rheumatismo articular, sobretudo em crianças abaixo de 5 annos, é mais raro do que em adultos.

Não se conhece ainda o germe dessa infecção. Ao contrario de outras molestias microbianas, o rheumatismo não produz immunidade; do mesmo modo que na erysipela e nas pneumonias, tambem após a polyarthrite rheumatica o doente se mostra mais receptivel ainda do que antes; assim se explicam as frequentes recidivas. Existe, além disso, em certas familias tendencia a affecções rheumaticas, facto que se prende a uma predisposição especial. Nesses casos, a molestia se torna frequente, principalmente quando esses individuos residem agglomerados em commodos humidos e pouco hygienicos.

Symptomas — As lesões articulares vêm frequentemente precedidas de uma amygdalite. Na maioria dos casos encontra-se hyperhemia das tonsillas; nalguns doentes os ganglios submaxillares augmentam de volume e se tornam dolorosos; mas, em muitos não se notam esses symptomas.

A infecção se denuncia, em regra, por febre e arthralgia. As articulações se avolumam, a pelle local enrubece tornando-se muito quente. Com grande frequencia, são lesadas as articulações do joelho, as tibiotarsicas, as interphalangeanas dos pés e das mãos; mais raramente, são acommettidas as do cotovello, as intervertebraes, a coxo-femural e as do punho. Nos casos agudos, são atacadas varias articulações simultaneamente; depois, aos poucos, muitas outras vão sendo invadidas.

E' caracteristico dessa infecção o facto das arthralgias cederem rapidamente sob a acção do *salicylato de sodio.*

As dôres articulares produzidas por essa infecção se revelam nas crianças muito menos intensas do que no adulto; algumas dellas continuam a caminhar, apesar de lesadas varias articulações dos membros superiores e só se mostram tolhidas quando invadidos os membros inferiores.

Com poucos dias de molestia, os doentes que apresentam suores profusos, independentemente da acção do *salicylato de sodio,* tornam-se muito pallidos. Os musculos se mostram delgados e flaccidos.

Com a medicação salicylada, a febre declina, as dôres cedem, em geral, rapidamente e desapparece o intumescimento articular. Em duas semanas, a cura pode estar completa.

Mesmo nos casos de marcha benigna, encontra-se grande tendencia a complicações cardiacas, facto essencialmente caracteristico do rheumatismo articular na infancia. Dois terços dos doentes são victima desse accidente. A's mais das vezes, a endocardite acommette a valvula mitral; não raro, encontra-se, ao mesmo tempo, uma pericardite.

O inicio da affecção cardiaca é, quasi sempre, insidioso, passando, muitas vezes, despercebido. Como signal de começo da lesão valvular nota-se, apenas, tachycardia e augmento da temperatura. A ausculta averigua um sopro systolico suave, mas bem nitido e que, nas semanas a seguir, cada vez mais se intensifica. Quando sobe a temperatura, o numero de pulsações tambem se eleva. Nessas condições, percebem-se a principio, apenas, bulhas impuras; depois, quando declina a febre e o pulso se faz mais lento, é possivel, com clareza, delimitar o sopro.

As lesões endocardicas não são propriamente consequencia rheumatica; constituem antes um symptoma proprio da affecção que, desde o inicio, se pode revelar; tanto assim é que a endocardite apparece, ás vezes, sem que haja lesões articulares, e frequentemente precede mesmo essa localização. Como resultante da infecção, ou como equivalentes rheumaticos, consideram-se a *chorea minor*, o erythema nodoso, certos casos de pleuriz e de pericardite.

Nalguns doentes de rheumatismo o *salicylato de sodio* não dá os bons resultados habituaes; melhoram os symptomas morbidos geraes, não obstante, as perturbações articulares não se modificam; noutros, as arthrites retrocedem, mas resurgem, algum tempo depois, embora não tão violentamente, mas não se deixam mais influenciar por therapeutica alguma, mantendo-se inalteradas durante semanas e mezes. Por vezes, desapparece finalmente o intumescimento articular; mas, noutros casos continuam sem modificação, constituindo-se, aos poucos, o quadro da arthrite deformante.

Prognostico — Em vista das possiveis complicações cardiacas e das frequentes recidivas, é grave. Muitos doentes são transformados, aos poucos, em typicos "rheumaticos" e todos os annos a molestia se repete, ou pelo menos se apresentam seus "equivalentes".

Diagnostico — A arthrite gonorrhéica (monoarticular) e as arthrites purulentas podem ser confundidas com o rheumatismo agudo. Em outras formas de arthrite (tuberculosa e luetica) a duvida só é possivel no começo; em ambos os casos a arthralgia se fixa numa articulação, ao passo que na polyarthrite as dôres são migratorias. Essa differença é applicavel tambem á polyarthrite pneumococcica sempre acompanhada de um derrame abundante, purulento, encerrando diplococcos de *Fraenkel*. A arthrite escarlatinosa e a que acompanha, por vezes, a molestia do sôro assemelham-se á polyarthrite rheumatica; na differenciação desses casos a anamnese é o nosso melhor guia. Na molestia de *Still* encontram-se, ao lado das arthrites, esplenomegalia e micropolyadenite.

Tratamento — Aconselho tentar, em primeiro logar, preparados *salicylados* em doses fortes, repetidas com pequeno intervallo. Pequenas porções fraccionadas são muito menos efficazes. Para doentes até 3 annos de edade prescreva-se, 3 vezes ao dia, 0,25 grs. de *aspirina;* até 10 annos, 3 vezes, 0,5 gr.; acima dessa edade, 5 vezes, 0,5 gr., ou mesmo um comprimido de 2 em 2 horas. E' vantajoso dar, ao mesmo tempo, bebidas que provoquem sudação abundante (chá de sabugueiro, limonada quente, etc.), que favorecem a acção curativa do *salicylato*.

As articulações devem ser envolvidas em algodão ou flanella; os membros, collocados em posição commoda entre saccos de areia, serão cobertos por uma gotteira, de modo a evitar o attrito das coberturas. Depois que a febre declina, passa-se a dar metade das doses de *aspirina* até então ingeridas; a medicação deve ser ministrada pelo menos durante duas semanas seguidas. A criança continuará na cama para evitar que se resfrie.

Quando a *aspirina* não dá resultado satisfactorios, emprega-se:

Rp.
Salicylato de sodio 5,0
Agua destillada 80,0
Hydrolato de hortelã — q. s. ad 100,0

Doses: 3 a 5 vezes ao dia, 7 cc. em chá quente; ou comprimidos de *melubrina* — 3 vezes 1,0 gr.; *phenacetina,* 3 a 5 vezes 0,25; *salipyrina* 3 a 5 vezes, 0,25 a 0,5; *atophan,* 3 vezes, 0,5 gr.

Não se deve desprezar a therapeutica local: fricções com *rheumasan* ou *spirosal,* pincelagens com *mesotan*:

Mesotan 10,0
Icthyol 5,0
Oleo de amendoas doces 20,0

Da therapeutica local fazem tambem parte a hyperhemia ou estase venosa pelo processo de *Bier,* banhos de ar quente, aquecedores electricos, thermophoros, saccos de areia quente, emplastros de *fango,* sobretudo banhos quentes, seguidos de envoltorios hydrotherapicos para provocar sudação.

Quando se revelam symptomas de endocardite, colloca-se um sacco de gelo sobre o coração e prescreve-se absoluto repouso.

Si as recidivas parecem ligadas a inflammações reiteradas das amygdalas, é vantajoso, em determinados casos, fazer a sua extirpação total ou parcial.

Muitas vezes, falham todos os recursos medicamentosos; as articulações continuam, então, intumescidas e acabam ancylosando. Esses casos de rheumatismo articular se desmascaram, não raro, como "arthrite deformante juvenil", em que geralmente não se nota invasão do endocardio.

A arthrite deformante chronica é, provavelmente, de fonte neurogenica; pouco obedece aos processos therapeuticos de que dispomos. Essa variedade de arthrite manifesta-se, ás vezes, muito cedo (no 2° anno de vida) com forma inicial semelhante á do rheumatismo articular agudo, ou então invade sorrateiramente uma ou varias articulações ao mesmo tempo. Esses doentes apresentam elevações thermicas que duram, por vezes, annos inteiros; as lesões das articulações coxofemuraes e das intervertebraes transformam as crianças em completos aleijados. A evolução da arthropathia dura muitos annos.

*

* *

A *molestia de Perthes* é uma affecção articular caracterizada por arthrite chronica coxo-femural dupla, ou unilateral. Nessa ultima hypothese, o primeiro diagnostico que se faz é, quasi sempre — coxite tuberculosa. A distincção é possivel por meio da reacção de *Pirquet*. Além disso, na arthrite tuberculosa existe, para todos os lados, restricção na capacidade de movimentos; ao passo que na molestia de *Perthes* nota-se esse phenomeno, apenas, para uma, ou no maximo para duas ou tres direcções. Na coxite tuberculosa os movimentos e a pressão provocam dôr mais intensa do que na arthrite de *Perthes*.

*

* *

A *molestia de Still,* muito rara, caracteriza-se por espessamento progressivo das articulações, esplenomegalia, micropolyadenite e, ás vezes, pericardite obliterante.

*

* *

O *rheumatismo de Poncet* é uma affecção chronica, acompanhada de dôres e intumescimento articular progressivo e só apparece em crianças tuberculosas.

Nos casos de *rheumatismo nodoso* encontram-se ao longo dos tendões, nas proximidades das articulações, saliencias em forma de tuberculo.

*

* *

O *tratamento* de todas essas affecções é inteiramente infructifero. Obtem-se, ás vezes, melhora passageira, mas nunca uma cura radical. Já observei, entretanto, restabelecimento completo num caso de molestia de *Still.*

A principio, experimenta-se um dos tratamentos locaes já referidos. Tentam-se depois injecções de *fibrolysina* (ampollas de 2,3 cc. — duas vezes por semana, uma injecção de 1 cc. na articulação lesada); usam-se todos os recursos que provoquem hyperhemia na articulação — estase venosa pelo processo de *Bier,* ar quente, injecções de *chloreto de cholina* (solução a 5 % em *sôro physiologico* — injectar 5 cc. por via sub-cutanea junto á articulação lesada). Podem ser empregadas tambem injecções intravenosas de *sanarthrit,* embora pessoalmente nunca tenhamos obtido bons resultados com essa medicação.

E' preciso muita prudencia quando se começa a empregar movimentos passivos; com facilidade dão-se luxações, ou mesmo fracturas, porque os ossos, em consequencia de longa inactividade, se acham desmineralizados (deficiencia de *calcio*) e friaveis. Quando nenhuma das medicações empregadas dá bom resultado, procura-se, com distensão progressiva, obter ancylose articular em posição vantajosa para o doente — a articulação coxo-femural deve permanecer distendida para que futuramente a criança, com auxilio de muletas, se possa movimentar, libertando-se, desse modo, da eterna permanencia na cama.

Dansa de S. Guido

(*chorea minor*)

A dansa de *S. Guido* é uma affecção frequente nas crianças de edade escolar. Não se conhece ainda sua causa etiologica. A localização das provaveis lesões anatomicas no systema nervoso central não está ainda bem determinada. Existem relações etiologicas bastante intimas entre a choréa e o rheumatismo articular agudo; ella constitue, sem duvida, uma infecção de caracter rheumatico. A dansa de S. Guido é muito mais commum em meninas do que em meninos.

Sua denominação — molestia de *S. Vito* ou *Guido* — data da edade media, epoca em que appareceram successivas epidemias.

A affecção se caracteriza por movimentos involuntarios e abruptos, pondo todo o corpo em sobresalto. Nalguns casos, a criança se torna, apenas, desageitada; noutros, apparecem movimentos inopinados e violentos. Por vezes, as desordens motoras se aggravam a tal ponto que os doentes são incapazes de permanecer de pé e, deitados, rolam continuamente no leito de um lado para outro. Contracções espontaneas dos musculos faciaes obrigam o doente a fazer caretas, impedindo-lhe de falar e de comer. Em certos casos, esses movimentos se restringem, apenas, á metade do corpo (*hemichoréa*).

Durante o somno cessa a agitação; a menor excitação psychica a exaggera. Os habitos da criança se modificam; ellas se tornam distrahidas, desattentas, de humor versatil, etc. O tono muscular, muito diminuido offerece pouca resistencia a movimentos passivos.

Essas desordens motoras duram semanas, ou mesmo mezes.

Czerny descreveu um symptoma muito caracteristico da choréa: mandando-se o doente fazer uma inspiração forçada, nota-se que o ventre se retrae, em vez de intumescer, como seria physiologico.

Diagnostico — Não se devem confundir movimentos choreicos com a gesticulação abrupta de certas crianças nervosas.

Diverge da verdadeira dansa de *S. Guido* a *choréa de imitação* dos neuropathas que na escola copiam os movimentos de um camarada choreico. Muito differente é tambem a *choréa symptomatica* que nas encephalites acommette os membros attingidos de paralysia espasmodica. A choréa de *Huntington* não é encontrada na infancia. Sobre a *forma choréica* da encephalite epidemica, vide o que vem mencionado no capitulo que destino a essa infecção.

O *prognostico* deve ser emittido com certa reserva, porque ha casos em que apparecem successivas reincidencias, não raro, logo após um susto ou castigo; outros duram muitos mezes, fazendo-se acompanhar de endocardite, subsequente lesão cardiaca, symptomas nervosos, ou terminar por um erythema nodoso.

Tratamento — Repouso no leito e isolamento immediato. Quando essa providencia não é possivel, remetta-se o doente para um hospital, onde ficará inteiramente só, sem brinquedos, sem livros de leitura, sem palestras com enfermeiras, etc. Procura-se, desse modo, tornar o repouso e a solitude intensionalmente enfadonhos. Pela manhã e á noite, applica-se um envoltorio humido (uma hora; 18°). Prescreve-se, durante duas a tres semanas, duas vezes ao dia, um comprimido de *aspirina,* antes do envoltorio. Havendo irrequietude, receita-se *brometo de sodio* (duas vezes por dia, 0,5 a 1,0 gr.), *luminal* (0,1) ou *luminal natrium* (1,0: 10,0 — 1 cc. por via sub-cutanea). A's vezes, é indispensavel empregar *opio*:

Rp.
Chlorhydrato de morphina — 0,01 a 0,03.
Agua destillada — 35,0.
Xarope simples q. s. ad — 50,0.
Doses: duas vezes ao dia, uma colher das de chá.

Ou então, *bromhydrato de escopolamina* (0,002: 10,0 — 3 vezes ao dia, 10 gottas).

A criança não se deve servir das proprias mãos para alimentar-se; as comidas lhes serão dadas em forma de puréia pela enfermeira.

Si é grande a agitação, forram-se as grades do leito com cobertores de lã, para que os doentes não se firam. O asseio a elles dispensado será meticuloso para que algum ferimento, sempre possivel, não se infeccione, formando furunculos ou abscessos.

Passado o estado agudo, prefiram-se, em vez de envoltorios humidos, banhos mornos, resfriados durante o emprego (35° para 28°). Pode-se tentar, além disso, a antiga therapeutica arsenical

Rp.

Sol. de Fowler	ãã
Tintura aromatica	10,0

Doses: até 2 annos, 4 gottas; até 6 annos, 6 gottas; acima dessa edade, 10 gottas por vez. Começa-se com dose baixa, sobe-se á maxima, voltando, aos poucos, á inicial; depois, augmenta-se novamente. Em vez da solução de *Fowler*, pode-se fazer uso de comprimidos de *elarson Bayer.*

*
* *

Erythema nodoso

Essa variedade de erythema apresenta provaveis affinidades com affecções de natureza rheumatica. No inicio, verifica-se ascensão abrupta da temperatura e mal-estar. Crianças acima de 6 annos accusam frequentemente arrepios de frio. Pouco depois, apparecem na face anterior da tibia e na superficie de distensão dos antebraços, nodulos quasi indolores, vermelho-claros, ou vermelho-azulados. Em 2 a 3 dias, a febre declina, mas não se detem a formação de nodulos; em seguida, começam esses, aos poucos, a desapparecer.

A's vezes, os doentes se queixam de dôres vagas nos membros, e que são provavelmente de natureza neuralgica. Nalguns desses casos, manifesta-se um exanthema urticariforme no dorso dos pés, nas pantorrilhas, nos joelhos e nas coxas.

O erythema nodoso é bastante frequente no outomno e na primavera.

Alguns autores pensam que a affecção seja de fundo tuberculoso, o que provavelmente não é verdade, embora muitos desses doentes apresentem reacção de *Pirquet* positiva.

Diagnostico — A caracteristica localização do exanthema, as multiplas infiltrações duras, quasi indolores na pelle, permittem distinguir, com facilidade, o erythema nodoso de furunculos, phlegmões em phase inicial, etc.

O *prognostico* — é bom.

Tratamento — Repouso no leito; envoltorios de flanella sobre o local lesado. Internamente — administração de *salicylato de sodio* ou de seus derivados, como se faz no rheumatismo articular agudo.

*

* *

Erysipela

O agente causal é o estreptococco de *Fehleisen*.

Essa affecção é rara depois do primeiro anno de edade. Excoriações da pelle, ferimentos cirurgicos (tracheotomia, resecção costal, etc.), constituem seu ponto de partida habitual; além disso, muitos casos estão na dependencia de exanthemas cutaneos chronicos, rhagades da parte posterior do lobulo auricular, esfoladuras das nariculas, etc.

A invasão erysipelatosa vem acompanhada de grande elevação febril. Partindo do fóco inicial, a infecção, aos poucos, se espalha, invadindo um membro de baixo para cima ou em sentido inverso, abrangendo depois o tronco, o pescoço, a cabeça, etc.

Prognostico — E' melhor do que em adultos, porque na criança raramente se declara collapso cardiaco; entretanto, no correr da infecção, pode surgir meningite purulenta com subsequente exito letal.

Tratamento — Compressas de *acetato duplo de aluminio*. Quando a invasão erysipelatosa caminha ao longo de um membro, consegue-se, ás vezes, impedir sua marcha migratoria enrolando circularmente um esparadrapo abaixo da lesão. Affirma-se modernamente que o tratamento pela luz ultra-violeta dá, em muitos casos, bom resultado; não tenho, entretanto, observação propria nesse particular.

*

* *

Infecções chronicas

Tuberculose

A tuberculose apresenta nas crianças certas particularidades dignas de nota. No adulto essa infecção se distingue principalmente por localizações pulmonares; na criança apparecem, com muito mais frequencia, lesões ganglionares, osseas, articulares e cutaneas. A chamada "tuberculose externa" é caracterizada por sua relativa benignidade.

Esse facto explica a razão por que a antiga medicina enfeixava essas formas de tuberculose num quadro morbido á parte, sob a rubrica de "*escrofulose*". Só haveria vantagens em reunir essas manifestações benignas da tuberculose á syndrome escrofulosa, separando-as dos casos graves de localização pulmonar e meningea, si naquelle conjuncto morbido não fossem incluidas manifestações pathologicas, por cuja etiologia não é responsavel o bacillo de *Koch*: inflammações chronicas, ou recidivantes da pharynge e do nariz, associadas a ingurgitamento ganglionar no pescoço, conjunctivite catarrhal com blepharite, otites chronicas, exanthema peri-nasal e em redor da bocca, filiados ao defluxo "escrofuloso".

Como se vê, o quadro da "escrofulose" é por demais complexo e confuso. A descoberta do bacillo de *Koch*, ao contrario do que se possa pensar, não alterou sensivelmente tal situação. Essa acquisição veiu demonstrar, apenas, que parte das manifestações escrofulosas eram de natureza tuberculosa; na outra fracção não foi verificado esse bacillo; não obstante, deixou-se intacto aquelle quadro morbido.

Foi *Czerny* quem esclareceu definitivamente esse ponto, abandonando de vez a denominação *escrofulose*. As lesões que nesse complexo symptomatico são demonstradamente produzidas pelo bacillo de *Koch* foram por elle incorporadas á tuberculose; as que não tinham essa origem passaram a fazer parte da *diathese exsudativa.*

Muitos autores não quizeram cancellar a denominação "escrofulose"; mas, nesse capitulo incluem unicamente manifestações da diathese exsudativa em individuos tuberculosos.

*

* *

Em geral, as crianças são muito cedo infeccionadas pela tuberculose. Essa contaminação se póde dar:
I — por transmissão placentaria — Os individuos infeccionados por essa via succumbem nos primeiros seis mezes de existencia. No capitulo a seguir não mais insistiremos sobre esse ponto.
II — por transmissão depois do parto — A mãe, ou qualquer outra pessôa tuberculosa, transmitte os bacillos á criança por meio da tosse (gutticulas de saliva), beijos, etc. Desse modo os germes vão ter ao pulmão (tuberculose por inhalação de bacillos do typo humano).
III — transmissão por via digestiva — faz-se por meio de bacillos deglutidos com os alimentos, principalmente, com o leite. Os germes penetram no organismo tomando o tubo intestinal como porta de entrada (tuberculose alimentar; bacillo do typo bovino).

O contagio por inhalação é de todas as possibilidades a mais frequente.

Uma infecção por bacillos de *Koch* não vem obrigatoriamente acompanhada de tuberculose; a reacção de *Pirquet* demonstrou que, em grande numero de crianças contaminadas nos primeiros annos de vida, o organismo domina a invasão, conservando-se *clinicamente* sadio; apenas, em pequena fracção dos infeccionados toma a tuberculose marcha violenta. Nesses casos é factor importante certa predisposição especial ao doente — trata-se de individuos oriundos de familias nas quaes a tuberculose é frequente e que estão, portanto, sujeitos á opportunidade infeliz de se infeccionarem successivas vezes. As "superinfecções" são muito perigosas; o organismo pode dominar uma invasão, mas acaba succumbindo, desde que ellas se multiplicam a curto prazo.

Certas infecções (sarampo, coqueluche, influenza, etc.) criam uma predisposição occasional e transitoria. Depois dellas, uma invasão tuberculosa antiga ou hibernante pode ser subitamente avivada.

Em crianças acima de 5 annos o *habitus phthisicus* pode gerar predisposição especial á tuberculose (vide mais abaixo).

Quanto á frequencia da molestia nas diversas edades, dá-nos uma ideia a estatistica seguinte feita em 10.000 pessôas. Desse numero morreram de tuberculose na edade de

0 a 1 anno...	21,65	5 a 10 annos...	4,28
1 a 2 annos...	14,72	10 a 15 annos...	5,56
2 a 3 annos...	8,55	15 a 20 annos...	13,79
3 a 5 annos...	6,0	20 a 25 annos...	19,74

(*Gottstein*)

Nos primeiros annos de vida a mortalidade pela tuberculose é elevada; diminue depois até á puberdade; mas, dahi em deante, augmenta novamente. Esse facto se prende ás razões seguintes: no lactente, quasi toda infecção por bacillo de *Koch* determina franca tuberculose, porque a resistencia á invasão é diminuta; por conseguinte, a molestia se diffunde por todos os orgãos — pulmões, visceras abdominaes, cerebro — e a morte é inevitavel como consequencia da disseminação dos germes. O lactente não deixa, entretanto, de possuir, ao contrario do que antigamente se dizia, certa faculdade de protecção. E' muito maior do que se julga o numero de crianças provadamente infeccionadas em tenra edade (reacção de *Pirquet*) e que, apesar disso, não se tornam tuberculosas, prova de que o seu organismo pode circumscrever e dominar infecções dessa natureza.

Essa faculdade de defeza augmenta com a edade. Os obitos por meningite e tuberculose miliar são numerosos até o fim do segundo anno de vida; dahi por deante, cresce o poder de resistencia e a generalização da molestia se torna menos frequente do que no primeiro anno; muitas vezes, a tuberculose é circumscripta aos ganglios lymphaticos. Pela rēde lymphatica os bacillos são conduzidos aos ganglios onde ficam aprisionados, produzindo ahi uma reacção inflammatoria cujo decurso é relativamente benigno — adenite dos ganglios peribronchicos e mesentericos, dos ganglios periphericos (micropolyadenite), tuberculose cutanea e ossea — symptomas esses incorporados antigamente á escrofulose.

Quando apparece tuberculose pulmonar em crianças de 5 a 10 annos, a infecção provém, via de regra, dos ganglios lymphaticos do hilo, já anteriormente contaminados.

Dos 10 aos 15 annos, opera-se gradativamente a transição para a puberdade. Nessa epoca a tuberculose da criança assemelha-se á do adulto. Passam então a segundo plano as adenites, sendo atacado o pulmão, no adulto mais commummente lesado do que qualquer outro orgão.

Na puberdade começa a ganhar o primeiro plano a tuberculose dos apices pulmonares.

*

* *

A) Tuberculose pulmonar e adenopathia tracheobronchica

Essa variedade da infecção não é muito frequente na infancia. Nos primeiros annos de vida, considero-a mesmo rara; mais tarde, sobretudo em indivi-

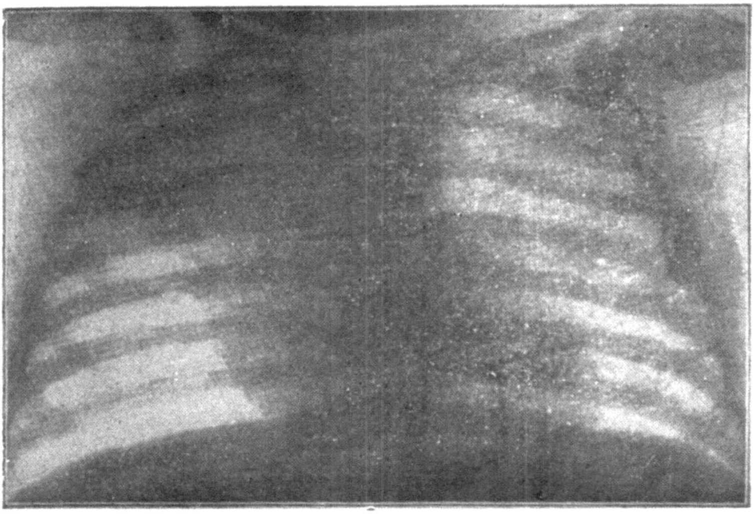

Fig. nº 4
Tuberculose do lobo pulmonar superior
(lado direito)

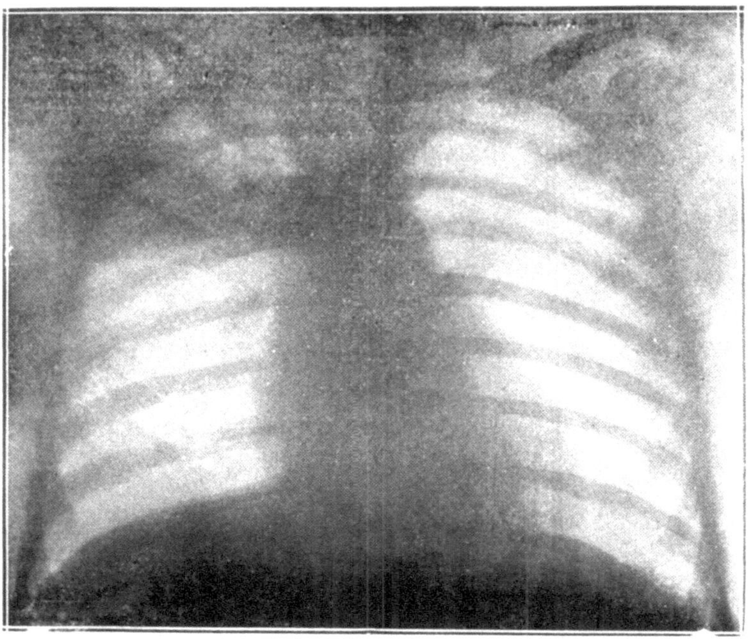

Fig. nº 5
Tuberculose pulmonar partindo dos ganglios do hilo e se irradiando
para o pulmão

duos acima de 10 annos, torna-se muito mais commum.

As crianças suspeitas de tuberculose pulmonar e, sobretudo, de adenopathia tracheobronchica são, ao contrario, muito numerosas.

Etiologia — E' duplo o caminho pelo qual os germes de *Koch* penetram no organismo.

Nos casos de tuberculose *primaria* do pulmão e ganglios peribronchicos os bacillos vêm, por via tracheal, directamente do meio exterior.

Encerrados em gutticulas de saliva contaminada, ou envoltos na poeira respirada, são transportados aos bronchios pelo ar ou, misturados ao muco da pharynge e á saliva, são aspirados pela trachéa. Desse modo, penetram com mais facilidade no grande bronchio direito que, além de mais largo do que o esquerdo, faz, em linha quasi recta, seguimento á trachéa, da qual a ramificação do lado opposto emerge bastante obliquamente.

Os bacillos se fixam a um ponto qualquer da mucosa e invadem depois os minusculos ganglios lymphaticos subpleuraes. Nesse logar constitue-se um foco— *lesão primaria* — que, crescendo aos poucos, chega a attingir o volume de uma cereja.

Essa lesão, via de regra, cicatriza-se; mas, antes disso, são contaminados os ganglios lymphaticos tributarios do territorio lesado; forma-se, partindo do foco primario, uma cadeia de minusculos tuberculos miliares ao longo das vias lymphaticas, indo ter ao hilo pulmonar.

Os ganglios hilares infeccionados caseificam-se com frequencia e adherem aos tecidos circumvizinhos.

Na segunda phase, o organismo pode ainda dominar a infecção. Nessa hypothese, os vasos lymphaticos affectados se obliteram, envolvidos em grande quantidade de tecido conjunctivo; os ganglios caseificados se mineralizam e se calcificam.

Quando a infecção tuberculosa progride, sua evolução se opera, mais ou menos, do seguinte modo:
I) ora a molestia invade, aos poucos, os tecidos vizi-

nhos, tomando a *lesão primaria* como ponto de partida. Formam-se, então, successivamente novos tuberculos miliares, de sorte que cada vez mais cresce o territorio pulmonar contaminado. Muitas vezes, a lesão inicial entra em communicação com um pequeno bronchio da vizinhança, de maneira que a massa caseificada nella contida o invade, sendo parte expeitorada, parte, pelo movimento de entrada e saida de ar na respiração, disseminada por outros territorios pulmonares.

II) ora a disseminação se faz partindo dum ganglio peribronchico anteriormente infectado. Nessa hypothese, a evolução se opera de duplo modo: ás vezes, a infecção caminha pelas vias lymphaticas ganhando o tecido pulmonar vizinho; outras, a abundante massa caseosa, resultante da fusão de um grande bronchio, é aspirada por um ou ambos os pulmões.

Em casos, felizmente mais raros, pode ser lesado um vaso sanguineo calibroso, dando em resultado uma hemoptyse.

*
* *

Além da *tuberculose pulmonar e ganglionar primitiva* existe uma *tuberculose secundaria;* nesse caso o foco originario fica situado longe do pulmão (paredes intestinaes, etc.). Desse ponto os bacillos ultrapassam a barreira ganglionar do mesenterio, ganham o ducto thoracico, chegam á torrente circulatoria e dahi subsequentemente attingem o pulmão. A invasão se dá nesses casos por via lymphatica, ou mesmo por via sanguinea.

Symptomatologia

Frequentemente o pediatra terá de emittir opinião si um doentinho, em cuja familia foi observado um caso de tuberculose, está ou não contaminado.

Muitas vezes, a apparencia da criança é sadia; outras, encontram-se symptomas "nervosos" (pontadas no flanco, nas costas, dôres de cabeça, etc.). Em certos doentes—sobretudo meninas no inicio da puberdade—notam-se ligeiros signaes de anemia (pallidez, molleza, olheiras, etc.); outros são acommettidos de pequenas desordens gastro-intestinaes (inappetencia, vomitos, colicas, emmagrecimento); muitos apresentam elevações thermicas frequentes, suores nocturnos e tosse.

Como se vê, todos esses symptomas são muito vagos, podendo apparecer em qualquer outra infecção. Não ha, no começo, indicios que permittam diagnosticar, com segurança, adenopathia tracheobronchica ou tuberculose pulmonar. Quando num doente se encontram os referidos signaes, podemos suspeitar, mas nunca affirmar a existencia de infecção tuberculosa.

Essa desconfiança terá mais fundamento si provarmos que a criança esteve ou está em contacto com tuberculosos febricitantes e, sobretudo, quando essa convivencia foi longa.

Muito importante para o diagnostico dos casos duvidosos é verificar si o doente apresenta focos de *tuberculose externa*: abscessos frios, espinha ventosa, fistulas, cicatrizes cutaneas como resultado de tuberculose ossea, ou ganglionar, lesões funccionaes definitivas de articulações anteriormente lesadas, *lichen scrofulosorum* ou *folliclis tuberculosa,* tuberculides cutaneas (nodulos vermelho-pardacentos e brilhantes como uma cicatriz, cobertos de pequenas escamas e um pouco menores do que um grão de alpiste).

Por vezes, encontra-se grande numero de tuberculides que frequentemente apparecem na pelle por camadas successivas.

São suspeitas de tuberculose crianças apresentando ganglios volumosos, isolados, em localização pouco commum, sobretudo quando, por muito tempo, permanecem inalterados em extensão e forma. O exame revela commummente nodulos do tamanho de uma semente de feijão, situados ao longo da trachéa, junto á cartilagem thyreoide, na região supraclavicular e na face anterior da parede thoracica.

A relação etiologica provavel existente entre

phlyctenas da cornea e a tuberculose não está ainda bem esclarecida. Ha autores que as consideram de natureza indubitavelmente tuberculosa, sobretudo porque, em quasi todos esses casos, é positiva a reacção de *Pirquet*. Muitas vezes acontece mesmo que nessas crianças a pirquetização vem logo seguida do apparecimento de phlyctenas. Muitos pediatras e oculistas encaram, pelo contrario, phlyctenas como manifestação exsudativo-diathesica, analoga ás efflorescencias cutaneas habituaes dessa dyscrasia e afastam, por conseguinte, a hypothese de sua natureza tuberculosa.

Na pratica prefiro adoptar a opinião dos que affirmam estarem as phlyctenas na dependencia de uma infecção por bacillo de *Koch*.

A apparencia da criança — *habitus phthisicus* — tem certa importancia no diagnostico da tuberculose pulmonar. O thorax é, nesses casos, longo e acanhado; as costellas se dispõem inclinadas muito obliquamente, formando um arco demasiado convexo para baixo; disso resulta um angulo epigastrico estreito e ponteagudo. Além dessa configuração thoracica especial, encontram-se nesses individuos, via de regra, outras particularidades anatomicas: a primeira costella é nelles muito curta e, em vez da ligação articular esterno-costal, encontra-se nesse ponto fusão dos dois ossos e estenose da abertura superior do thorax; a altura dos corpos vertebraes é frequentemente excessiva, aggravando ainda mais a direcção obliqua das costellas.

Os inconvenientes dessas anormalidades se fazem patentes sobretudo nos apices pulmonares, estrangulados pelo estreito annel da abertura thoracica superior. Tudo isso perturba enormemente as faculdades de expansão pulmonar. Certa exiguidade dos apices já existe normalmente e tanto mais pronunciada se torna, quanto mais obliquas forem as costellas superiores. Nalguns casos, encontra-se sobre o apice do pulmão, correspondendo á primeira costella, um sulco de compressão com atresia do calibre das ramificações bronchicas e perturbações circulatorias sanguineas e lymphaticas locaes (*Schmorl*).

Experimentalmente ficou provado que esses desvios anatomicos favorecem a localização da tuberculose nos apices. A clinica sabe, ha muito, que justamente nesse territorio pulmonar se manifestam com frequencia os primeiros indicios de phimatose (*Birch-Hirschfeld*).

Não é admissivel, sem restricções, applicar á Pediatria os fructos desses estudos feitos sobretudo em adultos. Primeiramente devemos lembrar que a estenose da abertura thoracica superior é, nos primeiros annos de vida, muito rara. O apice pulmonar nessa epoca não ultrapassa a primeira costella, de maneira a tornar possivel tal estrangulamento. Faltam-nos, portanto, aqui as premissas para explicar como o *habitus phthisicus* facilitaria a localização da tuberculose sobre o pulmão. Existem, sem duvida, crianças apresentando a referida deformação (fig. 6); mas, a inferioridade constituicional desses individuos não implica existencia de predisposição á tuberculose. Não é raro ver-se atacados de lesão pulmonar crianças muito bem conformadas e sem o menor estigma anatomico de *habitus phthisicus* (fig. 7).

Essa conformação pode, entretanto, constituir-se secundariamente. Quando, em periodo mais adeantado da molestia, os doentes emmagrecem, operando-se, ao mesmo tempo, grande retracção dos tecidos, como resultado das lesões tuberculosas, as costellas se vão tornando cada vez mais obliquas, e assim, aos poucos, constitue-se o thorax exiguo e longo *como consequencia directa* da affecção pulmonar.

Muitos indicios de tuberculose dos pulmões e adenopathia estão em estreita dependencia do augmento dos ganglios peribronchicos (*adenopathia tracheobronchica*).

Nalguns casos a adenopathia pode ser verificada pela percussão da columna vertebral. Para isso assignalam-se a lapis as apophyses espinhosas das seis vertebras thoracicas superiores e percute-se, de preferencia com um só dedo, de cima para baixo, os pontos marcados. Normalmente existe, até á sexta vertebra, uma onda de percussão perfeitamente sonora; quando ha, porém, augmento de gan-

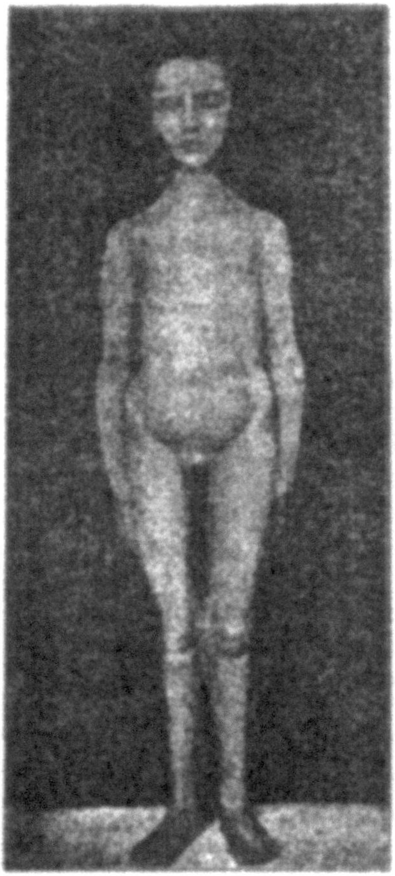

Fig. n.º 6

Menina de 12 annos, apresentando *habitus phthisicus*—reacção de *Pirquet* negativa.

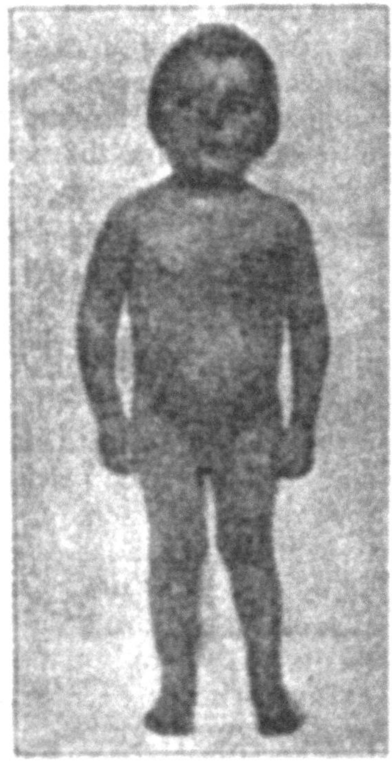

Fig. n.º 7

Menino de 3 annos com tuberculose pulmonar grave (radiographia reproduzida na figura n. 4)

glios peribronchiaes, verifica-se, a partir da 4ª ou 5ª, um abafamento do som (*signal de la Camp.*).

Esse methodo não é seguro, nem o seguinte aconselhado por *d'Espine*: o doente pronuncia, muitas vezes, seguidamente, com voz de cochicho, o numero 33; emquanto isso, auscultam-se, de cima para baixo, as apophyses espinhosas. Sobre a columna cervical e as duas primeiras vertebras thoracicas, a auscultação da voz de cochicho é fortemente tracheal; desse ponto para deante, nota-se mudança de sonoridade. Quando ha adenopathia, o timbre tracheal é audivel abaixo da 4ª ou mesmo da 5ª vertebra dorsal.

Outro phenomeno diagnostico importante na adenopathia tracheobronchica é a massicez para-esternal. Quando ganglios peribronchicos augmentam de volume, invadem o mediastino anterior, fazendo apparecer uma zona massiça sobre o manubrio e ao longo do esterno — *massicez para-esternal.* Esse signal só é positivo em casos muito adeantados apresentando febre e intenso emmagrecimento. Si numa criança com bom aspecto se verifica massicez para-esternal, via de regra, não se trata de adenopathia tracheobronchica, mas de hyperplasia thymica, diagnosticavel pelo exame hematologico (lymphocytose) e por signaes radiographicos muito typicos.

A tosse caracteristica de que vem acompanhada a adenopathia tracheobronchica é um elemento muito importante para o diagnostico; esse phenomeno apparece sempre que ha compressão da trachéa ao nivel da bifurcação.

Quando é irritado esse ponto, manifesta-se tosse energica, signal frequente de adenopathia peribronchica (tosse coqueluchoide). Os accessos dependem da compressão pelos ganglios lymphaticos vizinhos, ou de inflammação da propria mucosa. A tosse pode durar semanas inteiras, mas não se confunde com coqueluche porque aqui falta a *reprise.*

Esse accidente não é encontrado em todos os casos de adenopathia, mas, quando se manifesta, constitue um symptoma caracteristico.

De importancia diagnostica equivalente é o *arquejo expiratorio* de *Schick,* symptoma que tambem resulta de compressão ganglionar. Nesses casos, a expiração, muito difficultada, torna-se perfeitamente audivel. Mesmo em lactentes, pode-se acompanhar esse phenomeno, ás vezes, durante mezes. Sobretudo na criança em repouso (somno) elle se torna muito evidente á auscultа.

O signal de *Eustache-Smith* tem pouco valor diagnostico: inclinando-se a cabeça do doente para traz percebe-se, quando ha adenopathia, ao nivel do 2° espaço intercostal, junto ao esterno, um sussurro ou sibilo que deve partir da veia cava comprimida pelos ganglios augmentados.

E' difficil na criança, a pesquisa do bacillo de *Koch* no escarro. Esse exame não me parece, entretanto, absolutamente indispensavel ao diagnostico que, na maioria dos casos, pode ser firmado sem tal requisito. Quando a investigação clinica nos induz ao veredicto de tuberculose pulmonar, mas o decurso da molestia está com isso em desaccordo, fazendo pensar antes em ectasia bronchial, etc., então só o exame do escarro poderá esclarecer definitivamente as duvidas.

Para obter o material necessario, ensina-se á criança a não engulir o catarrho quando tosse. Em doentes de tenra edade só é possivel colher o material por aspiração do conteudo gastrico; pratica-se essa operação, pela manhã, emquanto o estomago estiver em jejum.

O exame no material retirado (saliva, escarro, etc.) será feito pelo methodo seguinte:

Pesquisa do bacillo de Koch pela antiformina — Juntam-se 10 cc. de escarro com 20 de solução de antiformina a 50% ; deixa-se a mistura uma hora em repouso; addicionam-se 30 cc. de alcool e centrifuga-se, deita-se depois fóra a camada superior; distende-se sobre lamina uma particula do deposito, secca-se, fixa-se um a dois minutos com alcool methylico e colora-se pelo processo de *Ziehl.*

Os tropeços ao exame do bacillo no escarro não se filiam somente ás difficuldades de obtenção do material; dependem muito estreitamente da natureza das proprias lesões pulmonares. Como se sabe, a tuberculose nas crianças não se acompanha de grande producção de catarrho: ha aqui maior tendencia á caseificação do que á fusão dos tecidos e subsequente apparecimento de cavernas. E' por isso, muitas vezes, indispensavel procurar o bacillo no sangue. A pratica nos veio ensinar, entretanto, que o valor dessa investigação não é muito grande, nem mais rigoroso do que o resultado positivo da reacção de *Pirquet*. Não considero licito diagnosticar tuberculose miliar e prever uma meningite tuberculosa só porque foram encontrados germes no sangue. Pode-se verificar que uma criança, tendo apresentado bacillos de *Koch* na circulação, se restabeleça e viva depois muitos annos.

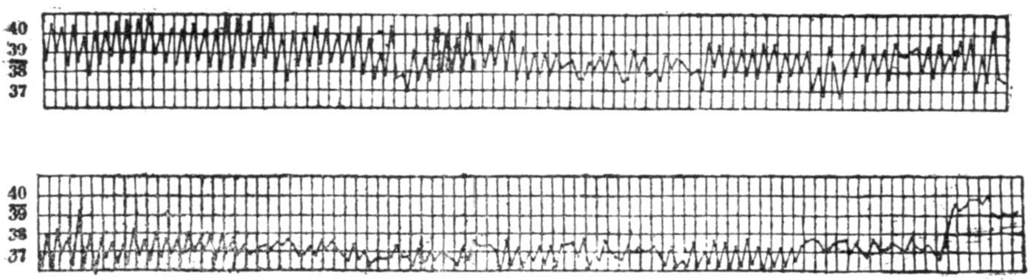

Fig. nº 8

Caso de adenopathia tracheobronchica tuberculosa, apresentando, durante semanas, febre com grandes remissões. Com o tratamento, as elevações thermicas, aos poucos, desappareceram; inesperadamente surge, porém, uma tuberculose miliar e o doente succumbe.

A marcha da febre é muito variavel na tuberculose; nalguns casos a molestia continúa a progredir, apesar de, transitoriamente, permanecer normal a temperatura. A maioria das vezes, a curva thermica é, entretanto, caracteristica. Ha doentes que, durante semanas inteiras, apresentam elevações febris acompanhadas de fortes remissões (fig. 8). Não existe outra infecção que apresente uma curva de febre com tal dispositivo e duração. Em certos casos o graphico thermico tem forma ondulante.

A interpretação clinica do caso se torna muito mais difficil quando o typo febril se distingue por ligeiras elevações thermicas com ascensão á tarde, attingindo no maximo 38° (vide fig. 9); mas, além das oscillações de temperatura, a criança apresenta máu aspecto, languidez e inappetencia, sobretudo, ao jantar. Certa fracção desses doentes é seguramente tuberculosa; outros, não se acham contaminados, como nos indica a reacção de *Pirquet* negativa.

Em casos da ultima categoria as elevações thermicas estão filiadas a affecção catarrhal chronica rhinopharyngea, ou fazem parte da chamada "febre de movimento" que pode apparecer em "crianças sensiveis" mesmo após exercicios musculares habituaes. Nalguns individuos em que se descobre esse phenomeno, encontra-se positiva a reacção de *Pirquet*. Trata-se, quasi sempre, de crianças cuja anamnese muito complexa, faz suspeitar tambem tuberculose. Nessa incerteza, sobretudo quando ha febre, é difficillimo decidir si existe ou não invasão pelo bacillo de *Koch*.

Sempre que se nota forte remissão thermica, apparecem abundantes suores nocturnos; não se deve, entretanto, dar valor exaggerado á informação anamnestica de que existem á noite suores excessivamente copiosos porque toda criança transpira durante o somno e, em individuos com excitabilidade vasomotora cutanea muito labil, a sudação pode ser farta, sem que se trate de tuberculose.

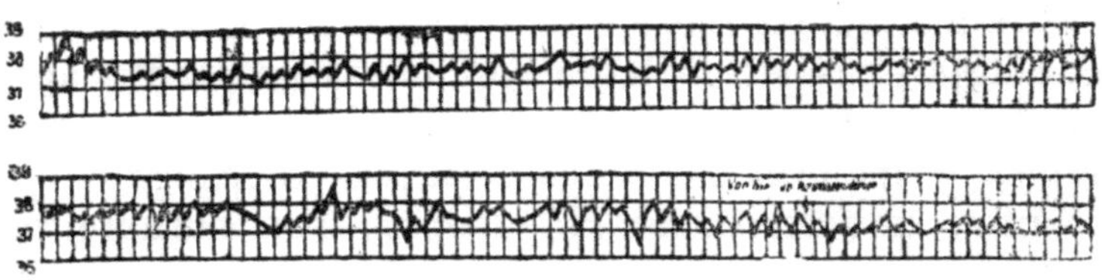

Fig. nº 9

Pequenas elevações febris durante quatro mezes verificadas em uma criança após infecção grippal. Todas as pesquizas feitas com tuberculina por diversos processos foram negativas. Excluiu-se o diagnostico de tuberculose e se verificou tratar-se de uma rhinopharyngite chronica; aliás esse diagnostico veiu ainda a ser confirmado pelo tratamento (lavagens do nariz; cura completa).

Em crianças de tenra edade (2 a 3 annos) a tuberculose assume, ás vezes, o typo da chamada *anemia pseudoleucemica infantil de Jacksch.* O exame revela esplenomegalia, figado augmentado de volume, anemia accentuada. São os dois ultimos symptomas que ferem mais facilmente a nossa attenção. Casos que apresentam esse aspecto clinico podem ter lues, tuberculose (reacção de *Pirquet* positiva), ou mesmo outras infecções como causa etiologica (vide: *Perturbações morbidas do lactente,* pag. 187).

Em toda criança suspeita de tuberculose pulmonar ou de adenopathia tracheobronchica é necessario recorrer a um exame radiologico (não se dispensa radiographia, porque a radioscopia só nos esclarece, com segurança, si existe ou não tuberculose dos apices). A interpretação da chapa roentgenographica na tuberculose pulmonar, qualquer que seja sua forma, não offerece tropeços. E' preciso lembrar, entretanto, que as lesões pulmonares em realidade são sempre mais extensas do que nos mostra o exame radiologico. Os raios X nos podem revelar, ás vezes, a propria *lesão inicial.*

O diagnostico radiographico de adenopathia tracheobronchica tuberculosa cerca-se, entretanto, de serias difficuldades. A interpretação da chapa, isto é, discernir o que ha de normal e de pathologico nas sombras do hilo requer, *a priori,* de quem examina, conhecimentos muito exactos das condições physiologicas. Mesmo quando a radiographia accusa um resultado indubitavelmente positivo, fica-se muitas vezes em duvida si existem ou não ganglios caseificados no interior da lesão photographada.

Não é licito interpretar como filiada á tuberculose a "accentuada ramificação bronchica" que apresentam tantas crianças com bronchite chronica, asthma, coqueluche no periodo agudo, ou em convalescença.

A' cuti-reacção de *Pirquet* deve-se emprestar sempre grande importancia clinica.

Technica — Colloca-se o perfurador de *Pirquet* sobre a face anterior do ante-braço da criança; faz-se-o girar 5 a 6 vezes de um para outro lado, de maneira a ferir sómente as camadas epitheliaes superiores; depois, 2 a 3 cm. abaixo e acima desse ponto, deita-se uma gotta de tuberculina pura (*Alttuberkulin*); dispõe-se o perfurador de novo sobre a pelle de modo que atravesse a gotta inferior e repete-se, na superior, a mesma operação. Em seguida deixa-se seccar as gottas de tuberculina.

A excoriação intermediaria é, apenas, aferidora; as duas outras se destinam á reacção.

Para verificar o resultado, examina-se o local dois dias depois da inoculação. Quando a reacção é negativa, os tres pontos terão o mesmo aspecto; si é positiva, os logares que entraram em contacto com a tuberculina se apresentam rodeados de um halo vermelho, medindo pelo menos 1/2 cm. de diametro. Além disso, nota-se pelo tacto que existe nesses pontos, ao contrario do de verificação, uma saliencia ou infiltração papuloide.

Sempre que a reacção é negativa, deve ser repetida 8 dias depois, porque, nesse prazo, pode tornar-se positiva.

Quando aos paes do doente repugna esse processo de inoculação, recorra-se á *reacção de Moro*: toma-se um pouco da pomada de tuberculina aconselhada por esse autor (tuberculina antiga 5 cc. + lanolina anhydra 5,0). Para a reacção basta um pouco da pomada que vem em bisnagas (1). Com a cupola do dedo espalha-se-a sobre o peito, ou sobre o ventre, em extensão de dois a tres centimetros quadrados. Quando é positiva a reacção, nota-se sobre a pelle, 1 a 2 dias depois, apparecimento de nodulos lichenoides.

A *ophthalmo-reacção* não é recommendavel na pratica infantil.

Em alguns casos acho vantajoso inocular tambem a tuberculina obtida da mastite tuberculosa das vaccas: junto á gotta de tuberculina de *Koch* deita-se uma outra daquella tuberculina, mistura-se e depois faz-se a excoriação da pelle.

O processo de *Pirquet* é rigorosamente especifi-

---

(1) Existente no mercado com a denominação de *ectebina*.

co. Tratando-se de uma reacção de super-sensibilidade, seu resultado significa que o organismo recebeu anteriormente tuberculina, tendo formado anticorpos para se proteger.

Quando se introduz tuberculina no organismo de um individuo sadio, não ha reacção alguma; mas, num anteriormente infeccionado, como consequencia do contacto da tuberculina com os anticorpos, forma-se *apotoxina* responsavel pela reacção local, isto é, pelo *phenomeno de Pirquet.*

Si a tuberculina chega em doses consideraveis á torrente circulatoria, como acontece quando injectada com objectivo diagnostico, as apotoxinas provocam uma reacção geral: cephalalgia, dôres nos braços e nas pernas, mal-estar, elevações thermicas, inflammação no ponto de injecção e reacção no fóco tuberculoso.

A reacção focal pode tornar-se perigosa, devendo portanto ser evitada. Em vista disso, não aconselho empregar injecções de tuberculina para fins diagnosticos.

As *injecções intracutaneas* são, entretanto, permittidas, e mesmo vantajosas.

Para isso emprega-se uma solução contendo 0,01 de tuberculina de *Koch,* para 10,0 de solução physiologica, da qual se injecta, por via intracutanea, uma divisão da seringa de *Pravaz* (0,1 cc. encerra 0,0001 de tuberculina). Tres a quatro centimetros distantes desse ponto, applica-se, para cotejo, outra injecção com o mesmo volume de agua esteril, frescamente destillada. Sendo positiva a reacção, forma-se, no prazo de 24 horas, uma infiltracção bem visivel que se mantem inalterada, pelo menos, 3 dias; si é negativa, repete-se, então, a experiencia com 1 cc. (0,001 de tuberculina). Quando dessa vez o resultado continúa negativo, pode-se affirmar que não houve e nem ha no caso vigente uma infecção tuberculosa.

Os resultados obtidos com a applicação intracutanea de tuberculina são mais seguros do que os fornecidos pelos da cuti-reacção; esse processo accusa até presença de fócos extinctos e, portanto, destituidos de perigo. Na clinica diaria, regra geral, pouco nos interessa a existencia de infecções dessa natureza; julgo, por isso, que nos basta a sensibilidade relativa da cuti-reacção de *Pirquet*.

Wildbolz preconizou ainda outro methodo de pesquisa da cuti-reacção, empregando, em vez de tuberculina, a urina da propria criança. Os resultados obtidos são, entretanto, pouco seguros; por isso, não recommendamos esse processo.

As conclusões que nos fornece a reacção de *Pirquet,* sobretudo si negativa, têm muita importancia. Quando essa prova é repetidamente negativa, pode-se affirmar que a infecção de que no momento está atacada a criança não é tuberculosa. Em casos obscuros, esse resultado tem grande valor.

, Só quando existe extensa contaminação pelo bacillo de *Koch,* isto é — no periodo terminal da tuberculose miliar, em cachecticos com tuberculose pulmonar, ou peritonite da mesma natureza, além disso, em individuos anteriormente tratados com grandes doses de tuberculina e em crianças tuberculosas infeccionadas por sarampo — pode ser negativa a reacção de *Pirquet,* apesar de tratar-se de tuberculose. Nesses doentes o organismo não possue mais energia para formar anticorpos.

Infelizmente a reacção, quando positiva, tem muito menor importancia: indica, apenas, que houve anteriormente uma infecção por bacillos de *Koch*; o resultado positivo pode depender da presença de germes encapsulados num ganglio e, portanto, tornados inocuos; mas, não permitte concluir que a infecção tuberculosa se responsabilize, pelos phenomenos morbidos encontrados no momento. A reacção positiva, repito, não elucida si a molestia em questão está presa a uma invasão tuberculosa; é antes a experiencia clinica que, levando em conta o conjuncto de symptomas apresentados pelo doente, permitte-nos, de caso para caso, ajuizar do valor da reacção.

Como se vê, apesar dessas restricções, uma reacção de *Pirquet* positiva tem na pratica significação bem apreciavel.

A's reacções positivas em crianças abaixo de 5 annos dá-se muito mais importancia do que depois dessa edade. Além disso, é de incontestavel valor a maneira pela qual a reacção se exterioriza; um resultado fortemente positivo, isto é, si no ponto de inoculação apparece grande zona de hyperhemia com elevação papuloide da pelle circumvizinha, é signal frequente de tuberculose que evolue e de infecção recente.

Verifica-se, muitas vezes, que em casos graves é negativa a primeira reacção, mas, uma segunda, feita dias após, pode ser positiva; nessas condições, observase frequentemente que os pontos onde foi praticada a primeira inoculação se inflammam tambem dessa vez.

Regra geral, a reacção de *Pirquet* é fracamente positiva em infecções tuberculosas estacionarias, ou caminhando para a cura; entretanto, essa conclusão nem sempre é verdadeira. Em primeiro logar, o aspecto da reacção cutanea depende, até certo ponto, da natureza da pelle: em crianças do typo "balofo" e "encharcado" a reacção é muito forte; individuos magros, com tegumento cutaneo fino e secco, reagem mal e, por vezes, só com a segunda inoculação. Por ahi se vê que devemos encarar com certa reserva a maneira pela qual se exterioriza o phenomeno. Na leitura dos resultados é melhor limitar-se, apenas, a considerar si ella é negativa ou positiva.

A significação clinica das zonas de *Head,* tantas vezes encontradas em tuberculosos ou suspeitos disso, é ainda pouco clara.

Pequeno valor diagnostico tem egualmente a anisochoria, phenomeno sobre o qual se depositou, em tempos, grande confiança como indicio precoce de tuberculose dos apices pulmonares. Essa anomalia se pode observar não só em tuberculosos, como tambem em individuos sadios.

Para pesquisar si, num caso dado, existe tuberculose pulmonar, ou adenopathia tracheobronchica, devemos proceder de modo systematico: toma-se cuidadosamente a anamnese da familia, depois a da criança; faz-se uma inspecção rigorosa, visando sobretudo a sua constituição physica e estigmas de tuberculose externa; finalmente, procede-se ao exame clinico dos pulmões, etc. Ao mesmo tempo, com reiteradas *inoculações de Pirquet,* procura-se esclarecer si existe ou não infecção tuberculosa. Sendo positiva a cuti-reacção e encontrando-se, além disso, manifestações suspeitas, não se dispensa exame radiologico. Em certos casos, isso nos basta para firmar o diagnostico; na maioria das vezes, porém, a situação continúa obscura. E' preciso, em vista disso, proseguir na observação e, sobretudo, medir methodicamente a temperatura durante alguns dias.

Em muitos casos encontram-se no exame dos pulmões symptomas physicos bem determinados:

I — nas lesões de apice (fig. 4) o hemithorax attingido se mostra um pouco achatado na metade superior da face anterior e, quando o doente inspira profundamente, não se expande tanto como o do lado opposto. Demais, podem ser notadas, embora raramente, differenças de contorno das fossas supra-claviculares.

No apice lesado verifica-se, adeante e atraz, massicez, respiração rude e aspera, murmurio respiratorio abafado e, por vezes, piados e estertores.

Em periodo mais avançado, os symptomas clinicos são identicos aos do adulto. Em certos casos, até cavernas são facilmente diagnosticaveis.

A differença de intensidade respiratoria encontrada nos apices pulmonares é signal que nem sempre está na dependencia de tuberculose. Existe normalmente no apice direito respiração mais aspera e prolongada do que no esquerdo; quem não estiver prevenido sobre essa particularidade physiologica pode aventar falsamente a hypothese de tuberculose em toda criança de 5 a 6 annos.

II — O segundo modo pelo qual se inicia a molestia é mais commum do que o primeiro. Nesses casos a infecção, localizada nos ganglios peri-bronchicos, propaga-se aos pulmões para um ou para ambos os lados (fig. 5). Os primeiros signaes de invasão encontram-se nos hilos, isto é, atraz, entre as omoplatas e a columna vertebral.

No começo, a tuberculose, da mesma maneira que a adenopathia que lhe deu origem, não produz phenomenos perceptiveis pela auscultação, nem pela percussão, pondo naturalmente de parte os signaes anteriormente enumerados (tosse, etc.); em periodo mais adeantado, a infecção se traduz por estertores sibilantes escassos, audiveis na zona inter-escapular; o murmurio vesicular se torna mais prolongado e aspero, phenomeno que aliás pode ser tambem encontrado em individuos sadios. Mais tarde, revelam-se estertores de finas bolhas que, aos poucos, se propagam aos apices e ás bases; finalmente desvendam-se os conhecidos signaes propedeuticos da tuberculose do adulto (infiltração de ambos os pulmões, etc.).

Na phase terminal, apparece intensa cyanose, dyspnéa, rouquidão, dysphagia e estertores diffusos, facilmente audiveis; ao lado de intenso emmagrecimento, encontram-se dedos hypocraticos, edemas por cachexia, diarrhéa como consequencia de tuberculose intestinal e tosse renitente.

Em muitos casos, como symptoma precoce, percebem-se, ao longo do bordo posterior e inferior do pulmão lesado, estertores de finas bolhas, que duram, não raro, muitos mezes.

Hemoptyses são pouco frequentes, dispensando portanto menção especial.

Nessas crianças contaminadas, toda manifestação catarrhal chronica, localizada e fixa num circumscripto territorio pulmonar, deve levantar suspeita de tuberculose. Esse phenomeno pode, entretanto, ser produzido por ectasia bronchica em determinada zona, ou por infiltrações chronicas post-grippaes.

Nessa ultima hypothese, encontra-se no escarro o germe da influenza em cultura quasi pura, sendo negativa a pesquisa do bacillo de *Koch*. Embora sem grande segurança, os casos de grippe podem ser differençados dos de tuberculose pulmonar por intermedio de um exame hematologico: quando se encontram 8 a 10.000 leucocytos por cc. num doente ha muito febril, é bem provavel uma infecção tuberculosa; si a leucocytose ultrapassa 12.000, não se trata, via de regra, de invasão pelo bacillo de *Koch* (*Bossert*).

*
* *

Denomina-se *infiltração epituberculosa* uma forma especial de tuberculose caracterizada por lesões pulmonares extensas, occupando, ás mais das vezes, todo o lobo superior. Essa infiltração mantem-se inalterada durante mezes, vindo seguida de febre pouco elevada, mal-estar, tosse, emmagrecimento, etc. O exame radiologico nos fornece um resultado caracteristico.

A infiltração pulmonar não é propriamente phimatosa, mas, só se encontra em crianças com adenopathia tracheobronchica de fundo tuberculoso.

O exame clinico não consegue separar uma lesão epituberculosa de uma invasão habitual por bacillo de *Koch*; a evolução no primeiro caso é, porém, muito diversa.

O processo epituberculoso installa-se lentamente, em contraposição á pneumonia caseosa, ou gelatinosa, que evolve de modo agudo, com febre alta, etc. Além disso, devemos frisar aqui ainda um facto: a infiltração epituberculosa, ao contrario de lesões produzidas directamente pelo bacillo de *Koch,* desapparece, de modo progressivo, no correr de alguns mezes.

*

* *

E' muito variavel a duração da tuberculose pulmonar na criança. Sua marcha depende sobretudo da natureza dos processos anatomicos no pulmão. Quando o ganglio infeccionado comprime um bronchio e termina rompendo para dentro delle, seu conteúdo se espalha por toda a arvore respiratoria enchendo ambos os pulmões de massa caseosa. Em taes condições, a tuberculose toma uma marcha aguda, terminando pela morte em algumas semanas, ou mezes. O desastre é ainda mais rapido quando a disseminação se faz por via hematica.

As affecções tuberculosas dos apices e as que, partindo dos ganglios peribronchicos, contaminam o pulmão por via lymphatica, são de marcha eminentemente chronica. Nessa hypothese, durante mezes, a molestia não progride; doentes de tenra edade resistem, não raro, até 2 annos; crianças maiores só vêm a succumbir 3 a 4 annos depois. Já observei evolução muito longa num doente declarado tuberculoso aos 6 annos e no qual verifiquei no sangue existencia do bacillo de *Koch.* Aos 8 annos, appareceu uma espondylite tuberculosa e a morte só se deu aos 13.

Prognostico — Quando a molestia se limita aos ganglios do hilo, pode terminar pela cura. Nos casos de adenopathia existe, porém, o perigo de contaminação do parenchyma pulmonar, de explosão abrupta de uma tuberculose miliar, ou de meningite por bacillo de *Koch.* E', portanto, prudente emittir sempre um prognostico reservado.

Os casos de tuberculose pulmonar que chegam a produzir manifestações clinicas caracteristicas (auscultação e percussão) terminam, em regra, pela morte. E' possivel conseguir, por meio do pneumothorax artificial, ou por tratamento climatico prolongado, curar uma tuberculose de apice em crianças de 5 annos; entretanto, pouco ha de positivo nessa affirmação.

Prophylaxia da tuberculose

Quando numa familia existe alguem suspeito de tuberculose, deve-se procurar, sobretudo em attenção ás crianças, estabelecer logo para o caso diagnostico exacto. Individuos com "ligeiro catarrho pulmonar", cuja natureza é possivelmente bacillar, tornam-se, por vezes, mais prejudiciaes do que os tuberculosos declarados, de quem as crianças são sempre cuidadosamente arredadas. O tuberculoso conscio de sua molestia retrae-se; os outros não o fazem.

A fiscalização dos criados da casa tem grande valor na prophylaxia da tuberculose. Muitas vezes, uma moça fraca e anemica procura, justamente por isso, collocação rendosa como criada em casas de tratamento, onde os empregados não ficam sujeitos a trabalho grosseiro. Essas "pseudo-anemicas" não passam, por vezes, de tuberculosas com affecção incipiente dos apices. Já é por motivo de molestia que preferem uma collocação commoda (ama secca, dama de companhia, etc.).

Sempre que numa familia, até então sadia, apparece uma criança tuberculosa, é obrigação do medico indagar donde partiu a infecção. Só assim se evita que outras pessôas da casa sejam egualmente contaminadas e põe-se as já lesadas ao abrigo de uma "superinfecção" ou "reinfecção". Quando um dos membros do casal se torna tuberculoso, o melhor é retirar as crianças, entregando-as a parentes, ou remettendo-as mesmo para um pensionato.

Grande e irremediavel infortunio pode succeder ao doente a quem o medico occultar a natureza da molestia de que se acha contaminado.

Quantas vezes o clinico fala, apenas, em "catarrho dos apices", "lesão ou fraqueza pulmonar" e, por mal entendida consideração para com o cliente, occulta-lhe o verdadeiro diagnostico! Dessa maneira, elle se tranquilliza e esquece as precauções a tomar com relação a seus filhos. Mais tarde, quando um delles é inoppinadamente acommettido de meningite tuberculosa, vem-se então a saber que o pae ou a mãe, ha muito, se achavam infectados. Fossem elles claramente postos ao corrente da natureza da molestia de que eram portadores, tomariam providencias de maneira a evitar o contagio no seio da familia.

Entre as medidas prophylacticas, é preciso insistir que as crianças não devem, de modo algum, ser alimentadas com leite crú.

Tratamento

E' sabido que a *adenopathia tracheobronchica tuberculosa* pode curar-se espontaneamente (observação aliás commum), desde que fique, por certo tempo, em repouso o foco de infecção. Esse facto deve servir-nos de guia no tratamento.

A tendencia natural á cura pode ser amparada por varios modos. Em primeiro logar, procura-se evitar que as crianças sejam victima do contagio de outras infecções, afastando-as não só de tuberculosos, como de qualquer outro doente.

Nos phimatosos todo catarrho das vias respiratorias provoca uma reacção ganglionar correspondente. Assim como as pharyngites se acompanham, com regularidade, de augmento dos ganglios lymphaticos da nuca, tambem se alteram os peribronchicos; elles se congestionam e intumescem no correr das bronchites que accidentalmente adquirem os doentes. As grippes movimentam os germes de *Koch* nelles contidos e que, pouco virulentos, terminariam talvez sendo anniquilados. Dessa maneira, a infecção não pode estacionar e um dia, reascendendo-se o processo, declara-se a tuberculose. Em vista disso, é preciso, nesses casos, evitar as bronchites com o maximo cuidado. Antes de tudo, individuos com affecções catarrhaes chronicas e hypertrophia das adenoides nunca devem com elles estar em contacto.

E' indispensavel fugir de habitações escuras e humidas, dando aos portadores de adenopathia tracheobronchica aposentos claros e arejados, onde possam brincar e dormir. Sendo máu o clima onde habitam, predispondo-lhes a "resfriados", devido ás oscillações abruptas de temperatura, é necessario conserval-os vestidos no verão com camisas de lã fina e no inverno com um calção espesso por baixo da roupa branca. Para que se habituem ás variações de temperatura, fricciona-se-lhes a pelle, pela manhã e á noite, com agua fria, enxugando-a, logo após, energicamente até que de novo se aqueça.

Bem agasalhados, esses doentes devem, mesmo com máu tempo, sair de casa; o habito do ar livre e fresco é para elles a melhor cura de enrijamento. Banhos, duchas frias, ou qualquer outro processo para acostumal-os ás intemperies, dão resultado duvidoso; esses processos therapeuticos os tornam antes mais receptiveis ás infecções.

Nas crianças apyreticas e que se apresentam bem dispostas nos limitaremos a esses preceitos hygienicos completados por uma alimentação adequada (vide mais adeante); ao medico cabe mais vigiar a sua saude do que medical-os.

Os febricitantes não dispensam, ao contrario, repouso na cama, durante muitas semanas. Só assim se consegue trazer a temperatura ao normal; essa prescripção não deve significar, naturalmente, exilio em quarto escuro e pouco arejado; o tratamento será feito principalmente ao ar livre.

Em casa de proletarios, regra geral, não ha espaço para empregar esse processo therapeutico; é preciso, portanto, remetter a criança, sem demora, para um hospital adequado.

Nos sanatorios, mesmo em periodo de febre alta, as crianças são diariamente expostas ao ar livre; envoltas em coberturas de lã, permanecem deitadas numa cadeira de encosto, cuidadosamente preservadas da humidade do solo.

Começando com meia hora, augmenta-se, aos poucos, o tempo de exposição ao ar livre; mais tarde a permanencia nas varandas será de duas, tres, ou mais horas, divididas em duas sessões — uma pela manhã e outra á tarde.

Mesmo quando chove, os doentes podem ser expostos ao ar livre debaixo de uma varanda coberta. No verão, á medida que vae subindo a temperatura do meio ambiente, deshabitua-se a criança dos agasalhos de lã, até que finalmente cheguem a ser collocadas ao sol completamente núas. Emquanto estiverem deitadas, proporciona-se-lhes descanço completo, tanto physico como intellectual. Não poderão, portanto, ler, nem mesmo historias lhes deverão ser contadas.

O tempo de insolação obedecerá, mais ou menos, ao seguinte eschema:

	1º dia	2º dia	3º dia	4º dia	5º dia	6º dia
pés	5 min.	10 min.	15 min.	20 min.	25 min.	30 min.
pernas		5 min.	10 min.	15 min.	20 min.	25 min.
coxas			5 min.	10 min.	15 min.	20 min.
ventre				5 min.	10 min.	15 min.
peito					5 min.	10 min.
costas						5 min.

O sol da primavera queima com facilidade a pelle, formando bolhas. Em vista disso, é preciso prudencia no começo, protegendo o tegumento cutaneo com pomada de *zeozon;* mais tarde, depois que o doente adquiriu, aos poucos, côr morena muito escura, tolera o sol, sem accidentes, por muito mais tempo.

Em dias anuveados e no inverno não se interrompe a cura ao ar livre; irradia-se a criança com a *lampada de quartzo,* ou com *luz de espectro-sol.* Começa-se por 3 minutos de exposição a 1/2 metro de distancia. Cada dia augmenta-se tres minutos na irradiação. Si com isso a reacção cutanea fôr muito intensa, suspende-se a applicação por alguns dias, ou augmenta-se com mais cautela, desde o inicio, o tempo de exposição. A pelle se exfolia no fim de algum tempo.

O processo de irradiação pela luz de quartzo pode ser empregado durante mezes. Sua acção benefica sobre o estado geral do doente é indubitavel.

Sendo possivel, é melhor proceder como, em regra, se faz nos hospitaes, associando o tratamento pelo ar livre e heliotherapia ao emprego da luz de quartzo. Essa therapeutica pode ser tambem feita em casa, desde que haja um terraço onde se colloque a criança ao sol. Em certos casos, somos obrigados a expor os doentes ao ar livre, mesmo no quarto; durante algumas horas as janellas permanecerão largamente abertas, mas a criança será agasalhada e vestida, durante esse prazo, como si estivesse em passeio na rua.

Os resultados colhidos com esse tratamento são excellentes, desde que seja feito em região montanhosa, ou á beira de praia, sobretudo, quando afastados os doentes do ar impregnado de fumo e poeira das cidades, onde ficam sujeitos ás rapidas mudanças de temperatura nellas muito frequentes.

Para a cura de montanha aconselho, em primeiro logar, o planalto bavaro: *Oberstdorf, Riezlern, Partenkirchen-Kainzenbad.* Ahi a atmosphera, largamente insolada, quasi não encerra bacterias.

O ar de praia é tão bom como o de montanha, salvo ao nivel do *Mar Baltico* e das costas do *Mar do Norte*. Aqui são, entretanto, recommendaveis as ilhas de *Wyk a. Foehr* e raros pontos da costa, como *St. Peter,* junto a *Garding.*

Os factores curativos á beira mar são — a pureza do ar, que não contém bacterias, nem poeira e a brisa que na zona maritima tem a vantagem de ser quente e humida, não roubando ao corpo o calor de que precisa. Só assim se cura o catarrho das vias respiratorias superiores, entrando em repouso os ganglios infectados.

O ar livre e a irradiação solar tem sobre o appetite um effeito benefico incontestavel. A acção da luz é reforçada nas montanhas pelo reflexo da neve; á beira mar pelas ondas e pela areia.

Banhos de mar para essas crianças, só excepcionalmente, seriam recommendaveis.

A acção benefica das praias do *Mar Baltico* não pode ser equiparada á das do *Mar do Norte;* falta-lhes, quasi inteiramente, poder curativo, porque ahi se encontram humidade em excesso, ventos rijos e frios, sendo abruptas as mudanças de temperatura que exacerbam a tendencia aos resfriados. A brisa no *Baltico,* em vez de maritima, tem os mesmos inconvenientes dos ventos de terra; até nas ilhas balticas, como *Ruegen,* etc., salvo em alguns dias do anno, o vento possue as mesmas desvantagens. Esse clima é, portanto, improprio aos doentes com adenopathia, podendo, entretanto, ser utilizado por crianças das grandes cidades, necessitando simplesmente descanço e mudança de ar.

A permanencia num hospital maritimo ou casa de saude deve durar mezes e, si possivel, annos. A maioria dos sanatorios, para que as crianças não percam muito tempo, cuidam de proporcionar-lhes, durante a estadia ahi, ensino escolar.

A estação do anno deve ser para nós um factor importante na escolha do local para onde vamos remetter o doente. Até dezembro a estadia no *Mar do Norte* é vantajosa, porque só em janeiro começam as tempestades. Nessa epoca, transporta-se então a criança para as montanhas já cobertas de neve e largamente insoladas.

Uma medida de alto valôr para a criança, remettendo-a para um sanatorio, é a retirada do meio em que até então viveu. O doente é, dessa maneira, afastado do ponto em que se infeccionou, e, ao mesmo tempo, arredado do seio da familia, onde a polypragmasia habitual lhe altera completamente o humor, circumstancia que, de perto, se reflecte sobre o estado physico. Todos esses erros desapparecem no sanatorio, desde que o doente se habitue ao convivio de outras crianças.

Banhos de sal gozam de reputação antiga e justa no tratamento da tuberculose infantil. Esse processo therapeutico dá, por vezes, excellentes resultados na peritonite e nas adenites. Sua acção é falha quando se limita o tratamento a 4 ou 6 semanas apenas, ou quando são applicados mesmo em casa. Na primeira hypothese os resultados são deficientes; na segunda, inteiramente nullos. Para obter bons effeitos teremos de enviar os doentes para uma estação de banhos de salmoura (*Koesen, Goezalkowitz, Kreuznach, Muenster a. St., Rotenfelde, Duerrheim*), onde existe tambem ao longo das marnotas ar fresco que excita o appetite e favorece a bôa marcha do intercambio nutritivo.

Os banhos de sal em casa serão preparados da seguinte maneira: deitam-se 250 grs. de sal de *Stassfurt* na banheira contendo agua sufficiente, apenas, para cobrir a criança. Em cada banho vae-se augmentando a quantidade de sal, até que se attinja uma solução a 6%. Applicam-se 2 a 3 banhos por semana, durando cada um 1/4 de hora. Esse tratamento é contraindicado si ha exanthema de qualquer especie, ou quando as crianças são excessivamente magras; em individuos gordos e balofos pode ser applicado sem receio.

Toda criança infeccionada (desde que não se trate de tuberculose aberta) deve ser remettida para a montanha, para a praia e, eventualmente, para os banhos de salmoura.

O objectivo principal da dietetica consiste em manter activo o appetite. Si se consegue enriquecer a alimentação com gordura é sempre bom, sobretudo porque a experiencia nos ensinou que um regime predominantemente hydrocarbonado pode ser prejudicial ao tuberculoso.

Essa maneira de ver, resultante da experiencia clinica, encontrou apoio em trabalhos de laboratorio: *Weigert,* um dos assistentes de *Czerny,* criou alguns animaes com substancias gordurosas e outros com alimentos predominantemente hydrocarbonados. Depois, injectou-lhes bacillos de *Koch,* verificando que os primeiros apresentavam uma tuberculose mais benigna do que os segundos. E' sabido que a alimentação hydrocarbonada produz retenção de agua no organismo e diminuição no poder de immunidade.

A's crianças tuberculosas dá-se uma alimentação adequada á sua edade; prescrevam-se, ao lado disso, 2 a 3 colheres das de chá de *oleo de figado de bacalháo* ou, quando fôr necessario variar — toucinho, banha, manteiga, nata, sebo, etc. A administração do *oleo de figado* não é obrigatoria em todos os casos.

Não raro, encontram-se crianças tuberculosas submettidas a regime usado habitualmente para adultos: leite, ovos, manteiga, etc., em grande abundancia. Essa "dieta fortificante" perturba, via de regra, o seu appetite e é por isso que nos são trazidas ao consultorio. Em casos dessa natureza, seria contrasenso juntar á dieta *oleo de figado de bacalháo;* é preciso, ao contrario, corrigil-a, fazendo uma alimentação inteiramente diversa com predominancia de hydratos de carbono (vide pag. 34). Quando se julga, de facto, necessario um supplemento alimentar, dê-se, então, 2 a 3 vezes ao dia, uma colher das de chá de extracto de malte, ou substancia analoga.

Quando essa modificação de regime faz melhorar o appetite, perturbado mais por defeitos alimentares, do que por qualquer outro motivo (febre, etc.), volta-se, então, mais ou menos tres mezes depois, á dieta que anteriormente indicámos como conveniente aos tuberculosos.

Em muitos doentes, verifica-se que a alimentação pecca por excesso de hydrocarbonados, erro commum em crianças das classes proletarias, em cuja dieta predominam, via de regra, pão, batatas e café ralo. Para ellas é transitoriamente vantajoso o regime que ha pouco, condemnámos: super-abundancia de gordurosos e albuminoides: leite, manteiga, ovos, oleo de figado de bacalháo, um pouco de ervas e fructas frescas. Depois de algumas semanas, volta-se ao regime habitual.

O papel do leite como alimento de tuberculosos merece aqui algumas considerações. Não raro, é erroneamente adoptada uma alimentação com doses excessivas de leite, como, por vezes, se faz para adultos internados em sanatorios. Accresce ainda que, nas grandes cidades, associações de caridade facilitam o fornecimento de leite ás crianças tuberculosas.

Sobre esse ponto convem fazer os seguintes reparos: quando se trata de doentes alimentados anteriormente com excesso de hydratos de carbono, pode-se, sem receio, permittir o leite. E' mais vantajoso dar-lhes mingáos com leite do que sopas compostas, quasi exclusivamente, d'agua. Si, porém, a criança já recebia uma alimentação sufficientemente nutritiva, é em absoluto dispensavel a prescripção de leite; essa sobrecarga inutil começa, em pouco tempo, a prejudicar a criança, produzindo anorexia, prisão de ventre, etc. Por conseguinte, é preferivel limitar-se o leite a 250 grs. por dia.

Quando a inappetencia corre por conta de elevações thermicas diarias e o tratamento pela lampada de quartzo e ar livre não deu resultado, procura-se, então, baixar a febre por meio de antipyreticos. Colloca-se o thermometro de 2 em 2 horas e, logo que a temperatura começa a subir, dá-se 0,1 de *pyramidon*. Dessa maneira impede-se a ascensão febril. Quando falha esse artificio, administra-se ao doente, pela manhã, antes de começar a modificação na temperatura, uma refeição abundante; á tarde, na phase febril, prefira-se alimentação mais ligeira.

Como se vê, não existe uma dieta applicavel a todos os tuberculosos; é preciso dirigir a alimentação conforme o caso que se tenha em tratamento.

A *therapeutica medicamentosa,* comparada á dietetica, occupa um logar de pouca importancia; restringe-se á prescripção de *oleo de figado de bacalháo creo-*

sotado a 1% uma colher das de chá duas a tres vezes ao dia. Nos casos de adenopathia tracheobronchica, sempre que o somno fôr perturbado por accessos de tosse, é vantajoso dar á noite, um pouco de *codeina.*

*
* *

O *tratamento da tuberculose pulmonar* se orientará pelo que ficou dito sobre a adenopathia tracheobronchica. Ao lado disso, tenta-se a therapeutica especifica pela tuberculina e — nos casos de affecção unilateral — experimenta-se o pneumothorax artificial.

No tratamento especifico podemos recorrer a uma das varias sortes de tuberculina que se encontram no mercado. E' verdade que ainda não está demonstrado, de maneira convincente, ser indubitavel o seu valor curativo. Essa duvida cabe não só aos preparados antigos (tuberculina de *Koch,* de *Beranek,* de *Rosenbach,* etc.), como aos modernos (antigeno parcial de *Deyke* e *Much,* tuberculina de *Friedmann,* etc.). Não aconselho, de modo algum, o emprego desses ultimos na clinica infantil.

Os methodos antigos estão hoje de tal modo experimentados que podemos nos valer delles sem receio, desde que sejam obedecidos os necessarios cuidados na technica de applicação.

Está estabelecido que, em certos casos de tuberculose, mesmo na pratica domiciliar, podemos fazer uso da tuberculina para fins therapeuticos, apesar de seus duvidosos resultados curativos.

O decurso da molestia se prolonga por muitos annos, sobretudo nos casos de tuberculose pulmonar. Nesse largo prazo de doença os paes exigem, muito justamente, que a criança seja medicada. Em attenção a isso emprega-se, ao lado da lampada de quartzo, o *tratamento pela tuberculina.* (1).

(1) Nota: Pode-se administrar tambem um preparado de calcio por via buccal.

A tuberculina de *Koch* será injectada duas vezes por semana em doses de 1/1.000.000, solução que se encontra prompta em ampollas. Condição indispensavel para iniciar o tratamento é que a criança esteja apyretica ou que, pelo menos, a temperatura se mantenha constante.

Quando uma injecção provoca elevação thermica, é preciso usar dose menor na applicação seguinte e repetil-a varias vezes, até que o thermometro não oscille após o emprego. E' indispensavel evitar reacções fortes, mormente as de foco.

A tuberculina de *Beranek* não produz accidentes (encontram-se indicações precisas sobre o processo de applicação no trabalho de *Sahli* — *Korrespondenzblatt fuer Schweizer Aerzte, Basiléa,* 1906 — editor: *Schwabe*).

Em certos doentes com tuberculose pulmonar associada a lesões cutaneas, osseas, etc. da mesma natureza, pode-se tentar tambem o tratamento pela tuberculina de *Ponndorf*: com um escalpello fino serão feitas sobre a pelle 15 a 20 estrias de um centimetro de comprimento e sobre ellas applica-se, friccionando com um bastão de vidro, uma gotta de tuberculina de *Koch* pura. As estrias são praticadas, em geral, na vizinhança do foco tuberculoso. De 3 em 3, de 4 em 4 semanas, repete-se a applicação. Nada está, entretanto, firmado, sobre os resultados therapeuticos desse processo.

O mesmo podemos dizer da pomada de *Petruschky*: toma-se uma pequena porção desse producto e fricciona-se-o energicamente sobre a pelle. O linimento de *Petruschky* é fabricado pela *Sociedade allemã de pharmaceuticos Hageda* — Berlin NW. 21 e fornecido acompanhado da respectiva bula.

O pneumothorax pode ser applicado até em crianças de tenra edade. Essa operação só é vantajosa quando a tuberculose fôr unilateral. Nessas condições, o *methodo de Forlanini* é o tratamento que melhores resultados nos pode proporcionar. O objectivo do pneumothorax é collocar o pulmão lesado em repouso obrigatorio, facilitando a cura. Na pratica da operação aconselho usar a agulha e o instrumentario recommendados por *Denecke* (vide: *Zeitschrift fuer aerztliche Fortbildung.* 1911, n. 18).

*

* *

B) Tuberculose do peritoneo, dos ganglios mesentericos e retroperitoneaes

A porta de entrada da infecção nessa forma de tuberculose é, quasi sempre, o tubo intestinal, de cuja mucosa provêm os bacillos (*affecção primaria*) para ganhar, atravez das vias lymphaticas, o peritoneo e os ganglios da vizinhança.

A's vezes, a infecção se opera por via hematica: partindo de um foco tuberculoso situado em qualquer ponto do organismo, os bacillos vêm ter ao peritoneo.

A tuberculose desta serosa se acompanha, de caso para caso, de lesões anatomicas clinicamente muito diversas.

*

* *

1. Forma exsudativa da peritonite tuberculosa

Nessa hypothese, todo o peritoneo é invadido por tuberculos miliares. A superficie da serosa propriamente dita apresenta poucas alterações. Os tuberculos crescem lentamente, revelando pouca tendencia á caseificação, podendo mesmo, mais tarde, ser absorvidos. Nesses casos, encontram-se, ás vezes, ao lado dos tuberculos peritoneaes, ulcerações da mucosa intestinal. Regra geral, os ganglios mesentericos estão egualmente infeccionados.

Debaixo do ponto de vista clinico, é o enorme derrame peritoneal que empresta ao quadro morbido feição muito peculiar.

Symptomatologia — Augmento progressivo do abdome é o symptoma que mais alarma. Nas partes declives do ventre, o exame revela fluctuação e massicez, que se deslocam quando se dispõe o doente em decubito lateral. Esse facto se explica pela existencia de liquido na cavidade peritoneal. Ao lado disso, encontram-se, embora com certa inconstancia, ligeiras elevações thermicas e perturbações gastro-intestinaes: máu appetite, colicas, ás vezes, vomitos. Aos poucos, o emmagrecimento se torna muito pronunciado, sobretudo nos membros e no thorax, com os quaes o ventre dilatado entra em evidente contraste.

Quando o derrame é volumoso, dilata-se e torna-se mais rasa a fossa umbilical; a pelle do ventre ganha um brilho particular; pode-se notar mesmo apparecimento de estrias abdominaes semelhantes ás encontradas na gravidez.

A criança apresenta dyspnéa em consequencia da compressão que soffre o diaphragma de baixo para cima.

O exsudato é constituido por um liquido esteril, amarello-claro, turvo, ás vezes, ligeiramente sanguinolento e contendo lymphocytos.

*

* *

II. Forma adhesiva da peritonite tuberculosa

Quanto maior fôr no derrame a concentração do elemento fibrinoso, tanto mais recúa a forma exsudativa e predomina a adhesiva. O prognostico dessa ultima variedade é sempre peor do que o da primeira.

Sendo muito intensa a exsudação fibrinosa, constitue-se um deposito sobre as alças intestinaes fazendo-as adherir umas ás outras; a sua serosa se espessa, fusionando-se com a parede abdominal e com o epiplon. O mesenterio se retrae, a membrana epliploica se enrola.

Aos poucos, os tuberculos da serosa augmentam de volume e se caseificam. O elemento fibrinoso nesse processo pode ser tão abundante que se constitue uma "peritonite secca", caracterizada por ausencia, quasi completa, de exsudato peritoneal; todo o conteúdo do abdome se transforma em massa compacta, formada pelas alças intestinaes, entre as quaes fica presa uma substancia caseosa, purulenta ou não, e em abundantes tuberculos. Na maioria dos casos existe, porém, pequeno exsudato.

Quando a cura se verifica, o deposito caseoso é absorvido, ou encapsulado; o tecido granuloso se transforma em massa fibrinosa.

Symptomatologia — Aqui, da mesma maneira que na peritonite exsudativa, a dilatação do abdome representa o symptoma que mais fere a attenção. O ventre não attinge, porém, as proporções que alcança nos casos de peritonite exsudativa. Por vezes, o abdome intumescido apresenta, aqui e ali, elevações circumscriptas; apalpando-se, desde que a região não esteja muito dolorosa e o abdome excessivamente distendido e meteoristico, percebem-se abaixo da pelle zonas de empastamento, ou mesmo tumores intracavitarios.

Frequentemente encontra-se, formado pelo epiplon retrahido, um tumor de forma alongada, collocado transversalmente acima do umbigo; outras vezes, nota-se, apenas, uma resistencia peri-umbilical, cujas margens são difficilmente delimitaveis. A compressão progressiva das alças intestinaes vem acompanhada de symptomas de obstrucção: vomitos, crises de colicas, energicas contracções intestinaes, associadas a borborigmos intensos e ruido de vascolejo. Em certos momentos, o ruido nos dá impressão de um liquido que se escapa por estreita passagem. Além de ventre doloroso e tenso, encontra-se diarrhéa ou prisão de ventre e, ás vezes, um pouco de febre, acompanhada, via de regra, de fortes remissões (vide pag. 175).

O estado geral do doente peora progressivamente; intensifica-se o emmagrecimento, a pallidez e a anorexia.

Em todos os casos, symptomas de ruptura da parede abdominal, constituem máu prognostico; o umbigo proemina, cercando-se, ao mesmo tempo, de uma zona hyperhemica. Quando não se consegue evitar este accidente, forma-se uma fistula estercoral e, mais tarde, a morte por exgottamento é inevitavel. Em certos casos, a infecção termina por tuberculose miliar, ou por meningite.

Só por excepção, os doentes se restabelecem, hypothese aliás possivel, mesmo quando se manifestam indicios de ruptura. Com applicação de um sacco de gelo sobre o ventre, retrocede, por vezes, a hyperhemia inflammatoria e o empastamento peri-umbilical; nesses casos, no decurso de alguns mezes, tudo volta ao normal e desapparecem mesmo os tumores intra-abdominaes.

A cura é retardada si se forma abscesso. Quando se verifica essa complicação, a febre sobe aos saltos; de novo se reaviva a hyperhemia peri-umbilical até que de uma feita o abscesso se rompe e começa a escoar pús. Depois, a temperatura pode cair e, alguns dias mais tarde, fecha-se o abscesso processando-se a cura da peritonite. Outras vezes, porém, o abscesso se rompe para dentro dos intestinos, sendo eliminada pelas fézes grande quantidade de pús.

*

* *

III. Tuberculose dos ganglios mesentericos e retroperitoneaes

Em toda lesão tuberculosa do intestino ou peritoneo, tomam obrigatoriamente parte os ganglios mesentericos e retroperitoneaes; mas, regra geral, esse processo se conserva em segundo plano.

Em casos mais raros, passa a predominar a tuberculose dos ganglios intra-abdominaes, constituindo-se um quadro morbido de physionomia propria. Os ganglios assumem proporção de tumores do tamanho de uma cereja, ou de uma avellã e, conglomerados, formam extensos grupos no mesenterio e no espaço retroperitoneal.

A contaminação dos ganglios se opera—ora por via hematica, ora lymphatica, provindo nesse caso directamente dos intestinos. Nessa ultima hypothese apparece sobre a mucosa (analogamente ao que se observa nos bronchios) a lesão primaria que cicatriza, mas contamina, antes disso, os ganglios lymphaticos regionaes.

Ganglios mesentericos caseificados e calcificados constituem descoberta occasional muito frequente em autopsias de crianças victimadas pelas mais diversas affecções, sem que essa lesão ganglionar tivesse produzido em vida o menor signal clinico.

Symptomatologia — A localização dos ganglios do mesenterio por detraz das visceras abdominaes explica por que, mesmo agglomerações ganglionares volumosas, não são accessiveis á palpação; além disso, as paredes do ventre se acham de tal maneira tensas ou, si macias, são de tal modo distendidas pelo meteorismo que o exame palpatorio do conteúdo abdominal é sempre muito imperfeito.

Esses doentes, continuamente febricitantes, emmagrecem ao extremo; entretanto, não accusam dôres; só a febre persistente e a reacção de *Pirquet* positiva fazem suspeitar tuberculose. Postos de parte esses signaes, não se encontram symptomas evidentes de infecção pelo bacillo de *Koch*. Algumas vezes, apparecem fézes claras, quasi acholicas, nesses casos bastante caracteristicas.

Com o evolver da molestia, a criança fica reduzida a pelle e osso; o caso nos offerece, então, o quadro typico da "tabes mesaraica" da antiga medicina. No periodo final, não são raros edemas cachecticos; as crianças succumbem por exgottamento.

Diagnostico differencial

I — Nos casos de peritonite exsudativa arreda-se, sem difficuldade, a hypothese de ascite de origem cardiaca ou renal; além disso, affecções hepaticas que se fazem acompanhar de derrame intra-abdominal são muito raras nas crianças.

Certa difficuldade nos pode offerecer a *pseudo-ascite* encontrada em algumas perturbações alimentares das crianças de mais de 3 annos de edade (vide pagina 17). O ventre se dilata como consequencia do meteorismo; ao lado disso, o conteúdo dos intestinos relaxados nos dá impressão de uma collecção liquida intraperitoneal que se acompanha de massicez e se desloca com a mudança de posição do doente.

Diarrhéa produzida por lesão intestinal concomitante pode existir em qualquer das variedades de peritonite tuberculosa.

Um ponto de apoio apreciavel ao diagnostico differencial nos é fornecido pela cuti-reacção de *Pirquet*, via de regra, negativa nos casos de *pseudo-ascite*, mas positiva na peritonite tuberculosa.

A *peritonite adhesiva* só no periodo inicial offerece difficuldades diagnosticas. Nesses casos, a pelle do ventre se mostra frequentemente muito tensa e abahulada por grande accumulo de gazes, difficultando a palpação. O tumor epiploico, com sua forma e disposição typicas, encontrado acima do umbigo nessa variedade de peritonite, não pode, em taes condições, ser bem delimitado e separado do figado, de sorte que a palpação nos leva, ás vezes, a pensar numa lesão hepatica (syphilis, echinococco).

Uma observação prolongada do doente acaba, entretanto, esclarecendo as duvidas. E' possivel tambem, com o methodo de pesquisa pelo diapasão, separar a massicez do figado da do tumor.

As contracções intestinaes observadas na molestia de *Hirschsprung* não se confundem com as da peritonite tuberculosa.

Fézes gordurosas e claras são de grande valor para apoiar o diagnostico de tuberculose dos ganglios mesentericos; infelizmente não se encontra esse symptoma em todos os casos e, nessas condições, as duvidas persistem.

Uma reacção de *Pirquet* positiva em doente profundamente emmagrecido e com febre que se prolonga durante muitos dias, levanta sempre suspeita de tuberculose. A observação do caso nos permitte, por exclusão, arredar outras possibilidades, de maneira a ficar de pé, apenas, o diagnostico de tuberculose dos ganglios mesentericos, ou então adenopathia tracheobronchica. Uma radiographia do pulmão pode, com grande probabilidade, confirmar ou excluir essa ultima hypothese.

Quanto ao exame abdominal convem salientar que o grosso intestino na zona appendicular e o mesenterio no ponto de implantação podem ser normalmente palpaveis. E' preciso não esquecer essa particularidade de propedeutica nos casos de tuberculose dos ganglios mesentericos.

Por vezes uma radioscopia depois da applicação do pneumoperitoneo nos pode fornecer muito esclarecimento sobre as alterações pathologicas intra-abdominaes.

Para isso emprégo, de preferencia, o apparelho usado na applicação do pneumothorax. Com o trocarte de *Deneke,* ou com uma agulha *Record* de bizel curto, perfura-se a parede abdominal ao nivel da linha que vae do umbigo á espinha iliaca antero-superior esquerda, num ponto que fica entre o terço medio e o externo; insuffla-se depois *oxygenio,* até que as paredes do ventre se distendam sufficientemente. Uma radioscopia feita depois dessa operação verifica que as visceras abdominaes estão afastadas umas das outras pelo gaz insufflado, tornando patentes eventuaes adhesões de alças intestinaes com a região umbilical; não raro, observam-se ganglios conglomerados e grandes trechos do intestino soldados uns aos outros; quando a criança se curva para frente, pode-se lobrigar, ás vezes, o derrame liquido oscillando livremente dentro da cavidade abdominal.

Tratamento da peritonite tuberculosa

O melhor processo therapeutico nesses casos é a irradiação pelos raios de *Roentgen.* Traços feitos com uma solução de nitrato de prata dividem a superficie do abdome em quatro campos, cujos angulos centraes se unem ao nivel do umbigo. A linha divisoria assignalada dessa maneira, conserva-se muitas semanas, fraccionando o ventre em zonas bem distinctas. Na primeira applicação os raios serão dirigidos de encontro ao tumor, desde que elle seja palpavel; nos dias subsequentes, serão visados dois campos por vez: uma irradiação de 20 minutos em cada zona (1 a 4 vezes successivas), usando-se sempre um filtro de *aluminio* de 2 mm. de espessura; distancia do foco á pelle 20 cm.; do foco ao dosimetro 11, 9 cm.

De 3 em 3, ou de 4 em 4 semanas, receberá a criança uma dessas doses e nos intervallos applicam-se raios ultravioletas. Além disso, recommendo uma cura de repouso ao ar livre. A alimentação é a mesma aconselhada nos casos de adenopathia tracheobronchica.

Os resultados therapeuticos colhidos com o emprego dos raios X são indiscutivelmente bons. Por meio delles consegue-se hoje curar muito maior numero de casos de peritonite tuberculosa do que antigamente, inclusive os da forma adhesiva, cujo prognostico é, sem duvida, severo. Esse processo permitte evitar, por muito tempo, a ruptura da collecção purulenta pelo umbigo e, si finalmente ella se dá, já houve tempo de se formarem adhesões da parede abdominal com o intestino. Desse modo, não se constitue fistula estercoral; dá-se, apenas, ruptura de um abscesso, seguida de completo esvasiamento e cicatrização de ferida.

Para todos os doentes recommenda-se repouso no leito; muitos casos de peritonite exsudativa melhoram com essa providencia.

Quando não é possivel recorrer á applicação da radiotherapia, raios ultravioletas, etc., tenta-se o antigo tratamento pelo sabão alcalino: applica-se diariamente sobre o ventre uma camada de sabão (não se deve dar banho como aconselham alguns livros, visto como o que se deseja é justamente uma energica irritação do tegumento). Em poucos dias, a pelle local se torna rubra e começa a descamar. Suspende-se o tratamento, emquanto não cessar a exfoliação; depois começa-se novamente.

C. Tuberculose intestinal

A tuberculose intestinal primaria é na criança muito rara e resulta da ingestão, durante muito tempo, de leite crú de animaes com mastite tuberculosa (typo bovino).

Em regra, a tuberculose intestinal é secundaria; os bacillos são para ahi transportados por via hematica, ou por simples ingestão nos casos de tuberculose pulmonar, com abundante secreção bronchica que a criança deglute porque não sabe escarrar.

Finalmente, a infecção intestinal pode provir do puz de fistulas tuberculosas da bocca (typo humano).

Na tuberculose intestinal são invadidos, primeiramente, os nodulos lymphaticos e as placas de *Peyer*. Constituem-se dessa maneira ulceras de aspecto muito caracteristico (bordos um pouco elevados e cavados a pique). No fundo das ulcerações existem tuberculos miliares. A's vezes, fundem-se lesões vizinhas, constituindo-se dessa maneira grandes superficies ulceradas.

Sua localização predilecta é o ileo, onde se dispoem transversalmente á direcção dos intestinos, prolongam-se depois de modo muito caracteristico nas extremidades, formando por fim ulceras circulares. A serosa apresenta nos pontos correspondentes a essas lesões, tuberculos miliares dispostos ao longo dos vasos lymphaticos. Os ganglios mesentericos correspondentes se acham sempre contaminados.

A tuberculose intestinal primitiva não produz, a principio, symptomas caracteristicos; só depois que as ulceras attingem certa extensão é que apparecem signaes evidentes. Os primeiros indicios são muito vagos — febre irregular e pouco elevada, máu appetite, pallidez, emmagrecimento, etc. Depois manifesta-se sorrateiramente uma diarrhéa rebelde a todos os tratamentos; as desordens intestinaes se mantêm alguns dias ou semanas, melhoram transitoriamente para de novo, reapparecerem. As fézes nada mostram de particular.

O doente emmagrece com rapidez. A lingua é saburrosa, ás vezes, lisa, vermelha e secca; no abdome molle e ligeiramente meteoristico, a palpação nada define, salvo quando apparece na zona appendicular o chamado tumor ileo-cecal constituido por uma *typhlite tuberculosa chronica.* A's vezes, notam-se vomitos.

Nos periodos de diarrhéa, a que se junta, não raro, tenesmo fortissimo com subsequente prolapso rectal, o ventre se torna muito doloroso.

A cura das ulceras circulares traz como consequencia retracção cicatricial e estenose do intestino associada a symptomas de obstrucção, caracterizados por colicas periodicas, muito intensas, vomitos e hyperesthesia da parede abdominal.

No periodo final da molestia, os doentes ficam reduzidos a pelle e osso. O rosto permanece, ás vezes, redondo, de aspecto balofo, apesar da magreza extrema do corpo. Nos malleolos e na zona lombo-sacral notam-se edemas cachecticos.

A febre apresenta em taes casos, fortes remissões, observação aliás commum na tuberculose. Finalmente a morte sobrevem por extremo exgottamento; outras vezes, o exito letal resulta duma invasão aguda do pulmão, ou da disseminação geral dos bacillos (tuberculose miliar).

Na criança, as ulceras tuberculosas raramente produzem fortes enterorrhagias; perfuração intestinal e subsequente peritonite ichorosa, ou abscesso estercoral são, entretanto, muito frequentes.

Nos casos de tuberculose intestinal secundaria, os symptomas locaes occupam, com frequencia, segundo plano. As lesões ahi encontradas constituem, por vezes, surpreza de autopsia.

Não é facil diagnosticar, com certeza, invasão tuberculosa primitiva dos intestinos. As diarrhéas das perturbações chronicas do intercambio nutritivo se podem revestir exactamente do mesmo aspecto clinico; além disso, a demonstração do bacillo de *Koch* nas fézes vem cercada de muitas difficuldades technicas e a reacção de *Pirquet,* feita com tuberculina humana, pode ser negativa. Nessa ultima hypothese, devemos tentar tambem a cuti-reacção com a tuberculina da mastite das vaccas. Em crianças profundamente depauperadas e emmagrecidas, apresentando pelle fina e secca, a cuti-reacção é, muitas vezes, como já dissemos, negativa; mas, torna-se, não raro, positiva quando repetida uma ou duas semanas depois. E', então, frequente reagirem tambem nessa occasião as primeiras incisões.

Suspeitas de causa tuberculosa se tornam as diarrhéas que não se modificam por um tratamento adequado e que, sem motivo plausivel, amiudadamente reincidem. Quando se descobre que a criança foi alimentada com leite crú, a possibilidade de tuberculose se faz mais provavel. Em casos mais adeantados, a febre com remissões caracteristicas desperta a attenção para a provavel etiologia tuberculosa da diarrhéa.

O *prognostico* é máu; a maioria desses doentes está irremediavelmente perdida. Quando escapam, a sua vida fica ainda sob a ameaça de estenoses cicatriciaes, obstrucção intestinal aguda, etc.

Tratamento — Para os casos de diarrhéa, prescreva-se a dieta adstringente já anteriormente aconselhada nas perturbações intestinaes chronicas.

Não é necessario obrigar a criança a jejuar (vide pag. 22).

Para as colicas aconselha-se *xarope de codeina,* de *pantopon* ou *tintura de opio* (3 vezes ao dia, 3 a 5 gottas); sobre o ventre applicam-se thermophoros electricos, cataplasmas quentes de farinha, ou de qualquer outra natureza. Além disso, ar livre e heliotherapia concorrem para manter o organismo em bom estado de nutrição. A radiotherapia applicada, como ficou indicado para a tuberculose do peritoneo, pode tambem aqui dar bons resultados.

D. Tuberculose externa

Arthrite tuberculosa — O começo é insidioso, como aliás na maioria das lesões dessa natureza. Não raro, a familia do doente attribue a molestia a um accidente (queda, torção, etc.), ou a um esforço physico exaggerado. O joelho é de todas as articulações a mais frequentemente acommettida.

A molestia começa, na maior parte das vezes, por um derrame seroso ou sero-fibrinoso intra-articular. A motilidade se conserva mais ou menos integra; mas, durante os movimentos passivos, collocando-se a mão sobre o local, sente-se um attrito caracteristico, explicavel pela presença de vegetações dentro da synovial (*corpusculos oryziformes*).

Outra modalidade muito frequente de arthrite é o fungo tuberculoso (forma granulosa; muito sensivel) differindo da hydropsia articular que é indolor no inicio e, ás vezes, mesmo no evolver da lesão. A articulação, intumescida, fusiforme, de contornos pouco distinctos, tem movimentos muito limitados; a criança toma a postura que mais a desobrigue do peso do corpo e assim se constituem contracturas permanentes. Sobre a articulação o tegumento cutaneo é descorado e dahi a denominação do "*tumor albus*". Nalguns casos, caseificam-se as massas de tecido granuloso ahi existentes e se formam fistulas (*abscesso frio*).

*

* *

A *coxite,* dentre as lesões tuberculosas articulares, merece menção especial. O começo é insidioso. O doente apresenta a chamada "*claudicação espontanea*".

Esse phenomeno, acompanhado de dôres, não raro, falsamente localizadas na articulação do joelho, apparece no correr do dia, depois que a criança já fez muito exercicio. Nota-se evidente restricção dos movimentos naturaes (flexão da perna, abducção, etc.).

Deitando-se o doente sobre uma superficie lisa (uma mesa), verifica-se que, quando sobre ella encosta o dorso, flexiona immediatamente o membro lesado na articulação da anca e do joelho; mas, si a criança distende a perna, imprime simultaneamente á columna vertebral forte lordose.

Sempre que num caso ha suspeita de coxite, é vantajoso consultar um cirurgião.

O *diagnostico differencial* deve excluir a hypothese de molestia de *Perthes* (vide pag. 157).

O *rheumatismo tuberculoso de Poncet* caracteriza-se por arthrites agudas ou chronicas, com localização polyarticular e aspecto rheumatoide. Essa affecção é observada, com certa frequencia, em crianças tuberculosas (vide pag. 157).

Tratamento — Raios de *Roentgen*, luz ultravioleta, cura de repouso. E' prudente consultar um cirurgião.

Adenite tuberculosa — A tuberculose infecciona frequentemente os ganglios do augulo maxillar. Sua invasão parte da bocca (amygdalas, carie dentaria). A's vezes, as adenites são bilateraes. Em regra, infecciona-se todo o grupo ganglionar da região; mas, ora um, ora outro assume prcporções consideraveis.

Em muitos casos, os ganglios augmentam, apenas, de volume; noutros, fundem-se uns aos outros, adherem á pelle, caseificam-se e fistulam, depois da liquefacção do material nelles contido.

O *diagnostico differencial* entre a adenite aguda inflammatoria e a tuberculosa, salvo quando negativa a reacção de *Pirquet*, é, a principio, difficil. Si no processo for pequena a participação do tecido vizinho, quando os ganglios se mostram indolores, deve-se, com razão, pensar em adenite tuberculosa. Quando se pode acompanhar o doente por algum tempo, verifica-se, sendo tuberculosa a infecção, que os ganglios, durante muitas semanas, quasi não se modificam; nas adenites inflammatorias dá-se, ao contrario, resolução espontanea ou suppuração rapida, seguida de cura, em 3 a 4 semanas.

No diagnostico differencial desses casos não se deve esquecer a possibilidade de um intumescimento ganglionar de origem leucemica, ou pseudo-leucemica.

Tratamento — Evite-se applicação de cataplasmas quentes, até ficar bem estabelecido si a adenite é ou não de natureza tuberculosa: nos casos duvidosos. prefiro empregar compressas frias, ou uma "gravata" gelada. Mais tarde, prescreva-se *jodvasogen;* além disso, de 3 em 3, ou de 4 em 4 semanas, aconselha-se uma sessão de radiotherapia; nos intervallos, recorra-se ao apparelho de raios ultravioletas.

Quando ha fusão da massa caseosa, puncciona-se o ganglio, retira-se o pús e sobre as fistulas applicam-se raios de *Roèntgen.* As injecções de *iodoformio,* via de regra, não dão os bons resultados que lhes são habitualmente attribuidos.

Intervenções cirurgicas são hoje por todos condemnadas. Si não é possivel usar radiotherapia, experimente-se o emprego da tuberculina pelo processo de *Ponndorf* (vide: pag. 196).

Tuberculose ossea

A infecção tuberculosa dos ossos se opera por via hematica; de um foco primario, situado á distancia, ganham os bacillos a torrente circulatoria, vão ter a uma arteriola epiphysaria, produzindo ahi endo-arteriite obliterante. Pode acontecer tambem que uma particula de materia caseosa vá ter, por via vascular, ás pequenas arterias osseas, dando origem, por embolia, a um infarcto cuneiforme.

Os ossos que possuem substancia esponjosa em abundancia são frequentemente lesados: corpos vertebraes, epiphyses dos ossos longos, ossos curtos do tarso e do carpo, ossos da bacia e do cranio. Nesses casos, trata-se ora de periostite, ora de osteomyelite e osteite.

Espinha ventosa—é uma forma muito frequente da tuberculose ossea. A *espondylite,* cujos symptomas são, em começo, pouco precisos, é uma localização perigosa da tuberculose. Nesses casos, as crianças procuram diminuir o peso que normalmente sustenta a columna vertebral e para isso, ao se assentarem, apoiam-se sobre as mãos, alliviando desse modo a espinha dorsal. Quando o doente apanha um objecto cahido sobre o solo, ao se levantar, "trepa com as mãos ao longo das pernas, coxas, etc.", até ganhar a posição erecta.

A percussão de determinado numero de apophyses espinhosa é dolorosa; além disso, consegue-se facilmente localizar a dôr quando, collocando-se a mão sobre a cabeça do doente, comprime-se-a de modo abrupto de encontro á columna.

Sempre que se notam symptomas suspeitos de espondylite tuberculosa, é vantajoso consultar a opinião de um cirurgião (recursos da orthopedia).

E. Meningite tuberculosa

A meningite tuberculosa é commum mesmo em crianças de tenra edade (2 a 5 annos). A infecção parte, em regra, de ganglios peribronchicos caseificados e que, muitas vezes, até essa epoca, não produziram symptomas clinicos.

Esses individuos, apparentemente sadios, adoecem de repente e são, em pouco tempo, victimados pela meningite.

A grande frequencia de obitos por affecção tuberculosa no periodo das epidemias de sarampo e de coqueluche, mostra sobejamente a influencia funesta que essas infecções podem exercer sobre uma tuberculose ganglionar "fechada" e em completo repouso.

Outras infecções produzem, por vezes, effeito identico. Esse facto se evidencia claramente pelo grande numero de casos de meningite no outomno e na primavera, estações, portanto, em que são communs as molestias catarrhaes das vias respiratorias superiores. Não ha duvida, essas infecções influenciam decisivamente a frequencia da meningite nessas occasiões.

Muitas vezes, a inflammação das meninges apparece abruptamente em individuos ha muito contaminados, como é facil verificar pela presença de coxite, ou de outras lesões osseas de natureza tuberculosa.

Qualquer intervenção cirurgica em um foco tuberculoso pode vir acompanhada de accidentes gravissimos, provocando disseminação dos bacillos pela circulação e, consequentemente, meningite. Entretanto, é até certo ponto pouco commum o facto de tuberculos cerebraes, ou lesões tuberculosas dos ossos da abobada craniana se propagarem ás meninges.

Pouco provavel é que um traumatismo — queda sobre o cranio, etc. — possa dar motivo indirectamente a uma meningite.

As lesões meningeas são, como se vê, manifestação tuberculosa secundaria. Sua localização se faz de preferencia na base do encephalo.

Nesses casos, a obducção revela um exsudato denso e purulento encerrado no espaço sub-arachenoideo, circumscripto á base do cerebro (nervo optico, chiasma, ponte, nervos cranianos em seus pontos de emergencia e vasos). Além disso, encontram-se por toda parte, sobretudo ao longo dos vasos, dentro dos sulcos cerebraes e no plexo-chorioide, innumeros tuberculos miliares. Nos ventriculos cerebraes manifesta-se ao mesmo tempo augmento de producção liquida (hydrocephalia interna).

Symptomatologia — A mais caracteristica das manifestações iniciaes da meningite tuberculosa é a completa mudança de habitos das crianças que perdem o appetite, não brincam mais com prazer, bocejam frequentemente e dormem durante o dia. Sua vivacidade ora é normal, ora permanecem absortas, de olhos abertos, por completo alheias ao meio ambiente. No inicio da invasão, crianças pequenas não se queixam, em regra, de coisa alguma; doentes de mais edade a. usam dôres de cabeça e myalgias. Esses symptomas fazem crêr, a principio, numa influenza. Nalguns casos, notam-se ligeiras perturbações gastro-intestinaes: em lactentes as fézes se fazem dyspepticas; em crianças acima de um anno apparece, mais frequentemente, prisão de ventre. Em taes condições, lança-se o diagnostico provisorio de "ligeira perturbação intestinal". Nessa espectativa passam-se uma a duas semanas e o caso continúa obscuro. Si o doente apresenta focos de tuberculose externa, pode-se, com certa probabilidade, pensar em meningite, mesmo nesse periodo; mas, via de regra, a maioria das crianças, bem desenvolvidas e com excellente apparencia, nem de longe justificam suspeita dessa ordem; de subito, porém, em meio da indecisão, tornam-se patentes symptomas meningiticos; apparecem anormalidades funccionaes para o lado dos nervos da base craniana: ligeira ptose de uma palpebra, anisochoria, estrabismo, leve hemiparese facial, etc.

Lembro desde já que essas lesões são fugazes; em 24 horas, podem desapparecer. E' justamente essa particularidade que lhes dá grande valor diagnostico. Quasi sempre, existem vomitos que surgem, por vezes, de modo abrupto, estando o estomago vasio, e não raro, sem nausea, ao virar-se a criança.

No prazo de alguns dias, commummente em poucas horas, installa-se em toda sua plenitude o quadro typico da meningite.

Surge, então, rigidez da nuca; os doentes assentados mantêm a cabeça tesa e estranhamente erecta. Os movimentos passivos para qualquer lado, sobretudo para a frente, são dolorosos. No leito, preferem o decubito lateral, pernas flexionadas nos joelhos, repousando a cabeça na palma da mão.

Alem disso, não conseguem assentar-se como individuos normaes: desviando as pernas para um lado apoiam-se nos braços para se erguerem, evitando assim distender os joelhos. Os reflexos tendinosos se exaggeram; ás vezes, encontra-se positivo o phenomeno de *Babinski*. Tornam-se presentes os signaes de *Kernig* e o de *Brudzinsky*.

Signal de Kernig — deita-se o doente de costas, com as pernas completamente distendidas; depois, levanta-se-lhe o tronco, tendo o cuidado de manter os joelhos na posição anterior. Normalmente é possivel erguer o corpo, sem difficuldade, até ultrapassar um angulo recto (*signal negativo*); nas meningites, quer dizer, quando o signal é positivo, não se consegue a mesma coisa, sem occasionar dôr e grande resistencia. (1).

Signal de Brudzinsky — Curvando-se para deante, rapidamente e duma só vez, a cabeça da criança, observa-se, quando o signal é positivo, que o doente encolhe reflexamente as pernas e os braços.

No periodo inicial da molestia, os doentes se conservam ainda perfeitamente conscientes; respondem tudo com clareza, mas preferem, sem duvida, que se os deixe em paz. Para a tarde, observam-se ligeiras perturbações da intelligencia, delirio, excitação, rilhar de dentes, etc. A's vezes, apparecem convulsões. Frequentemente, encontra-se bradycardia e arrythmia.

Os doentes emmagrecem em poucos dias; o abdome se escava (*ventre em canoa*), os gestos se tornam lentos, incertos e tremulos; sobre a pelle notam-se erythemas fugazes, manchas avermelhadas (*tâches cérébrales*); verifica-se forte hyperesthesia cutanea, grande sensibilidade á luz e a ruidos.

A puncção lombar fornece-nos um liquido quasi transparente, mas hypertenso. Deixado em repouso 24 horas, apresenta um coagulo em forma de teia de aranha, composto de delgados fios brancos, que vão da superficie ao fundo do vaso. Nesse deposito encontram-se bacillos de *Koch* (pesquisa pela antiformina).

O conjuncto desses dados não deixa mais duvidas sobre o diagnostico. Muito frequentemente a primeira crise invasora apresenta uma remissão: a febre declina, o estado geral melhora, os vomitos cessam, reapparece o appetite, o doente senta-se na cama.

(1) Nota: Ha varios processos de pesquisar esse signal.

Um medico pouco avisado poderia duvidar do primitivo veredicto. Essa remissão, sempre transitoria, durando, por vezes algumas horas apenas, outras um a dois dias, é caracteristica da meningite tuberculosa.

Depois, os acontecimentos se precipitam: a molestia caminha e, em 8 dias, mais frequentemente, antes desse prazo, a morte é inevitavel.

Terminada a remissão, recrudescem todos os symptomas — somnolencia, rigidez da nuca, estrabismo, paralysias, excitação, etc. A respiração estertorosa apresenta frequentemente o typo *Cheyne-Stokes*. As pupillas não reagem; a cornea perde o brilho e sécca; as conjunctivas se tornam purulentas e hyperhemicas. Muitos desses doentes são acommettidos de constantes convulsões; noutros, ellas se alternam com espasmos. O pulso se apressa, a temperatura sóbe rapidamente, phenomeno que dá ao graphico febril aspecto muito caracteristico de "cavallete".

O prognostico, pondo de parte rarissimos casos de cura, é absolutamente infausto.

Diagnostico — Quando se trata de crianças apresentando focos patentes de tuberculose, o diagnostico não é difficil; mas, si a meningite ataca individuos de apparencia absolutamente normal, pode cercar-se de grandes difficuldades.

A principio, o caso simula uma grippe, ou ligeira perturbação intestinal; entretanto, apesar de um tratamento apropriado, o doente não melhora, como é regra, no fim de 3 a 4 dias. Esse facto faz duvidoso o primitivo diagnostico e, entre outras hypotheses, é preciso pensar sempre em meningite tuberculosa.

Bradycardia, prisão de ventre, diazo-reacção de *Ehrlich* positiva, augmento do volume do baço e somnolencia, podem induzir á confusão com o typho; para tanto faltam, porém, o aspecto caracteristico da lingua, a leucopenia e, sobretudo, a hemocultura negativa.

No começo, a puncção lombar, em geral, nada adeanta; encontra-se, é certo, augmento de volume do liquido e hypertensão; mas, falta ainda o caracteristico coagulo em forma de teia de aranha.

Nesse periodo, acreditam alguns autores, que a reacção de *Pándy* permitta evidenciar o caracter tuberculoso do liquido cephalo-racheano: deita-se uma gotta desse liquido numa solução aquosa a 1:15 de *acido carbolico* crystallizado. Sendo positiva a reacção, forma-se, no ponto de contacto das duas substancias, uma franca turvação.

Em lactentes, o diagnostico pode cercar-se ainda de maiores difficuldades, porque, em regra, faltam aqui a bradycardia e o signal de *Kernig;* a propria hypertensão da fontanella é inconstante.

Em casos obscuros, suspeitos de meningite, procura-se, em primeiro logar, estabelecer si ha ou não infecção tuberculosa. Faz-se a reacção de *Pirquet* e, emquanto se espera o resultado, tem-se a vantagem de poder, durante alguns dias, observar cuidadosamente o doente. Depois disso, pratica-se a puncção lombar; sendo necessario, repete-se-a mais tarde. Nesse prazo, apparecem, quasi sempre, outros symptomas que decidem o nosso diagnostico.

Quando se examina uma criança, depois que plenamente se installaram symptomas de meningite, é preciso estabelecer qual a especie de lesão meningea no caso vertente.

Fala por etiologia tuberculosa uma invasão sorrateira; inicio abrupto e violento é mais proprio á meningite cerebro-espinhal epidemica e ás meningites purulentas, frequentemente filiadas a uma otite média e a affecções catarrhaes generalizadas das vias respiratorias.

Absoluta firmeza ao diagnostico só nos pode fornecer a puncção lombar, indispensavel, por conseguinte, em todos os casos dubios. O exame do fundo do olho, cujo objectivo consiste em verificar a existencia de tuberculos na chorioide, é nas crianças muito difficil e, por vezes, impossivel.

Technica da puncção lombar — E' mais vantajoso pratical-a estando a criança em decubito lateral do que assentada. Flexionam-se o mais possivel as pernas na articulação do joelho e na coxo-femural; inclina-se fortemente a cabeça para deante. Dessa maneira, arqueia-se a columna que se dispõe em accentuada curvatura cyphotica. Em seguida, procura-se, como ponto de reparo, o bordo superior dos ossos iliacos; a agulha será introduzida na linha que liga um ao outro esses dois ossos, atravessando a columna vertebral mais ou menos na altura da apophyse espinhosa da quarta vertebra lombar. Feita a desinfecção da pelle com iodo, punciona-se entre as apophyses espinhosas da 4ª e 5ª vertebras, tendo-se o cuidado, nessa operação, de voltar um pouco obliquamente para cima a ponta da agulha, que deve ser tão fina quanto possivel para evitar lesão de vasos sanguineos. Si, apesar disso, se observa tal accidente, retira-se o instrumento e faz-se com outra agulha nova puncção no espaço intervertebral immediatamente superior.

Quando a agulha é introduzida no caminho exacto, atravessa, com ligeiro ranger, o ligamento intervertebral e ganha o canal medullar; nesse momento, o operador sente diminuir abruptamente a resistencia á intromissão do instrumento; retira, então, o mandril e o liquido gotteja.

A's vezes, a agulha, ultrapassando a méta, vae até á parede anterior do canal vertebral; nesse caso, faz-se-a retroceder um pouco; outras, o motivo é opposto—o liquido não jorra porque a agulha não attingiu o canal vertebral no momento que se retirou o mandril. Em vista disso, faz-se-a caminhar um pouco para a frente.

Muitas vezes, a agulha, encontrando um osso, não pode atravessar o tecido intervertebral. Nessa hypothese, faz-se-a recuar, desvia-se-a um pouco para baixo ou para cima, até que attinja tecido permeavel; nesse momento, ella caminhará para deante.

Logo que o liquido racheano começa a gottejar, mede-se a sua pressão com um tubo de vidro, cuja extremidade inferior, depois de ligada á agulha por um dispositivo de borracha, é mantida ao nivel do ponto onde se punccionou.

A pressão normal do liquido na criança deitada é, approximadamente, de 100 a 152 mill.; nos casos de hypertensão (meningite, etc.) eleva-se muito mais.

Escoados alguns centimetros cubicos, retira-se a agulha, pincela-se com iodo o orificio de perfuração e applica-se sobre o local um pedaço de esparadrapo.

Na meningite tuberculosa o liquido racheano obtido é quasi transparente; encerra, apenas, alguns leucocytos. Com 24 horas de repouso, constitue-se no fundo do vaso o já mencionado coagulo em forma de teia de aranha.

Tratamento — Procura-se deitar o doente commodamente; sobre a sua cabeça colloca-se um sacco de gelo. Cuida-se de evitar o apparecimento de decubito, aconselhando abluções frequentes, fricções com alcool e impedindo que a urina, involuntariamente emittida, macere a pelle. E' indispensavel proporcionar ao doente absoluto repouso, prohibindo qualquer ruido dentro ou fóra do quarto; além disso, impede-se que luz intensa penetre no aposento. E' vantajoso regularizar as dejecções por meio de laxantes (infusão de senne, etc.). Si a primeira puncção verificou grande abundancia de liquido, com hypertensão, repete-se a operação, que pode trazer melhoras. Sabe-se que a baixa da pressão intracraniana concorre pelo menos para alliviar a cephaléa.

Quando ha superexcitação, prescreva-se 0,5 a 1,0 gr. de *chloral* em clyster, ou uma injecção (1/3 de ccm.) de *morphina,* ou de *luminal sodico* (0,1 a 0,2). Si for necessario, reitere-se a applicação.

Nos ultimos dias proximos á morte, a criança mantem a bocca e os olhos constantemente abertos; para impedir que, em consequencia disso, a cornea e a cavidade buccal se resequem, applicam-se sobre as palpebras e os labios compressas humidas.

F. Tuberculose miliar

Os primeiros indicios de tuberculose miliar são tão vagos como os da meningite tuberculosa; nesse ou naquelle caso os symptomas podem surgir tanto em individuos evidentemente tuberculosos como em crianças com optima apparencia physica.

O mechanismo da dessiminação bacillar explica-se da seguinte maneira: ora um foco tuberculoso—via de regra, um ganglio caseificado—entra em communicação com um vaso sanguineo; ora, desenvolve-se na parede do vaso, abaixo da intima, um tuberculo que em seguida se caseifica e esphacela. Nessa ou naquella hypothese os germes, levados pela torrente circulatoria, são disseminados por todo o organismo.

Symptomatologia — A principio, são insignificantes as lesões anatomicas produzidas pela disseminação dos bacillos e não se traem por nenhuma alteração local; apesar disso, o estado geral do doente se mostra profundamente modificado: febre alta, continua, ou com remissões, grande dyspnéa, emmagrecimento violento, absoluta anorexia e prisão de ventre. Quando a temperatura se eleva demasiado, apparecem delirios, ou somnolencia.

Por vezes, a tuberculose miliar se pode confundir com uma infecção eberthiana (*forma typhosa*). Arredamos, entretanto, com certa facilidade, a hypothese de invasão typhica baseados na tachycardia, na leucocytose e, sobretudo, na hemocultura.

A *forma pulmonar* da tuberculose miliar é relativamente rara na criança. Nesses casos, os doentes apresentam pelle quente e humida, respiração offegante e difficil, mas é negativo o exame clinico do pulmão. Nessa situação pensa-se, á primeira vista, em pneumonia central; não tarda, porém, a manifestar-se *profunda cyanose,* phenomeno que em nenhuma outra molestia aguda apparece com tanta intensidade; entretanto, nesse periodo a pesquisa clinica do pulmão continua quasi negativa; nota-se, no maximo, respiração ligeiramente rude e aspera, raros piados, signaes que, aliás, são frequentes em crianças gravemente enfermas, apresentando respiração superficial.

O exame radiologico fornece, porém, resultado caracteristico — toda a area pulmonar nos dá na radiographia impressão de coberta por cicatrizes variolosas. Essas manchas correspondem a tuberculos cuja extensão oscilla, attingindo mesmo o volume de uma ervilha.

Em tres semanas approximadamente a tuberculose miliar termina pela morte.

Nalguns casos o doente succumbe apresentando grande dyspnéa alliada a cyanose que progressivamente se intensifica e somnolencia cada vez mais pronunciada. Na phase final a febre pode descer a nivel normal, ou mesmo abaixo disso; nalgumas crianças surge por fim meningite tuberculosa. Na maioria das vezes, porém, pouco antes da morte, a temperatura sóbe rapidamente, o pulso dispara e se multiplicam os movimentos respiratorios (1).

O *diagnostico* — é, a principio, quasi impossivel. Só quando o doente apresenta focos de tuberculose anteriormente já conhecidos, é que se pode admittir desde o começo a hypothese de tuberculose miliar, ou de meningite. Na maioria dos casos parece-nos, no inicio, mais plausivel a possibilidade de rhinopharyngite com hyperpyrexia, de pyelite, de febre typhica, ou de pneumonia central.

Levantada a suspeita de tuberculose miliar, procura-se fazer logo a reacção de *Pirquet*. A cyanose é um dos symptomas mais importantes para o diagnostico; além disso, a evidente contradicção entre a gravidade dos symptomas morbidos apresentados e o resultado quasi nullo do exame objectivo justifica plenamente a suspeita de tuberculose miliar.

Tratamento — E' cabivel tambem aqui o que ficou dito no capitulo sobre a meningite tuberculosa.

---

(1) Nota: Vide fig. 2, curvas 1 e 2.

Syphilis

Em crianças de dois a tres annos encontram-se condylomas lueticos, de preferencia, ao nivel das aberturas naturaes — anus, vagina, bocca, inclusive na lingua. Essas lesões são consequencia de recrudescimento da lues do recemnascido (*lues congenita*). A lingua geographica não é, entretanto, de natureza syphilitica.

A lues tardia (*syphilis congenita tardia*) produz manifestações clinicas muito caracteristicas:

a) *periostite luetica da tibia* — forma-se em redor da diaphyse espessa camada de substancia ossea, sem estructura definida. O osso engrossa, arredonda-se e curva-se para frente, transformando-se na classica *tibia em forma de alfange.*

b) *gonite luetica* — a articulação do joelho se avoluma, tornando-se fusiforme; seus movimentos activos são cada vez mais limitados; nos passivos, verifica-se que a articulação range fortemente.

Com alguns mezes de tratamento adequado, restabelecem-se, porém, as funcções articulares.

c) *triade de Hutchinson* — consta de symptomas muito caracteristicos: *surdez* progressiva, *keratite* parenchymatosa e *dentes* semilunares (primeiros incisivos superiores escavados em forma de meia lua).

d) *processos gummosos* — podem ser encontrados nas mais variadas partes do corpo (tegumento cutaneo, mucosas, sobretudo rhinopharynge, ossos, etc.).

Em muitos desses casos a infecção luetica congenita, até á data do exame clinico, nunca produzira a menor manifestação morbida, como os paes *bona fide* asseguram.

Não raro, o medico só se lembra de pesquisar syphilis em individuos oriundos de familias reconhecidamente lueticas; em muitos casos, porém, em que os progenitores negam a infecção um exame cuidadoso desvenda antigos resquicios de lues: cicatrizes minusculas, restos de antigas rhagades, dispostas perpendicularmente em redor da bocca; nariz em sella, testa abahulada e ampla (fronte olympica), cranio vultuoso, consequencia de antiga hydrocephalia, alterações pathologicas no fundo do olho, etc.

A's vezes, até mesmo signaes de lues do systema nervoso central podem ser descobertos: symptoma de *Argyll-Robertson,* cephaléa nocturna, parese no territorio do nervo facial, espasmos musculares durante a marcha, paralysia de um, ou mais membros, nervosia excessiva, atrazo no desenvolvimento intellectual, etc. Esses symptomas resultam de uma meningite basilar, com formação de gommas miliares. A lesão que se origina ao nivel da arachnoide, sob a forma de miningo-encephalite, invade depois a propria substancia cerebral.

Raramente apresentam essas crianças grandes tumores gummosos isolados.

Diagnostico — Condylomas syphiliticos são difficilmente confundidos com outra qualquer lesão. Só a diphtheria vulvar pode produzir ulcerações que a elles se assemelham.

As affecções lueticas dos ossos e das articulações occasionam dôres cuja natureza se torna logo suspeita pelo facto de apparecerem caracteristicamente á noite (*dolores osteocopi nocturni*).

Frequentemente quer as lesões osseas e articulares, quer as ulcerações da pelle nos collocam entre duas possibilidades diagnosticas: lues ou tuberculose. A decisão nos é fornecida pela reacção de *Wassermann* e pela cuti-reacção de *Pirquet.*

Havendo suspeita de lues cerebral, manda-se fazer a reacção de *Wassermann* no sangue e no liquido cephalo-racheano. Si nesse ultimo se encontra augmentado o numero de lymphocytos, sendo positiva a reacção de *Nonne-Apelt* (opalescencia, ou turvação quando se deixa em repouso, durante tres minutos, uma mistura em partes eguaes de liquido com uma solução saturada a quente de *sulfato de ammonio*), pode-se, com grande probabilidade, firmar o diagnostico de lues.

Prognostico — Em regra, manifestações lueticas recentes são facilmente dominadas por um tratamento adequado. Lesões antigas resistem muito mais; por vezes, consegue-se, apenas, que ellas não continuem a se desenvolver.

Tratamento — Sobre a pelle applicam-se diariamente fricções de *pomada mercurial* (1,0 a 2,0 grs. por vez). A technica é a mesma usada para adultos. Pode-se prescrever tambem *pomada mercurial* preparada com *resorbina;* essa mistura existe prompta no mercado. Uma vez por semana, permitta-se um banho geral.

Além disso, recorra-se, simultaneamente, de 8 em 8 dias, a injecções intravenosas de *neosalvarsan* (0,015 por kilo de peso). Dissolva-se o medicamento em 2 a 3 cc. d'agua fria, recentemente fervida; depois, cheia a seringa, passa-se uma atadura no braço do doente para tornar assim mais saliente e accessivel a veia da dobra do cotovello; desinfecta-se a pelle com *benzina,* ou *alcool thymolado* a 5% e faz-se a injecção, obedecendo naturalmente a todos os cuidados de technica para isso necessarios. Antes de accionar o embolo, verifica-se si a agulha está bem no lume da veia, o que facilmente se nota pelo refluxo do sangue para dentro do receptaculo da seringa. Nesse momento, afrouxa-se a fita de compressão e lentamente se injecta o medicamento. Sobre o orificio produzido pela agulha colloca-se, a seguir, um pedaço de esparadrapo.

Durante o tratamento mercurial é preciso cuidar muito dos dentes da criança, apesar da estomatite ser nella mais rara do que no adulto.

A primeira phase do tratamento, constando de 6 injecções de *neosalvarsan* e 6 series de fricções mercuriaes, deve durar mez e meio. Faz-se depois uma pausa que será aproveitada para a administração de um medicamento iodado, por exemplo — *iodoglidina* (*Klopfer*) — um comprimido 2 vezes ao dia.

Tres mezes depois, faz-se novamente a reacção de *Wassermana* e si continúa positiva, inicia-se logo outra serie de injecções egual á primeira.

Assim se conduz o tratamento fazendo, de 3 em 3 mezes, a reacção de *Wassermann,* até que se torne negativa. Mais tarde, é conveniente repetil-a algumas vezes seguidas, com pequenos intervallos, mesmo quando negativa.

O *calomelanos* em suspensão oleosa (*Dr. Kade*, Berlim, SO. 26), pode ser tambem utilizado de accordo com a bula que acompanha o preparado; doses: crianças de 2 a 3 annos — 0,02; dahi para cima — 0,03.

Sobre os condylomas e gommas ulceradas é vantajoso applicar um curativo com pomada de *calomelanos*.

*
* *

Affecções das vias respiratorias

Rhinopharyngite

A rhinopharyngite é frequentissima nas crianças. Todos os dias temos occasião de observar casos dessa natureza que recebem vulgarmente a denominação de "resfriado", "defluxo", "grippe", etc.

Toda criança pode apresentar, de quando em vez, uma pharyngite; mais sensiveis são, porém, individuos "fracos", portadores de diathese exsudativa.

Podem figurar como agentes etiologicos o pneumococco, o bacillo da influenza, o pneumobacillo, o micrococco catarrhal, etc.

A propagação é directa — faz-se do individuo infeccionado ao sadio; outras vezes, a transmissão se opera por intermedio de adultos portadores de um defluxo banal. Em muitos casos, a rhinopharyngite não passa de recidiva de uma infecção antiga.

Symptomatologia — A molestia se denuncia por ascensão da temperatura, mal-estar, anorexia, lingua saburrosa e máu halito. A febre, não raro, eleva-se bastante, ultrapassando 40°; sua duração é variavel; ás mais das vezes, não vae além de 8 dias; em certos doentes, porém, prolonga-se por mais tempo. Não existe um typo febril peculiar a esses casos; frequentemente a febre é remittente, mostrando-se mais baixa pela manhã e mais elevada á tarde.

Nalguns doentes, o quadro morbido se torna extremamente grave. Nelles o periodo febril annuncia-se, não raro, por convulsões, subindo a temperatura, em curto prazo, até 41°; a criança, cuja pelle se mostra quentissima, delira, choraminga constantemente, agita-se no leito de um lado para outro, sem cessar, recusa os alimentos e vomita o pouco que ingere. Em opposição a symptomas geraes tão violentos, que duram, ás vezes, muitos dias, está o resultado quasi negativo do exame clinico.

Ao lado desses casos agudos, encontram-se doentes que se mostram muito pouco incommodados, apesar da pharyngite. A febre, relativamente baixa, não lhes causa grande alteração. Durante o dia, com temperatura quasi normal, mostram-se vivos e alegres como si nada tivessem; á tardinha, quando a febre apparece, o rosto se aquece; os doentinhos se mostram abatidos, sem appetite e preferem deitar-se. O somno é, entretanto, agitado e menos profundo do que em dias normaes. Faltam, porém, symptomas de molestia grave. Para esses casos tão benignos, via de regra, não se chama medico; os paes sabem que a criança "se resfriou" como habitualmente; dão-lhe a medicação já de outras vezes prescripta e prendem-na no quarto. Com isso, em alguns dias, está tudo terminado.

Como se vê, a pharyngite é uma molestia que pode apresentar os mais variados gráus de intensidade.

As lesões são, a principio, tão insignificantes que um clinico pouco avisado pensa antes em pneumonia, ou noutra infecção qualquer.

Nas amygdalas pharyngeas e em sua circumvizinhança encontra-se a porta de entrada da infecção. Nesses casos existe ahi hyperhemia e hypertrophia do tecido lymphatico. O exame directo nada pode, entretanto, descobrir, porque a lesão, acima do véo do paladar, não é accessivel á inspecção pela bocca. Sem embargo, consegue-se diagnosticar, com grande probabilidade de acerto, augmento da amygdala palatina e edema da mucosa circumvizinha.

A permeabilidade do nariz e da pharynge é na criança muito menor do que no adulto, de sorte que um insignificante intumescimento da cavidade rhinopharyngea pode perturbal-a. Em vista disso, a respiração nasal se torna audivel á distancia, ou o doente é mesmo obrigado a abrir a bocca para poder respirar.

Esses symptomas, embora insignificantes, são typicos e sufficientes para permittir firmar diagnostico.

Ao mesmo tempo, nota-se augmento de volume dos ganglios situados atraz do musculo esternoclidomastoideo, mais um indicio de maxima importancia para o diagnostico.

Os ganglios do pescoço possuem territorios muito bem delimitados que lhes são tributarios; os que ficam para traz do musculo esternoclidomastoideo intumescem quando existe um processo inflammatorio na pharynge, amygdalas pharyngeas e lesões do couro cabelludo (ferimentos infeccionados, pediculose, etc.); os ganglios collocados logo atraz do angulo maxillar, isto é, adeante do esternoclidomastoideo, acham-se filiados ás tonsillas palatinas e crescem nos casos de amygdalite (escarlatina, diphtheria, etc.); os submentoneanos estão em relação tributaria com a lingua e o queixo; aos labios correspondem os que ficam ao lado da larynge.

Uma vez terminada a inflammação no territorio a que estão filiados, os ganglios intumescidos reduzem-se gradativamente a volume normal, continuam, porém, palpaveis, muito tempo depois que terminou a infecção, constituindo nodulos duros do tamanho de uma lentilha. Si a pharyngite reincide, augmentam de novo de tamanho.

Nesses casos, a pratica nos permitte distinguir, por simples exame clinico, si se trata de adenite recente, ou restos de antigas inflammações; na primeira hypothese, os ganglios são grandes, molles e, em regra, dolorosos; na ultima, duros e facilmente deslocaveis de um para outro lado.

Para o diagnostico, a presença desses ganglios é decisiva; seu valor é tanto maior quando se pensa na grande difficuldade de inspeccionar a pharynge de crianças nervosas; além disso, si se encontram ganglios augmentados ha muito tempo e que apresentam os caracteres acima frisados, temos excellente ponto de afferencia para o diagnostico de rhinopharyngite recidivante.

Dois a tres dias após a infecção, as lesões rhinopharyngeas se tornam evidentes. Nas vizinhanças das tonsillas encontram-se então signaes indubitaveis de inflammação. Nota-se, ao lado disso, hyperhemia da mucosa do nariz, da uvula e dos bordos do véo palatino. A inflammação caminha, aos poucos, para baixo; nessa phase, quando se inspecciona a bocca, encontra-se a parede posterior da pharynge total ou parcialmente hyperhemiada.

Na ultima hypothese, são atacados sobretudo os pilares lateraes nos quaes se acham comprehendidos feixes do musculo levantador da pharynge. O melhor meio de observar essa localização da pharyngite é introduzir uma espatula na bocca do doente até tocar a parede posterior da pharynge, provocando desse modo o reflexo do vomito. Nesse momento, contraem-se os feixes musculares cobertos pela mucosa hyperhemica e edemaciada.

Sobretudo na pharyngite de crianças de tenra edade encontram-se na mucosa, aqui e alli, pontos hyperhemicos. Esse phenomeno é facilmente explicavel: existem nessa epoca, espalhados pela parede posterior da pharynge, nodulos de tecido lymphatico cujo volume oscilla entre o tamanho da cabeça de um alfinete e o de uma lentilha. Ahi em primeiro logar se manifesta a hyperhemia; de sorte que, pela inspecção, elles têm a apparencia de manchas vermelho-escuras, em contraposição ao resto da mucosa, cujo aspecto é ainda normal. Passados alguns dias, tambem essa é attingida, mostrando-se uniformemente rubra e granulosa.

No começo das rhinopharyngites não ha secreção mucosa; no segundo ou terceiro dia, porém, encontra-se atraz do véo palatino muco branco-pardacento. Mais tarde, a secreção augmenta e "o catarrho se torna mais solto".

A mucosidade escorre pelas narinas (defluxo) ou, caminhando para traz ao longo da parede posteriór da pharynge, é deglutida. A tosse se intensifica e se torna mais frouxa; a febre, aos poucos, declina e, em 8 dias, o processo está terminado.

E' dessa maneira que decorrem os casos benignos de pharyngite. Existem, porém, variantes dessa marcha; muitas pharyngites vêm acompanhadas das mais diversas complicações: otite média, amygdalite, descamação epithelial perinaricular, etc.

Pyelite é um accidente commum nas pharyngites; nephrites e endocardites, raras nas inflammações da pharynge, não o são tanto nas amygdalites.

Um dos accidentes mais perigosos é o *catarrho descendente* das vias respiratorias. Começando por simples pharyngite, invade a trachéa, depois os bronchios, os bronchiolos e finalmente o parenchyma pulmonar.

Mesmo quando não se manifestem essas complicações, podem, após as pharyngites, permanecer resquicios desagradaveis. Nos neuropathas, por exemplo, constitue-se, por vezes, tosse persistente que dura semanas e mezes inteiros, acompanhada de accessos coqueluchoides nalguns casos muito fortes.

*

* *

Pharyngite chronica

Essa forma de pharyngite é commum na infancia, fazendo-se acompanhar dos mais variados symptomas.

A maioria dessas crianças, com má apparencia, são

levadas ao medico porque frequentemente accusam febre, anorexia, colicas, vomitos, anemia e outros symptomas vagos, communs na pharyngite chronica.

Em muitos desses casos não é feito o verdadeiro diagnostico. Não raro, esses individuos, sempre adoentados, são tidos por tuberculosos e tratados como tal. Devido á irritação na pharynge, apresentam constante pigarro. A "tossezinha" faz lembrar a adenopathia tracheobronchica. Muitos delles estão sempre a se queixar de colicas e não é raro pensar-se na hypothese de tuberculose dos ganglios mesentericos. Esse diagnostico resulta dos mencionados symptomas chronicos e, principalmente, da existencia de febre pouco elevada, durando semanas e, ás vezes, mezes inteiros (figura 9, pag. 176). Pela manhã, a temperatura é normal; á tarde sobe, attingindo 37,6 a 37,8 ou mesmo 38°. Com frequencia a temperatura pela manhã baixa muito (36°), de sorte que á tarde é *proporcionalmente* bastante elevada.

Na maioria das vezes, a familia ignora a existencia da febre vespertina; os doentes são trazidos ao medico porque apresentam outras manifestações.

Essas crianças, sempre pallidas e com olheiras, mostram-se abatidas, irritadiças, amuadas; apesar de magras, não são tidas por gravemente infermas, continuando mesmo a frequentar a escola; mas, seu estado geral e apparencia não agradam aos paes, que por isso, as trazem ao consultorio. Mandando-se fiscalizar a temperatura durante 8 a 15 dias, descobre-se então que á tarde ha sempre elevações thermicas. Um exame minucioso conduz por fim ao diagnostico de *catarrho chronico da pharynge.*

Em outros doentes tem-se, á primeira vista, a impressão de uma affecção chronica do estomago: lingua saburrosa, anorexia e halito fetido resultante da decomposição do catarrho retido na cavidade rhinopharyngea. Dahi provém o continuo máu gosto na bocca que perturba o appetite e, em individuos nervosos, provoca vomitos.

A's vezes, a anamnese tem outra feição. A anorexia é pertinaz; em certos dias o appetite falta por completo. As crianças se queixam de colicas, por vezes, muito intensas. Uma observação mais cuidada do doente verifica elevações thermicas á tarde. Demais, o catarrho chronico apresenta exacerbações cada 3 ou 4 semanas (reinfecção), que explicam as elevações agudas da temperatura, a anorexia absoluta e a colica peri-umbilical.

Uma das formas de rhinopharyngite era antigamente descripta como affecção á parte, recebendo a denominação de "*febre ganglionar*", cujos symptomas principaes já vêm frisados na denominação do proprio quadro morbido: *febre* irregular, de intensidade variavel, ás mais das vezes, remittente, durando 3 a 4 semanas, não raro, mezes inteiros(vide pag. 176, fig. 9); ao lado disso, forte *intumescimento dos ganglios* da nuca, ligeira hyperhemia e catarrho da pharynge.

*

* *

Pelo que acabámos de descrever, verifica-se que a pharyngite chronica nos offerece um quadro clinico dos mais variaveis, acompanhado, ás vezes, de manifestações morbidas tão graves que é impossivel suspeitar logo que todo o conjuncto morbido possa encontrar como explicação um catarrho chronico da pharynge.

As alterações locaes são, por vezes, insignificantes: hyperhemia e aspecto granuloso da parede posterior da pharynge que se apresenta coberta de minusculos nodulos lymphaticos. Atraz do véo palatino encontra-se catarrho pegajoso, branco-acinzentado, ou amarello-turvo; ao longo do bordo posterior do musculo esternoclidomastoideo existem, formando cadeia, ganglios lymphaticos chronicamente endurecidos. A mãe informa que a criança "ronca á noite" e não abandona, durante o dia o lenço de assoar. O exame clinico verifica que a respiração é difficil e audivel á distancia. Muitos desses doentes falam fanhoso, apresentam continuamente tosse curta e secca, ou mesmo accessos que surgem typicamente pela manhã, ou á noite, emquanto a criança está deitada.

O catarrho chronico, recidivante, mantendo-se, ás vezes inalterado, durante toda a estação chuvosa, é frequente principalmente em crianças exsudativo-diathesicas. A primeira invasão catarrhal coincide com os máus dias do fim do verão; depois, de 2 em 2, ou de 3 em 3 semanas, succedem-se exacerbações sem que a anterior tenha passado. Esse phenomeno se repete durante todo o inverno e a cura definitiva não se vae operar sinão na primavera. E' desnecessario salientar aqui o grande trabalho e os multiplos incommodos que essas crianças dão á familia.

Frequentemente, ao catarrho da pharynge se juntam outras manifestações exsudativas: otite média chronica, vegetações adenoides, hypertrophia das amygdalas, phlyctenas e leucomas da cornea, blepharite chronica, etc.

O *prognostico* da pharyngite mesmo aguda é, em regra, bom. A molestia céde, por vezes, sem intervenção alguma; mas, os casos não tratados e os mal medicados tornam-se facilmente chronicos.

Nas previsões prognosticas não se deve omittir que, por vezes, no correr da pharyngite aguda, surge uma meningite purulenta, ou mais commummente otite media, bronchite, ou bronchopneumonia.

O *prognostico da rhinopharyngite chronica* é egualmente benigno. As crianças com essa especie de lesão são, via de regra, exsudativo-diathesicas, tara que é possivel corrigir, mas não curar.

O *diagnostico* é difficil quando a invasão aguda vem associada a symptomas graves. Muitas vezes, só por exclusão, podemos chegar a esse resultado, isto é—com exame diario e minucioso da criança eliminam-se outras hypotheses, ficando de pé, apenas, a possibilidade de rhinopharyngite. Um importante ponto de afferencia nos é fornecido, como já dissemos, pelos ganglios lymphaticos hypertrophiados que se encontram na nuca.

Na pharyngite chronica com febre pouco intensa e prolongada, elimina-se com a reacção de *Pirquet* e o exame radiologico a hypothese de tuberculose (vide pag. 177); além disso, é indispensavel verificar si as elevações thermicas se filiam a um trabalho muscular excessivo (vide o capitulo sobre *neuropathia*).

Tratamento — O objectivo da therapeutica será limitar o catarrho agudo á cavidade rhinopharyngea. Para isso empregam-se energicos suadouros que evitam as complicações e abreviam a duração da molestia.

Envoltorio quente — applica-se um banho com temperatura inicial de 35°; fricciona-se a pelle energicamente até provocar vigorosa vaso-dilatação peripherica; ajunta-se depois, com cuidado, mais agua quente á banheira até que o thermometro attinja de 38 a 40°. Saindo do banho, que não deve ultrapassar 15 minutos, esfrega-se energicamente a criança, enrolando-se-a depois, da cabeça aos pés, num lençol aquecido; no leito, junto a ella collocam-se garrafas quentes, cobre-se-a bem, dando-se-lhe a seguir uma dose de *aspirina* e depois, de 15 em 15 minutos, infusão de tilia, ou cozimento de limão, ás colheres de chá. Dessa maneira ellas suam abundantemente.

Crianças de tenra edade não ingerem tabletes; dá-se-lhes, por isso, o medicamento reduzido a pó, ou prefira-se *aspirina soluvel* á qual se junta grande quantidade de assucar.

Ha crianças que se agitam e se mostram desassocegadas durante o suadouro; nessa hypothese, applica-se o envoltorio, apenas, até á axilla, deixando os braços livres. Com esse pequeno artificio supportam melhor a applicação. Uma hora depois, enxuga-se a criança, veste-se-lhe uma camisa aquecida, collocando-se-a logo após no leito, cuidadosamente coberta. Assim continúa a suar e, nalguns casos, é preciso mesmo mudar-lhe a camisa.

Esses suadouros serão applicados pela manhã e á tarde, dois a tres dias seguidos.

E' preciso accentuar que as crianças supportam bem banhos quentes e suadouros porque o povo tem o falso preconceito que elles as enfraquecem.

Na maioria dos casos de pharyngite aguda, a febre desapparece em 2 a 3 dias. Suspende-se a applicação dos banhos e a aspirina, recorrendo-se, então, a um expectorante:

Rp.
Licôr ammoniacal anisado 10,0
Dose: de 2 em 2 horas, 5 a 10 gottas, em agua assucarada.

Rp.
Chloreto de ammonio.... 2,5
Extracto de alcaçuz...... 2,0
Agua destillada.......... 100,0
Dose: uma colher das de chá, de 2 em 2 horas.

Rp.
Infuso de raizes de ipeca.. 0,3: 80,0
Licôr ammoniacal anisado........ 1,5
Xarope de polygala q. s. ad........ 100,0
Dose: uma colher das de chá, de 2 em 2 horas.

Rp.
Chlorhydrato de apomorphina............... 0,03
Acido chlorhydrico dil.. 0,5
Xarope simples.......... 20,0
Agua destillada q. s. ad. 100,0
Dose: de 2 em 2 horas, uma colher das de chá.

Rp.
Decocto de raizes de polygala........ 3,0: 80,0
Licôr ammonical anisado......... 1,5
Xarope de althéia q.s. ad............. 100,0
Dose: de 2 em 2 horas, uma colher das de chá.

Rp.
Polygalisat *Bürger* (Senegadialysat)....... 1 frasco
Dose: de 2 em 2 horas, 5 gottas.

Ao lado dos expectorantes, prescrevam-se bonbons de malte, comprimidos de saes de *Ems,* ou tabletes de *formamint Bauer* (5 por dia).

Numa semana, cura-se, em regra, uma pharyngite commum; não ha portanto necessidade de continuar o doente sob vistas medicas. Si a tosse se mantem pertinaz, recorra-se á *codeina.* No periodo agudo, quando a tosse é forte e perturba o somno, dá-se, pelo menos á noitinha, uma a duas doses de um sedativo:

Rp.
Solução de phosphato de codeina.......... 0,2: 80,0
Xarope simples q. s. ad.................... 100,0
Dose: 3 vezes ao dia, ou apenas á tarde e á noite, uma colher das de chá.

Ou:

Rp.
Pós de Dower.......................... 0,1 a 0,5
Dose: 3 vezes ao dia, um papel.

Em vez de solução, é mais commodo receitar xarope de *codeina,* de *pantopon* ou de *laudano* (1) cujos effeitos se equivalem.

Quando ha febre alta e persistente, acho de vantagem receitar um antipyretico. Em regra, um pouco de *aspirina* basta para fazer baixar a temperatura. Pode-se empregar tambem *pyramidon* (0,1; para crianças acima de 3 annos — 0,2).

Envoltorios humidos (vide: tratamento das bronchopneumonias) concorrem tambem para baixar a temperatura.

Na *"febre ganglionar"*, quando as elevações thermicas duram semanas inteiras, toma-se a temperatura de 3 em 3 horas e, quando o thermometro começa a subir, administra-se um pouco de *pyramidon.* Dessa maneira, evitam-se as excessivas ascensões da febre.

Quando ha defluxo intenso, passa-se um pouco de vaselina boricada sobre o labio superior e nariculas do doente para evitar que a secreção macere a pelle da vizinhança. A's vezes, o nariz, as conjunctivas, o labio superior e as bochechas se mostram intumescidos e vermelhos. Nesses casos, applicam-se sobre o rosto, varias vezes ao dia, durante meia hora, compressas frias; molha-se um lenço n'agua boricada (previamente collocada num prato) applica-se-o sobre a face da criança depois de bem torcido. Essas compressas serão repetidas em curtos intervallos até produzirem allivio.

Em crianças de mais edade, o defluxo, por vezes, se acompanha de abundante secreção aquosa, chegando a molhar muitos lenços por dia. Essa hypersecreção melhora introduzindo no nariz algodão impregnado de *forman* ou o seguinte pó:

Rp.

Chlorhydrato de cocaina........................	**aa**
Menthol	**1,0**
Acido borico em pó impalpavel.................	**5,0**

Usar em pitadas.

O melhor recurso, infelizmente nem sempre exequivel nesses casos, é suspender, durante algum tempo, a administração de liquidos.

(1) Nota: pharmacopéa allemã.

O intumescimento chronico dos ganglios da nuca em geral diminue com fricções de *jodvasogen.*

Quando a pharyngite aguda irrompe com febre alta, não é aconselhavel empregar envoltorios quentes que, nessa hypothese, não provocariam sudação, correndo-se mesmo o perigo de vêr a temperatura subir ainda mais. Nesses casos, dá melhor resultado o emprego de banhos longos e ligeiramente tepidos duas a tres vezes ao dia.

E' indispensavel que nos guiemos em cada caso pelo estado geral do doente. Certas vezes, colhem-se melhores resultados applicando alternadamente banhos refrescantes e suadouros. Quando a febre apresenta intensas remissões, recorra-se aos suadouros pela manhã, no momento em que a temperatura está mais baixa; á tarde, quando a febre sobe, lança-se mão dos banhos.

Em qualquer hypothese, convem usar envoltorios humidos: enrola-se um lenço molhado em volta do pescoço da criança e passa-se sobre elle um pedaço de lã grossa, ou de *batiste Billroth,* que será, por sua vez, coberta por um amarrilho de flanella. Essa "gravata" pode ser renovada de 2 em 2 horas, ou mais espaçadamente.

Para crianças já crescidas prescrevam-se gargarejos. Quando ha dysphagia intensa, recorra-se á infusão de camomila; caso contrario, basta uma solução diluida de *acetato duplo de aluminio* ou de *agua oxygenada* (uma colher das de chá num copo d'agua).

E' impossivel estabelecer regras fixas para o tratamento das pharyngites agudas ou chronicas; a orientação a seguir nos é dada pelo estado geral da criança durante a marcha da affecção.

Quando apparece corrimento nasal abundante e pegajoso que, depois de secco, perturba a respiração, applica-se nas nariculas uma pomada que amolleça as crostas existentes. No começo desse tratamento o proprio medico introduzirá no nariz do doente a mécha de algodão untada em vaselina, ou embebida em solução de *agua oxygenada*. E' permittido tambem deitar *agua oxygenada* pura directamente no nariz da criança. Aconselho, entretanto, cautela nessa applicação; ás vezes, o medicamento espuma rapidamente, enchendo de chofre a cavidade rhinopharyngea e impedindo a respiração. Num individuo nervoso podem apparecer nesse momento graves symptomas de choque.

Uma vez restabelecida a passagem do ar pelo nariz, applica-se nas ventas uma pomada de *precipitado branco,* ou de *acetato duplo de aluminio*:

Rp.

Acetato duplo de aluminio	**2,0**
Lanolina	**āā**
Parafina liquida	**20,0**

Nos casos de rhinopharyngite chronica não se dispensa retirar o muco pharyngeo e os detritos que se accumulam sobre a amygdala, porque é sua decomposição que explica a febre e os demais symptomas de que vem acompanhada. Nesses casos dão, ás vezes, excellentes resultados lavagens com solução a 0,35 gr. por cento de *sulfato de zinco*. Colloca-se o doente em decubito dorsal, firma-se bem na linha mediana a sua cabeça, de maneira que não se incline nem para a esquerda, nem para a direita, e ordena-se-lhe que inspire fortemente, conservando a bocca fechada durante esse acto; deita-se, então, nas narinas, com auxilio de uma pipeta ou vidro conta-gottas, um pouco da *solução de zinco* morna. Assim se afasta a secreção. Além disso, o poder adstringente que possue favorece o desingurgitamento da mucosa. As lavagens (durante 2 a 3 semanas) serão feitas pela manhã e á tarde. Findo esse prazo, suspenda-se o tratamento por 8 dias para verificar si o catarrho reapparece; no caso affirmativo, insista-se ainda algum tempo na applicação.

Quando se deseja effeito mais rapido, introduz-se bem profundamente no nariz, depois das lavagens com *solução de zinco*, uma mécha embebida em *nitrato de prata a 1%*.

Si apenas se quer lavar, abrindo mão do effeito adstringente, deita-se, com uma colherzinha, no nariz do doente uma solução fraca de sal de cozinha (uma pitada de *chloreto de sodio* num copo d'agua fervida).

Nos casos de *pharyngite secca* e *catarrho chronico* com secreção quasi nulla e mucosa nasal hyperhemica, recommenda-se o emprego da solução de *Mandl*:

Rp.

Iodeto de potassio	1,0
Iodo	0,3
Glycerina	20,0
Essencia de hortelã	2 gottas.

Para pincelar diariamente a mucosa.

Com algodão enrolado á extremidade de uma sonda, leva-se o medicamento até bem em cima, passando o pincel por traz do véo do paladar. Dessa maneira transforma-se artificialmente em agudo o catarrho chronico. Em vista disso, apparece forte secreção que cederá depois mais facilmente ao tratamento. Prescrevem-se, ao mesmo tempo, pastilhas de *sal de Ems* ou manda-se tomar, 2 a 3 vezes ao dia, uma chicara de leite quente á qual se junta uma pitada da seguinte mistura:

Chloreto de sodio	10,0
Bicarbonato do sodio	20,0

Recommendo dar ainda nesses casos, 3 vezes ao dia, após as refeições, oleo de figado de bacalhão creosotado a 1%.

Heubner gaba no tratamento da pharyngite chronica o emprego das *aguas sulfurosas de Weilbach* — um copo (100 grs. approximadamente), bebido aos goles, pela manhã em jejum e á tarde, uma hora antes do jantar.

As curas de inhalação de vapor não dão bom resultado.

Apesar de tão variados recursos therapeuticos restam numerosos casos de pharyngite chronica que delles pouco ou nenhum proveito colhem; nessa hypothese, as recahidas se succedem. Esse fracasso é facilmente explicavel quando se pondera que nas molestias das vias respiratorias devemos levar em conta — do lado da mucosa, a sensibilidade innata consequente á diathese exsudativa; do outro, as condições climatericas a que ficam expostos os doentes. Desses factores estreitamente dependem os resultados therapeuticos.

Os casos de pharyngite com diathese exsudativa exigem uma dieta adequada. Sabe-se, em primeiro logar, que a receptividade para affecções catarrhaes é muito grande nas crianças superalimentadas (justamente nos casos de anorexia chronica a superalimentação é frequente). Nociva é tambem uma dieta unilateral em que predominem os chamados "reconstituintes" (vide pag. 30). As melhoras se fazem evidentes, quando se corrige a alimentação, dando-se ao doente vegetaes, pouca carne e, ao mesmo tempo, se restringe a quantidade de liquidos habitualmente ingerida, de sorte que o volume urinario não ultrapasse 500 grs. em 24 horas (comparar o que vem dito na pag. 34).

As condições climatericas a que ficam sujeitas as crianças constituem nesses casos factor de não pequena importancia. Individuos vivendo em centros industriaes, respirando ar impregnado de fumo e fuligem, crianças que ficam expostas ao clima nevoento e humido das costas, onde são communs as mudanças rapidas de temperatura, apresentam com frequencia rhinopharyngite. Em fins do outomno adquirem a primeira invasão e, dahi por deante, as infecções se succedem, apesar de alimentação bem regrada e tratamento adequado.

Medidas prophylacticas são sempre vantajosas. As crianças vestirão na estação quente uma camisa de malha; no inverno, um espesso calção de lã. Além disso, procura-se habituar a pelle a rapidas mudanças de temperatura, usando diariamente abluções frias — pela manhã, logo que a criança se levanta, applica-se-lhe uma fricção durante um minuto, usando para isso uma toalha felpuda ou esponja molhada em agua tépida; depois, enrola-se-a num lençol de banho e continua-se a esfregar até que a pelle se aqueça. A' noite, repete-se essa applicação. E' preciso evitar que os doentes sintam frio durante a manobra; quando se excitam demasiado com tal manipulação, é preferivel abandonal-a. Qualquer outro methodo de enrijamento pode ser prejudicial (duchas, banhos frios, etc.).

Muito aconselhavel é, pelo contrario, habituar as crianças a estar expostas á brisa; é preciso fazer com que brinquem o mais possivel ao ar livre. Si o tempo não está bom, devem, mesmo assim, bem agasalhadas, passear um pouco. Cura de repouso ao ar livre e irradiações pela luz ultravioleta são egualmente vantajosas.

Individuos predispostos a pharyngites e que habitam localidades de condições climatericas desfavoraveis devem ser transferidos no verão para o campo, ou regiões florestaes; assim, libertados do catarrho chronico, resistem melhor o inverno e, dessa maneira não adquirem nova pharyngite em outubro, conservando-se sadios durante todo o tempo frio. Si por acaso adoecem, é sempre mais tarde, em pleno inverno, de sorte que a pharyngite os molesta, apenas, durante poucos mezes, o que já é, sem duvida, grande vantagem.

Devemos dispensar meticulosos cuidados á escolha do logar para onde vamos enviar esses doentes. Quando são bôas as condições pecuniarias da familia, recommendaremos banhos de salmoura (*Koesen, Salzig, Rotenfelde*), ou uma zona florestal no centro da *Allemanha* (*Thuringia*). Em casos excepcionaes, estando a temperatura muito favoravel, podem servir até as costas do mar *Baltico*. Na primavera, no inverno e no outomno são aconselhaveis as ilhas do mar do *Norte* (*Wyk* a. *Foehr, St. Peter* junto a *Garding*) e as montanhas bavaras (*Oberstdorf*).

*
* *

Amygdalites

As tonsillites são menos frequentes do que as rhinopharyngites. As inflammações das amygdalas se denunciam por dôres no pescoço, dysphagia, febre e hypertrophia dos ganglios do angulo maxillar.

A *angina simples ou catarrhal* — é uma inflammação benigna acompanhada de edema pouco intenso das amygdalas.

Na *angina follicular* — encontram-se tambem amygdalas augmentadas e hyperhemicas; mas, existem, além disso, pontos amarellos, isolados, do tamanho da cabeça de um alfinete, ou mesmo de uma lentilha, adherentes aos folliculos.

Na *angina lacunar*—as amygdalas se cobrem de uma camada branquicenta ou amarellada, disposta, frequentemente, em focos alojados nas depressões interfolliculares.

Muito mais rara do que as precedentes é a *angina ulcero-membranosa* (*Plaut-Vicent*), que produz feridas profundas, cobertas de uma membrana diphtheroide. Nessa forma de angina o exame bacteriologico encontra uma flora caracteristica (bacterias fusiformes e espirillos), emquanto que nas outras variedades de lesão amygdaliana os germes apresentam typos muito variaveis.

Habitualmente, as amygdalites se curam em 3 a 5 dias. A's vezes, forma-se um abscesso tonsillar associado a hypertrophia bem notavel dos ganglios do angulo da maxilla.

O *prognostico* das amygdalites, em geral, é bom; apesar disso, apresentam grande valor clinico porque constituem porta de entrada para numerosas infecções. As amygdalites representam, muitas vezes, o inicio de molestias graves, como sejam lesões cardio-valvulares, nephrites, rheumatismo articular agudo, septicemia, etc.

Diagnostico differencial (vide pag. 66).

Tratamento — Compressas humidas em volta do pescoço, bebidas quentes para provocar abundante sudação (infusão de tilia, cozimento de limão), gargarejos com solução de *acetato duplo de aluminio, agua oxygenada* (uma colher das de chá em meio copo d'agua). Quando ha hyperesthesia da mucosa, é preferivel empregar *infusão de camomila* (morna), pastilhas de *formamint Bauer* ou de *pergenol*. Si é intensa a dysphagia, aconselha-se chupar pastilhas de gelo; sempre que apparecem dôres de cabeça e febre alta, prescreva-se *aspirina* (3 a 5 vezes ao dia), ou *pyramidon* (1 a 2 vezes ao dia, 0,1). Nos casos de *angina* de *Plaut-Vicent*, pincelam-se as ulceras com solução de *nitrato de prata* a 1% (1).

Nos abscessos tonsillares aconselham-se pastilhas de gelo e, si não ha tendencia a resolução, recommendam-se gargarejos com chá quente para apressar a suppuração. Quando necessario, incisa-se, tendo o cuidado de envolver a lanceta num pedaço de esparadrapo, deixando, apenas, a ponta descoberta.

Molestias menos frequentes das vias respiratorias superiores

I) — *Abscesso retropharyngeo* — E' affecção rarissima. No exame encontra-se um tumor macio alojado na parede posterior da pharynge, hyperhemia da mucosa, dysphagia e difficuldade na

(1) Nota: empregam-se tambem com bons resultados injecções ou localmente pasta de neosalvarsan.

respiração. E' esse ultimo symptoma que, ás mais das vezes, nos conduz ao diagnostico.

Tratamento — No começo, pastilhas de gelo. Não havendo tendencia á resolução, incisa-se com lanceta protegida por esparadrapo, tendo-se o cuidado de inclinar a cabeça do doente para baixo durante a operação (para evitar aspiração de pús).

II) — *Lymphadenite do pescoço* — E' consequencia frequente de amygdalites; mais raramente, está em directa dependencia de uma pharyngite chronica acompanhada de hypertrophia dos ganglios lymphaticos ás vezes bilateral, dôr e endurecimento do pescoço, cabeça inclinada para um lado. Evitem-se compressas quentes e repetidas que apressam a suppuração.

O *diagnostico differencial* deve afastar, em primeiro logar, a hypothese de tuberculose.

Tratamento — Compressas frias em volta do pescoço, "gravata" de gelo e, mais tarde, duas vezes ao dia, fricções da *iodovasogen.*

III) — *Laryngites* — São raras nas crianças. Nas infecções agudas, é preciso ter em vista a hypothese sempre provavel de diphtheria (vide pag. 74). Nos casos de pharyngite chronica a voz se torna permanentemente rouca; crianças de tenra edade apresentam, por vezes, esse phenomeno em consequencia de espessamento das cordas vocaes. Esse engrossamento, cuja etiologia é de explicação difficil, desapparece no correr dos annos.

IV) — *Pseudo-crupe* — Assim se denominam estenoses da pharynge de causa não diphtherica. Este accidente apparece por accessos, sobretudo á noite, em individuos nervosos, mormente quando portadores de lesões cutaneas exsudativo-diathesicas (urticaria, etc.). O pseudo-crupe pode manifestar-se, além disso, como symptoma de certas idiosyncrasias, nos casos de edema angioneurotico, etc. (sobre o diagnostico differencial, vide — pag. 74).

Tratamento — Applicar em volta do pescoço compressas seccas aquecidas; dar bebidas quentes ás colheradas (chá, cozimento de limão), ou mesmo uma a duas colheres das de chá de *xarope de codeina.* Evitar tudo que possa contrariar, ou excitar a criança.

*

* *

Bronchite

Bronchite é uma affecção de natureza catarrhal que se localiza nos bronchios de grande e medio calibre e, por vezes, tambem na trachéa (tracheo-bronchite).

São, em regra, lesões catarrhaes da rhinopharynge que, descendo pela arvore respiratoria, dão origem ás bronchites; a molestia pode, entretanto, irromper inicialmente nos bronchios.

Como agentes causaes, figuram o pneumococco, o micrococco catarrhal, o bacillo da influenza, etc., aos quaes um resfriado, ou certas infecções (sarampo, coqueluche, etc. acompanhadas obrigatoriamente de lesão bronchica) preparam o terreno.

As affecções agudas dos bronchios começam com febre alta durante 4 a 5 dias, tosse e dôres vagas que as crianças de certa edade localizam no thorax, ao passo que as pequenas indicam, como ponto de partida, a região peri-umbilical. A tosse é muito intensa principalmente nos neuropathas. A's vezes, trata-se de um pigarro pertinaz; outras, tosse forte, aspera e rouca, que priva o doente de repouso á noite. Poucos dias depois, o catarrho augmenta ("resolve-se"), a tosse se torna mais frouxa e menos penosa. Mesmo nesse periodo, não se consegue observar o escarro por que as crianças, em regra, o deglutem (Sobre a bronchite asthmatica, vide paginas adeante).

A percussão pulmonar não accusa alterações pathologicas. Collocando-se a mão espalmada sobre o thorax, observam-se, ás vezes, estertores filiados ao catarrho bronchico. A auscultação verifica existencia de piados e estertores de grossas, ou mesmo de médias e finas bolhas. No começo, o resultado da pesquisa clinica é quasi negativo; percebe-se, apenas, respiração ligeiramente aspera e reforçada. Quando o catarrho começa a augmentar, apparecem estertores humidos por toda a parte, audiveis sobretudo na phase de inspiração.

Nas bronchites de caracter asthmatico a auscultação verifica presença de piados; a inspiração pouco se altera; a expiração se prolonga. Em muitos casos, os piados e estertores são audiveis á distancia. Não ha grande dyspnéa, salvo quando baqueia a energia cardiaca, ou progride o catarrho transformando o caso em bronchite capillar. Nessa hypothese, a respiração se apressa e apparece cyanose.

A cura se annuncia por quéda da febre; a secreção catarrhal dos bronchios é, em parte, expectorada, em parte absorvida e, no prazo maximo de 15 dias, tudo está normalizado.

Em certos casos, a bronchite se prolonga por mais tempo, sobretudo nos doentes que apresentam deformações thoracicas como consequencia de rachitismo. Nessa hypothese, a febre não cede, ou recrudesce quando já parecia declinar; a infecção se prolonga durante semanas, invade o tecido pulmonar, formando-se focos bronchopneumonicos; outras vezes, caminha para os finos bronchios constituindo uma *bronchite capillar* que termina pela morte. Em individuos exsudativo-diathesicos, os phenomenos catarrhaes, em regra, se mantem mesmo depois que a febre declina; a secreção mucosa não é abundante, mas sufficiente para provocar tosse pertinaz. A's vezes, á bronchite antiga, sobrepõe-se nova invasão e, dessa maneira, o processo se extende por muitos mezes.

O *diagnostico,* em regra, não offerece difficuldades. Nos casos com inicio agudo, é preciso pensar na possibilidade de sarampo em phase prodromica e coqueluche no periodo catarrhal. Bronchites chronicas, circumscriptas permanentemente a determinado territorio pulmonar, fazem lembrar sempre a hypothese de bronchiectasia congenita, ou consequente a sarampo, coqueluche e influenza. Quando se encontram estertores de finas bolhas, persistentes, ao longo do bordo posterior e inferior do pulmão, deve-se suspeitar tuberculose pulmonar.

Antes de falar no tratamento das bronchites, acho vantajoso fazer referencia á sua *prophylaxia,* que se resume na therapeutica adequada e immediata das pharyngites, sobretudo quando se trata de crianças fracas, de tenra edade, com signaes de rachitismo florescente ou antigo.

Tratamento — Si, apesar dos cuidados prophylacticos, surge uma bronchite aguda, colloca-se a criança na cama. A principio, prescrevem-se suadouros: pela manhã e á tarde, um banho quente e, logo após, uma pastilha de *aspirina* com chá (vide pag. 232). Depois, é aconselhavel empregar, de duas em duas horas, envoltorios humidos em redor do thorax. Dispensavel, e, ás vezes, mesmo prejudicial, é manter os doentes constantemente na cama (perigo de hypostase pulmonar). Para evitar essa ameaça, retira-se o doente do leito de vez em quando e não se consinta que permaneça na cama, por muito tempo, na mesma posição. Si a febre alta vem associada a inappetencia, desassocego ou somnolencia, etc., é vantajoso moderal-a, administrando um pouco de *pyramidon* (0,1).

Desde que não se verifique tendencia de propagação aos bronchiolos, ou parenchyma pulmonar, os suadouros poderão ser supprimidos, continuando-se, porém, a fazer uso de envoltorios humidos e expectorantes (vide — pag. 233).

Logo que a febre declina, applicam-se envoltorios, apenas, tres vezes ao dia e prescreva-se *codeina,* ou *pantopon* que facilitam a absorpção do catarrho (vide pag. 234). Quando a secreção bronchica se mantem, por muito tempo, inalterada, recommenda-se, após as refeições, oleo de *figado de bacalháo creosotado* a 1 % (3 vezes ao dia, uma colher das de chá).

Quando é abundante a secreção mucosa, restrinja-se o volume liquido da alimentação. Esse tratamento só é possivel em hospital. Serão permittidos ao doente, apenas, alimentos seccos; o volume urinario não deve ultrapassar 250 grs., em 24 horas.

Inhalações com *essencia de terebenthina* podem, em casos pertinazes trazer proveito: deitam-se, num recipiente com agua a ferver, algumas gottas de *terebenthina;* cobre-se a vasilha com um funil de papel grosso e apice cortado; pelo orificio o doente respira o vapor d'agua terebenthinada que se desprende.

Repouso prolongado no leito, é, nesses casos, prejudicial; os doentes devem, ao contrario, ser expostos ao ar livre e fresco, naturalmente com roupas de lã apropriadas. Essas crianças não podem, de maneira nenhuma, entrar em contacto com adultos "resfriados" e portadores de catarrho chronico. Uma estação climatica no *Mar do Norte* ou em regiões montanhosas (*Alta Baviera*) lhes pode ser muito salutar; horas de repouso ao ar livre e irradiações com lampada de quartzo são, ás vezes, muito proveitosas.

*

* *

Pneumonias

Nos tres primeiros annos de vida, as bronchopneumonias são mais frequentes do que as pneumonias propriamente ditas; dahi por deante, passam a predominar os casos de pneumonia lobar.

Em crianças acima de tres annos de edade, as pneumonias hypostaticas são raras. Por isso, dellas não trataremos aqui.

As bronchopneumonias resultam da propagação ao parenchyma pulmonar de um processo catarrhal localizado nos bronchios e, sobretudo, nos bronchiolos. Assim se explica por que, ás mais das vezes, se formam em varios pontos, pequenos focos bronchopneumonicos que, não raro, se fusionam para constituirem lesões extensas, semelhantes ás encontradas na pneumonia lobar.

As bronchopneumonias apparecem frequentemente no correr de molestias infectuosas (sarampo, coqueluche, etc.), ou constituem o ello final da cadeia de symptomas de que se cercam as affecções catarrhaes das vias respiratorias superiores. Começando por simples rhinopharyngite, dão origem, em marcha descendente, a tracheites, bronchites e, finalmente, a bronchopneumonias. Assim se comprehende por que motivo se encontram, como causadoras das affecções bronchopneumonicas, as mais variadas bacterias. pneumococco, pneumobacillo, micrococco catarrhal, bacillo da influenza, etc..

Caracter muito diverso têm os casos de pneumonia lobar. Nelles se encontra lesado um territorio pulmonar extenso, mas bem delimitado; por vezes, é attingido um lobo inteiro.

O inicio das pneumonias costuma ser violento, abrupto, constituindo-se um quadro morbido peculiar e grave. O pneumococco é a sua causa etiologica mais frequente.

*

* *

Pneumonia lobar

E' commum no periodo de intemperies, justamente na phase de transição do inverno para a primavera. Em certas crianças a pneumonia lobar, com frequencia, reincide.

A molestia começa abruptamente com arrepios de frio, seguidos de elevação rapida da temperatura. No principio, vomitos são frequentes; em crianças nervosas apparecem convulsões. A's vezes, em 12 horas, installa-se o quadro typico da pneumonia: hyperhemia intensa e circumscripta da maçã do rosto, respiração superficial, offegante, entrecortada, suspiros e gemidos, tosse pertinaz e dolorosa, agitação das azas nariculares, pequena expansão do hemithorax lesado, frequentemente herpes labial, dôr nas regiões peri-umbilical e appendicular e, por vezes, na articulação escapulohumeral do lado affectado.

Em muitos casos faltam os calefrios, pontada do lado, escarro côr de pó de tijolo e crepitação inicial (*crepitatio indux*), symptomas quasi constantes no adulto.

Nota-se ainda absoluta anorexia, lingua saburrosa, máu humor. Crianças pequenas choramingam e gemem sem cessar; mesmo doentes de mais edade se tornam irritadiços e nervosos.

Esse quadro morbido grave não se modifica durante 5 a 7 dias; depois, no curto prazo de 24 horas, a febre cáe (*crise*).

Ao lado desses doentes, encontram-se outros que, apesar de apresentarem grande fóco de pneumonia lobar, revelam pequena, ou mesmo nenhuma alteração do estado geral. Só pela sua physionomia é impossivel suspeitar que sejam portadores de lesão pneumonica tão vasta.

Em opposição ás infecções benignas, encontram-se outras que, além dos graves symptomas morbidos habituaes ás pneumonias, cercam-se de outros filiados a lesão das meninges: vomitos, convulsões, somnolencia, rigidez da nuca, signal de *Kernig* (pneumonia de forma cerebral). Esse accidente é commum nos casos de pneumonia do apice direito.

O lobo superior do pulmão direito e o inferior do esquerdo constituem o sitio mais frequente das pneumonias.

Do mesmo modo que no adulto, dá-se na criança primeiramente "*ingurgitamento*", isto é, dilatação e repleção dos capillares sanguineos, seguidas de accumulo de exsudato seroso dentro dos alveolos. A essa phase succede a *hepatização vermelha* (rubra), caracterizada por condensação pulmonar comparavel ao tecido hepatico, consequencia directa da dilatação dos capillares e repleção dos bronchios com fibrina, bacterias, globulos brancos e vermelhos.

Dentro de alguns dias, os capillares comprimidos pelo exsudato alveolar, tornam-se eschemicos; em vista disso, empallidece a côr rubra dos tecidos e constitue-se a phase de *hepatização pardo-avermelhada* (cinzenta). Depois, aos poucos, os leucocytos invadem os alveolos e, com auxilio de um fermento de acção tryptica de que são portadores, liquifazem o exsudato. No periodo de resolução, os leucocytos são destruidos; o exsudato fluidificado é, em parte, expectorado, em parte, absorvido; o epithelio dos alveolos se regenera e o tecido pulmonar se torna novamente permeavel.

Os symptomas locaes de pneumonia são bem diversos dos encontrados no adulto. Elles se installam, não raro, tardiamente e, ás vezes, só podem ser percebidos pouco antes da crise. Em certos casos, apparece massicez com pronunciado som de coxa; na maioria das vezes, porém, quando se compara um hemithorax ao outro, encontram-se, apenas, ligeiras differenças de percussão (sub-massicez). Essa modificação de sonoridade se faz mais evidente, ora com a percussão leve, ora com a forte. O melhor meio de precisar o phenomeno é percutir o thorax directamente com um só dedo. Nas pneumonias de apice as differenças de sonoridade são mais evidentes na zona subclavicular; nas do lóbo inferior, localizam-se logo abaixo das omoplatas.

A' esquerda, a face anterior do thorax está em correspondencia com o lóbo pulmonar superior; á direita, acima da quarta costella, fica o lóbo superior; abaixo o médio. Atraz, a região situada acima da espinha da omoplata está em relação com o lóbo superior; tudo que está abaixo, faz parte do inferior. A linha que delimita o médio parte, em direcção perpendicular, do meio do angulo externo da omopleta direita, caminhando obliquamente para baixo e para a frente.

Os phenomenos auscultatorios na pneumonia das crianças são tambem muito especiaes. Sempre que existe franca massicez, encontra-se ao lado della sopro tubario typico. Frequentemente, porém, a infiltração se trae sómente por alteração do murmurio respiratorio, que se torna diverso do accusado pelo pulmão opposto. Percebem-se unicamente, em zonas circumscriptas, estertores humidos e respiração reforçada; existe, além disso, bronchophonia, em regra, audivel unicamente durante o choro. No começo, alterações auscultatorias, não raro, podem ser percebidas unicamente na axilla. Só mais proximo da crise é que se evidenciam phenomenos caracteristicos de infiltração pulmonar: de dia para dia, a massicez se torna mais evidente e a respiração bronchial mais intensa.

Muito frequentes nas crianças são as *pneumonias centraes,* localizadas junto ao hilo e que não podem, portanto, produzir signaes physicos habituaes ás infiltrações communs. Existem, além disso, pneumonias que, como está verificado pelo exame radiographico, partindo da região hilar attingem as paredes thoracicas, mas, apesar disso, não se fazem acompanhar dos phenomenos percutorios e auscultatorios que estamos commummente habituados a encontrar.

A febre na pneumonia lobar diverge, de maneira caracteristica, da de affecções catarrhaes communs. A temperatura se mantem continuamente elevada durante o decurso da molestia para declinar de maneira abrupta entre o 5° e o 7° dia. A duração das pneumonias nas crianças é muito variavel. No momento da crise, a temperatura desce abaixo do normal e assim se conserva durante alguns dias. Frequentemente observa-se, no primeiro ou no segundo dia de molestia, queda passageira da temperatura (*pseudocrise*).

Regra geral, nas pneumonias existe tambem lesão da pleura no ponto correspondente á invasão pulmonar (pleuropneumonia). Esse facto explica o motivo da respiração entrecortada e dolorosa.

Quando, depois da crise, a febre reapparece subindo de novo gradativamente, é sempre provavel terse formado um *empyema metapneumonico.*

Si a temperatura após a crise, mais uma vez, abruptamente recrudesce, é indispensavel examinar com muita cautela o doente e verificar si não se constituiu noutro ponto novo fóco pneumonico (*pneumonia mimigratoria*).

A urina contém regularmente um pouco de albumina; em regra, é positiva a diazo-reacção de *Ehrlich*. No sangue encontra-se intensa leucocytose.

O *prognostico* das pneumonias na infancia é melhor do que no adulto. Em todo caso, são algumas vezes letaes. A situação se torna sombria quando o doente, no 4° ou 5° dia de molestia, apresenta cyanose e dyspnéa muito forte, ou quando surge violenta diarrhéa.

Diagnostico — O aspecto dos doentes, a maneira pela qual se comportam, o inicio violento da molestia, o herpes labial, a febre intensa e continua — são phenomenos bastante caracteristicos da pneumonia lobar; em vista disso, o diagnostico não é difficil, mesmo quando faltam, a principio, signaes physicos objectivos.

Tratamento — Em vista da marcha habitual cyclica da molestia que, em regra, termina bem, é evidente contrasenso empregar aqui processos therapeuticos complicados.

Os doentes deverão naturalmente permanecer no leito. Applicam-se-lhes de 2 em 2, ou de 3 em 3 horas, compressas humidas a 18° C. e, si possivel, pela manhã e á tarde, um banho morno longo (começar com 35° e, aos poucos, resfriar até 28°). Antes de terminar o banho, deita-se-lhes rapidamente um pouco d'agua fria sobre o peito e sobre as costas; fricciona-se energicamente a pelle, sobretudo nas extremidades, para evitar resfriamento. Quando não se podem empregar banhos, deverão, pelo menos, ser feitas, duas vezes ao dia, fricções totaes com toalha molhada. E' preciso arejar bem o aposento.

Medicamentos: no periodo febril, serão dados apenas, expectorantes: *polygala, ipecacuanha.* ou substancia de acção identica (vide pag. 233).

A alimentação é para os doentes frequentemente um sacrificio; no acto da deglutição são obrigados a suster a respiração e, em vista disso, as refeições os fatigam enormemente. Como a molestia não dura. em regra, mais de uma semana, pode-se, sem receio, consentir nesse prazo certa sub-alimentação, mesmo porque os doentes recuperam depois rapidamente o que perderam. Reduzam-se as rações a leite frio, caldo de carne, cozimento de fructas, pudins com calda, fatias de pão com ovo, fructas ferventadas, puréia de maçã, etc.

Si ha irrequietude intensa e insomnia pertinaz, aconselho dar uma a duas colheres das de chá de *xarope de codeina.* A não ser nesses casos, evite-se o emprego desse calmante, administrando-o unicamente depois que a febre declina, porque nessa phase facilita a absorpção do catarrho.

Não recommendo tratar a pneumonia nas crianças com *optoquina;* esse medicamento nada adeanta, podendo, ás vezes, produzir cyanose grave e perturbações oculares. A *optoquina* faz baixar a febre, mas é incapaz de alterar a evolução da molestia. A quéda artificial da temperatura obscurece a situação real; além disso, esse medicamento não evita o empyema metapneumonico, mesmo quando dado em grandes doses.

Em compensação aconselho administrar em todos os casos, desde cedo, a *cafeina.* Quando surgem symptomas de asthenia cardiaca — cyanose, diffusão de estertores como signal de edema pulmonar — prescreva-se, por via sub-cutanea, alternadamente, *cafeina* e *camphora* (vide o capitulo sobre *cardiotonicos*). O *pituglandol* seria tambem indicado nesse accidente. Em crianças pequenas, recorra-se a envoltorios sinapizados totaes; em doentes maiores, as applicações hydrotherapicas, se limitarão, apenas, ao thorax. Sendo necessario, prescrevam-se, de hora em hora, em sessões de 15 minutos, inhalações de *oxygenio* (corrente lenta). Pode-se tentar tambem uma sangria (phlebotomia, ou mesmo arteriotomia). Escolha-se para isso a arteria radial e retirem-se 50 a 100 cc. de sangue.

* * *

Bronchopneumonia

As bronchopneumonias (pneumonias em focos multiplos) resultam de complicações de uma bronchite. Dos bronchiolos a inflammação se propaga ao parenchyma pulmonar, constituindo focos bronchopneumonicos. Assim se explica por que os diversos pontos de inflammação se localizam nas terminações bronchicas, filiadas todas ao mesmo ramo. Os germes invasores attingem em parte o parenchyma pulmonar atravessando a parede dos bronchios, formando ahi lesões peribronchiaes. E' isso que frequentemente acontece no sarampo. Como causa etiologica encontram-se os germes já citados, bacterias todas existentes normalmente nas vias respiratorias.

As bronchopneumonias podem surgir no correr de qualquer bronchite intensa. O accidente é sobretudo commum em crianças de dois a tres annos, apresentando deformações thoracicas, resquicios de rachitismo e em individuos depauperados acommettidos de affecções de longa duração e perturbações nutritivas graves. Além disso, as bronchopneumonias são complicações communs no sarampo, coqueluche, influenza, em casos de diphtheria rhinopharyngea grave e de escarlatina maligna, porque, somnolentos, os doentes aspiram muco pharyngeo, ou membranas necrosadas.

As bronchopneumonias constituem um accidente post-operatorio frequente nos tracheotomizados. Em comparação com esse processo directo, são muito mais raras as bronchopneumonias que se constituem por via hematica (septicemia dos recemnascidos, pneumo-typho).

O *exame anatomopathologico* revela no pulmão numerosos focos de inflammação. No sarampo e na coqueluche constam elles de minusculos pontos amarello-pardacentos, quasi todos do mesmo tamanho, semelhantes a tuberculos. Em outras formas de bronchopneumonia existem nodulos que variam desde o tamanho da cabeça de um alfinete até o de uma avellã, focos que ficam presos á arvore bronchial como uvas a um cacho. Entre elles, separando-os, encontra-se tecido pulmonar bem arejado; depois, augmentam, distendem-se e se fusionam, formando blocos mais consideraveis.

A affecção pulmonar bronchopneumonica pode ser uni ou bilateral. Em regra, um dos pulmões apresenta lesões mais extensas do que o outro. A's vezes, ha fusão do parenchyma pulmonar, formando abscessos, principalmente quando se dá aspiração de membranas diphthericas ou escarlatinosas necrosadas. Em certos casos, é destruida a parede dos bronchios e se constituem focos de bronchiectasia (sarampo, influenza; vide o capitulo sobre *Bronchiectasia*). As lesões bronchopneumonicas se localizam de preferencia na parte posterior dos pulmões, nas proximidades do hilo e do lóbo inferior. No lactente encontram-se esses focos principalmente junto á columna (*localização paravertebral*).

O inicio das bronchopneumonias se trae por uma abrupta peora da molestia de que constituem complicação. Verifica-se, sobretudo, augmento da dyspnéa e ascensão rapida da temperatura. As manifestações locaes são, não raro, insignificantes, como facilmente se deprehende das alterações anatomicas a que já fizemos referencia. Quando os focos inflammatorios estão muito proximos uns dos outros, ou quando se fusionam constituindo uma grande zona lesada, o exame clinico revela alterações semelhantes ás descriptas nas pneumonias—respiração soprosa, massicez, etc.; mas, si as lesões são pequenas e distantes umas das outras, existindo entre ellas trechos normaes de parenchyma pulmonar, a pesquisa verifica, apenas, signaes de bronchite; a ausculta percebe abundantes estertores de finas e médias bolhas. Si se descobre presença de um timbre ligeiramente bronchial na respiração, com estertores sonoros e humidos e, acima de tudo, bronchophonia em zonas circumscriptas — pode-se diagnosticar existencia de fócos bronchopneumonicos. A's vezes, a percussão levissima, directa, feita com um só dedo, encontra ligeira submassicez.

E' preciso frisar bem que esses signaes propedeuticos são, por vezes, tão ligeiros que, fundados apenas nelles, não podemos, com segurança, firmar diagnostico. Só a experiencia clinica permitte, de caso para caso, decidir nossa opinião. E' sabido que as bronchopneumonias são frequentes em casos rotulados como bronchite grave e principalmente nas bronchites capillares. A autopsia confirma muitas vezes esta asserção. O exame anatomopathologico desvenda sempre lesões muito mais extensas do que faria prever a pesquisa clinica. Nesse facto nos devemos estribar para emittir o prognostico.

E' em extremo variavel o estado geral dos doentes, no correr da molestia; muitos se mostram activos e vivazes, apesar de apresentarem bronchopneumonias extensas; a maioria delles, porém, se apresenta de máu humor, gemendo continuamente. O seu bem-estar depende estreitamente do bom funccionamento do apparelho circulatorio. Si o coração trabalha bem, o estado geral, o pulso e a respiração se conservam em limites correspondentes á elevação thermica; mas, si baqueia a energia cardiaca, apparece logo dyspnéa intensa, peorando rapidamente a situação.

A dyspnéa nas crianças é muito menos symptoma de lesão pulmonar do que indicio de grave desequilibrio cardiaco; mesmo quando se tornam impermeaveis grandes territorios pulmonares, pode faltar dyspnéa; mas, si ha asthenia cardiaca, não tarda a se manifestar esse phenomeno.

Em certos casos de bronchopneumonia a febre apresenta decurso muito caracteristico: sobe excessivamente no começo da molestia para declinar, aos poucos em remissões, no correr da segunda, terceira ou quarta semana até attingir o normal. Não raro, a curva febril é irregular, porque novos focos vão successivamente apparecendo; á medida que se resolvem os antigos, outros se constituem assignalando-se pelo apparecimento nesses pontos de respiração bronchial e bronchophonia. Essas variações e desvios das alterações pulmonares encontram repercussão immediata nas oscillações da curva thermica. E' preciso accrescentar ainda que a temperatura e o estado geral do doente são de perto influenciados pela marcha da molestia de que a bronchopneumonia constitue complicação.

No decurso do sarampo, as bronchopneumonias apparecem, de preferencia, quando começa a desbotar o exanthema. A temperatura, já em declinio, sóbe de novo; augmentam a tosse e a dyspnéa. A invasão pulmonar nesses casos é sempre um accidente perigoso. Symptoma de máu presagio é quando se observa que os restantes signaes do exanthema se vão tornando azulados. Os casos letaes de sarampo correm quasi sempre por conta de bronchopneumonia.

Na diphtheria, a tracheotomia é frequentemente causa da formação de focos bronchopneumonicos (pag. 81).

Na grippe, esses focos, muitas vezes mascarados por extensos estertores, alojam-se, via de regra, nas bases pulmonares.

O *prognostico* da bronchopneumonia na influenza pode tornar-se muito sério quando surgem outras complicações — diarrhéa parenterica, otites médias com hyperpyrexia, etc.

O *diagnostico* — nos offerece, ás vezes, graves embaraços; muito frequentemente não é facil affirmar si existe num caso dado bronchite ou bronchopneumonia. Já ficou acima bem evidente essa difficuldade. Por vezes, levanta-se a duvida si não estaremos em face de uma pneumonia incipiente. A favor dessa ultima possibilidade falam o inicio abrupto, a febre alta e constante, a unilateralidade das lesões pulmonares, a restricção dos signaes clinicos a um determinado lóbo. Na bronchopneumonia a invasão é gradativa, a febre remittente e irregular, as lesões pulmonares bilateraes e muito extensa a diffusão dos estertores.

A hypothese da existencia de derrame pleuritico nos pode tambem collocar em serias difficuldades, porque em ambos os casos se encontram massicez e, ás vezes, symptomas auscultatorios identicos. No pleuriz, a sensação de resistencia á percussão é muito mais nitida do que na bronchopneumonia; além disso, embora a respiração naquella hypothese seja egualmente bronchial, parece mais distante do ouvido de quem ausculta. Nas inflammações da pleura apparecem attritos que simulam estertores de finas bolhas; mas, esses são, em regra, muito mais abundantes e extensos.

Finalmente, convem salientar que as lesões pleuraes nas bronchopneumonias são mais raras do que na pneumonia lobar.

Prognostico — O prognostico depende menos da extensão dos focos bronchopneumonicos do que do estado geral do doente, do trabalho cardiaco, da intensidade da dyspnéa e da causa etiologica (sarampo, grippe, etc.).

Quando a tachypnéa nos demonstra que o coração começa a baquear, ou si é mesmo evidente a asthenia cardiaca — o prognostico se torna duvidoso. Além disso, a experiencia nos mostra que as bronchopneumonias no correr do sarampo, da coqueluche e da influenza são, em regra, de prognostico sombrio, emquanto que as post-diphthericas não se revelam tão mortiferas.

Tratamento — procura-se evitar que outros territorios pulmonares sejam invadidos pelo processo inflammatorio. A tendencia á disseminação é, entretanto, grande porque os doentes respiram superficialmente e arejam mal as partes declives do pulmão, sobretudo as que se encontram lesadas. Tudo isso cria condições favoraveis ao progresso da lesão inflammatoria e é justamente esse perigo que o tratamento procura desviar.

Evite-se que as crianças permaneçam, por muito tempo, deitadas de costas, voltando-as ora para o lado direito, ora para o esquerdo. Não aconselho obrigal-as a deitar-se sobre o ventre, como alguns autores recommendam, porque essa posição muito difficulta a respiração diaphragmatica.

E' vantajoso trazer a criança, durante algumas horas, assentada no braço e expôl-a ao ar livre, desde que haja bom tempo.

Todos os processos hydrotherapicos visam o mesmo fim dos acima aconselhados e constituem, por assim dizer, o melhor dos tratamentos. Pela manhã e á noite, administra-se um banho (35°; 5 minutos) durante o qual se applicam fricções energicas para que o sangue afflua aos vasos cutaneos e desobrigue os pulmões. Si a febre se eleva, tentam-se banhos refrescantes (15 a 20 minutos; resfriar lentamente até 28° C.). Ao terminar, derrama-se um pouco d'agua mais fria no peito e nas costas da criança, obrigando-a assim a fazer profundas inspirações e arejar amplamente o pulmão.

Nos intervallos, empregam-se envoltorios tepidos; durante essa applicação a criança chora com energia e inspira profundamente.

Os envoltorios serão praticados do seguinte modo: toma-se um lenço grande ou uma toalha de rosto, dobra-se em quatro, de maneira a cobrir o thorax e o ventre, da axilla ao pubis. Mergulha-se o panno em agua fria (18° a 20° C.), torce-se bem e distende-se em cima de um pedaço de batiste de *Billroth* um pouco maior do que o panno humido, de maneira que permaneça em volta uma margem de dois dedos pelo menos. Isso feito, distendem-se ambos sobre uma flanella por sua vez um pouco maior do que a talagarça de *Billroth*.

Prepara-se e desdobra-se o envoltorio sobre a cama; em cima delle deita-se a criança inteiramente núa; envolve-se-o em redor do thorax e do ventre do doente. Sobre a toalha humida enleia-se a batiste que será coberta pela flanella. O envoltorio, depois de adaptado, é fixado com alfinetes de segurança, tendo-se o cuidado de fechal-o bem no bordo superior e inferior para que não se desloque ou deixe entrar o ar.

Durante a manobra de applicação, a criança grita com energia e respira profundamente; mas, logo após, se aquieta. A principio, a humidade do envoltorio rouba calor ao corpo; depois, elle se aquece e age como calmante.

Esse processo hydrotherapico pode ser repetido com frequencia durante o longo decurso das branchopneumonias. Depois de algumas applicações, a pelle macera e fére-se por acção da humidade; esses pontos podem infeccionar-se produzindo furunculose, etc. E' preciso pensar, desde cèdo, nessa eventualidade; para evital-a, interrompe-se uma vez por dia, durante algumas horas, a applicação, fricciona-se a pelle com agua de *Colonia,* alcool ou aguardente; para seccal-a bem applica-se em seguida um pó inerte. Sobre os furunculos em periodo de formação colla-se um esparadrapo.

Esses envoltorios, de modo algum, prejudicam o doente. E' preciso evitar apertal-os em demasia para que não perturbem os movimentos respiratorios; é indispensavel que ultrapassem o rebordo costal porque, cobrindo, apenas, o thorax, sua margem inferior perturbaria a movimentação diaphragmatica.

Si a febre é muito intensa, supprima-se a talagarça gommada intermediaria para facilitar, atravez da lã, desperdicio de calor humido. Nesse caso, convem empregar 3 banhos por dia, ou renovar o envoltorio de hora em hora. Quando apparecem symptomas dependentes exclusivamente da elevada temperatura — irrequietude, contracções da commissura labial ou nos membros, prenuncios de convulsão — faz-se baixar a febre dando 0,1 de *pyramidon* (crianças acima de 3 annos — 0,2), ou lançando mão de envoltorios totaes frios repetidos: toma-se um lençol cuja extensão dependerá do tamanho do doente, mergulha-se-o em agua fria (18° mais ou menos), enrola-se nelle da cabeça aos pés a criança núa, applicando por cima um cobertor de lã fina. Passados 10 minutos, prepara-se da mesma maneira outro lençol, retira-se o primeiro e envolve-se o paciente no segundo. Assim se procede de 10 em 10 minutos, repetindo-se a applicação durante uma hora. Depois, no momento de enxugar o doente, fricciona-se-lhe todo o corpo, até que se aqueça. Desse modo, a temperatura baixa um gráu ou mesmo mais. Quando fôr necessario, repita-se depois o processo.

Com o *pyramidon* faz-se baixar a febre, ás vezes, até ao normal; mas, depois sobe novamente. Ha casos em que esse medicamento nem mesmo resultado transitorio consegue produzir.

Todos os processos hydrotherapicos só serão applicados quando funccionar bem o coração; existindo asthenia cardiaca e forte dyspnéa, cyanose dos labios, extremidades frias — qualquer processo hydrotherapico fatigante se poderia tornar nocivo. Nessa hypothese, prefiram-se banhos mornos ou quentes.

O envoltorio sinapizado, tratamento heroico em casos de bronchopneumonia, só pode ser empregado em crianças pequenas.

A asthenia cardiaca céde, ás vezes, com o uso de banhos rapidos e quentes: mette-se o doente na banheira e vae-se, aos poucos, juntando mais agua quente até que o thermometro nella mergulhado suba a 39°, ou mesmo a 40°. Nessa temperatura, conserve-se o doente approximadamente um minuto, deite-se-lhe, em seguida, um pouco d'agua fria nas costas e no peito; friccione-se a pelle energicamente com um lençol felpudo humido no qual se enrola a criança que, depois de bem coberta, será mantida ahi algum tempo. Os banhos seguidos de emborcação fria excitam o trabalho cardiaco podendo, em determinados casos, ser repetidos mais de uma vez por dia.

Quando é grande a apathia, a addição de *camomila* ou de *calmus* aos banhos pode avivar um pouco a actividade do doente. Em certos casos, sobretudo nas bronchopneumonias de natureza grippal, pode apparecer cyanose durante muitos dias. Nessas condições, empregam-se com vantagem inhalações de *oxygenio*: toma-se uma bomba contendo o gaz comprimido, adapta-se um funil ao tubo de escapamento, approxima-se-o da face da criança, deixando o *oxygenio* escapar lentamente. As inhalações duram 10 a 15 minutos e serão repetidas de hora em hora. A's vezes, são immediatos os resultados obtidos.

Ao lado disso, não devemos desprezar a therapeutica medicamentosa. Para evitar a asthenia cardiaca, dá-se, desde o inicio, *cafeina* por via buccal. Logo que se manifestem os primeiros signaes de desequilibrio circulatorio, injecte-se *camphora* e *cafeina* alternadamente (vide: *posologia dos cardiotonicos*). Na clinica de ambulatorio pode-se prescrever internamente *camphora* com *acido benzoico* (vide: *posologia dos cardiotonicos*).

Quando a hyposystolia surge no decurso duma pneumonia que se manifestou como complicação de molestia infecciosa (sarampo, etc.), tente-se o emprego do *digitalysat Golasz* (1/2 ampolla) e do *pituglandol* (varias vezes, uma ampolla). Pode-se experimentar tambem a sangria.

Nos casos benignos, aconselham-se expectorantes: *licôr ammoniacal anizado, polygala, ipecacuanha, mixtura solvens* (1).

O emprego de narcoticos não traz vantagens no periodo febril. Só em doentes demasiadamente irriquietos, cujo somno é, á noite, perturbado por tosse continua, administra-se uma colher das de chá de xarope de *codeina* ou de *pantopon*. Depois que a temperatura declina, recommendam-se calmantes que, além de applacar a tosse, apressam a absorpção do catarrho.

Na convalescença, manda-se dar, 4 a 6 semanas a seguir, *oleo de figado de bacalháo creosotado* a 1% ; no inverno, recommenda-se esse medicamento durante toda a estação (3 vezes ao dia, uma colher das de chá).

(1) Chloreto de ammonio 5,0
Extracto de alcaçuz purificado 2,0
Agua destillada q. s. ad 200,0

Nas pneumonias, a subalimentação não prejudica muito porque é curta a duração da molestia; mas, á nutrição dos doentes com bronchopneumonia é indispensavel dedicar grande cuidado. Precisamos evitar que se depauperem; é imprescindivel, sobretudo, fugir das diarrhéas parentericas. A anorexia nesses doentes é, em regra, intensa. Acho vantajoso dar-lhes substancias liquidas em abundancia, sobretudo leite; entretanto, convem notar que uma alimentação predominantemente lactea vem acompanhada em muitas crianças de meteorismo, augmentando as possibilidades de se constituirem desarranjos de intercambio. Os gazes intestinaes comprimem o diaphragma, acarretando perturbações respiratorias muito desagradaveis; por isso, é prudente dar a esses doentes, leite em pequenas porções, addicionando-lhe farinha, sagú, cevadinha, maizena, cacáo, etc. Podem ser permittidas fructas ferventadas ás quaes se juntam sagú ou maizena, pudins com calda de fructa e, de vez em quando, um ovo. Si o doente repelle terminantemente os alimentos, não nos resta sinão o recurso da sonda gastrica: serão introduzidos no estomago, pela manhã e á noite, 100 a 200 cc. de leite, a que se addiciona previamente um ovo batido.

Bronchite capillar

Essa forma de bronchite é sobretudo frequente no primeiro anno de vida (vide o mesmo capitulo nas *Perturbações morbidas do lactente,* pag. 260).

Acima desse periodo, a bronchite capillar constitue complicação grave do sarampo, da coqueluche e da influenza.

Esse desastre é observado principalmente em crianças com desenvolvimento retardado, sobretudo nas que entre o 2º e o 3º anno de vida tenham sido atacadas de rachitismo grave.

A bronchite capillar resulta de invasão catarrhal das mais finas ramificações da arvore respiratoria; ahi se accumula, aos poucos, abundante secreção purulenta.

O doente torna-se muito pallido, irrequieto e cyanotico. Nos casos de sarampo, o exanthema se mostra azulado, a dyspnéa se intensifica; nota-se, além disso, durante a inspiração, profunda retracção ao longo das inserções diaphragmaticas; nas vias respiratorias superiores deposita-se abundante secreção espumosa. A percussão continúa normal, ou se mostra ligeiramente submassiça; o murmurio respiratorio nalguns trechos do pulmão é totalmente supprimido; só quando a criança chora e inspira profundamente, ouvem-se nesses pontos estertores de finas bolhas. Na maioria das vezes, percebem-se sobre todo o pulmão estertores de finas e medias bolhas; no começo da molestia são evidentes, apenas, nos lóbos inferiores, depois se extendem ás partes mais elevadas para finalmente invadirem todo o orgão.

O *prognostico* é dos mais sombrios.

Tratamento — o mesmo que aconselhámos nos casos graves de bronchopneumonia (vide tambem pag. 114: sarampo).

Pleuriz

A pleura toma parte na infancia em quasi todos os processos inflammatorios do pulmão; a autopsia descobre ora opacidade das folhas pleuraes em ponto correspondente ao foco pneumonico; ora se formam ahi depositos fibrinosos, ou se constitue mesmo um exsudato.

Quanto mais tenra a edade da criança, tanto mais frequentes são no correr dos pleurizes os derrames purulentos (empyema); passada a edade escolar, começam a sobrepujar os exsudatos serofibrinosos.

Em muitos casos, o pleuriz é primitivo; quer dizer, apparece autonomamente, não representando consequencia de pneumonia.

O derrame, depois de absorvido, deixa como resquicio um pachypleuriz, *lucus minoris resistenciae* que facilita mais tarde reincidencia de effusões.

Sobre as possiveis relações dos pleurizes com pericardites, peritonites e rheumatismo articular agudo — vide pag. 154.

O pneumococco é agente frequente dos pleurizes; mais raramente figuram como causa etiologica o estaphylococco ou o estreptococco.

Os symptomas clinicos differem de caso para caso conforme a intensidade da reacção secretora das folhas pleuraes.

I — Pleuriz secco

Quando a exsudação é puramente fibrinosa, o pleuriz é quasi "secco". Nessa forma da affecção encontra-se febre, respiração superficial e dolorosa; inspirações profundas provocam logo accessos de tosse. O doente se queixa de "pontada" do lado, sobretudo quando inspira; os espaços intercostaes são sensiveis á palpação. A criança procura cautelosamente poupar o hemithorax lesado.

Conforme a abundancia do deposito fibrinoso, a percussão ao nivel da lesão pode ser normal ou submassiça. No ponto atacado encontra-se um fino attrito, continuando intacto ou ligeiramente abafado o murmurio respiratorio.

Diagnostico — E', ás vezes, difficil distinguir um attrito por pleuriz secco de estertores de finas bolhas; esses ultimos são entretanto mais claramente audiveis durante a inspiração, emquanto que aquelle se revela tão intenso na phase de inspiração quanto na de expiração. Note-se, além disso, que a intensidade dos estertores, via de regra, se modifica quando o doente tosse, ao passo que o attrito não se altera.

Tratamento — Repouso. Tres vezes ao dia, um pouco de *aspirina,* ou 0,5 de *salicylato de sodio* dissolvidos em chá quente, para provocar sudação. Quando a temperatura se eleva muito, é vantajoso empregar envoltorios humidos, repetidos de 2 em 2 horas; si a febre é moderada, basta usal-os tres vezes ao dia. Os sinapismos fazem, ás vezes, diminuir a dôr;

para applacar a tosse recommenda-se *xarope de codeina;* para apressar a absorpção do exsudato fibrinoso empregam-se embrocações de *tintura de iodo,* ou raios ultra-violetas (lampada de quartzo).

II — Pleuriz com derrame

No correr das affecções da pleura é muito commum formação de um exsudato. No inicio, muitas vezes não ha liquido; mas, alguns dias depois, nota-se desapparecimento dos attritos; logo após, massicez intensa e abafamento do murmurio vesicular indicam producção de derrame.

Alguns casos de pleuriz são caracterizados pela formação precoce de exsudato. No começo da infecção se manifestam symptomas cuja intensidade depende, até certo ponto, do temperamento do doente: individuos nervosos tossem sem interrupção e se atiram na cama de um lado para outro, emquanto que crianças normaes, apesar da tosse, da pontada do lado, etc., não se mostram agitadas, supportando, sem grandes alterações do estado geral, derrames bastante volumosos; via de regra, mesmo os superexcitados se habituam, no fim de um a dois dias, ás modificações pathologicas do apparelho respiratorio; nota-se, então, melhoras do doente, mesmo continuando inalterados os signaes objectivos.

O exsudato pleural se accumula nas partes mais decliveis da caixa thoracica. Como, em geral, os doentes se mantêm na cama deitados de costas com o tronco um pouco elevado, o derrame se dispõe em forma de triangulo, cujo lado mais comprido fica em baixo collocado ao longo do bordo inferior do pulmão; para cima, o apice do triangulo chega até á linha axillar posterior, em ponto ora mais, ora menos alto.

A' medida que a effusão se avoluma, apertada entre o pulmão e a parede thoracica, manifestam-se massicez, abafamento do murmurio vesicular e, ás vezes, symptomas de compressão; a respiração, distante do ouvido applicado ao thorax, apresenta timbre bronchial. Ao nivel do derrame a percussão nos dá sensação de resistencia augmentada, facilmente perceptivel quando se percute o thorax com um só dedo.

Os symptomas physicos estão em intima dependencia do volume do exsudato; uma effusão mesmo pequena e que se acompanha de dôr no acto respiratorio, traz como reflexo diminuição dos movimentos pulmonares do lado affectado; no hemithorax opposto, o pulmão entra a funccionar mais intensamente (respiração vicariante).

Quando o liquido pleural dilata o hemithorax lesado, os espaços intercostaes se tornam quasi imperceptiveis e pouco se modificam durante a expiração. Nos grandes derrames pode-se encontrar massicez em toda a face posterior do thorax; além disso, do lado são, junto á columna vertebral, existe uma pequena zona massiça muito caracteristica — *triangulo de Grocco-Rauchfuss* — explicavel por compressão dos tecidos e desvio do mediastino nessa direcção. Os exsudatos volumosos se extendem, aos poucos, para a face anterior do thorax onde se nota então nas partes mais baixas uma zona obscura á percussão; nas superiores existe, ao contrario, uma região francamente tympanica. Nas grandes effusões do lado esquerdo a massicez invade o espaço de *Traube,* deslocando para a direita o coração e com elle o choque precordial.

O fremito vocal, abolido ao nivel do derrame, só pode ser utilizado como elemento diagnostico em crianças já crescidas.

Na phase inicial do derrame, a febre mantem-se elevada; só depois que a effusão attinge o maximo, começam a apresentar-se remissões da temperatura. Si, além do exsudato, existe pneumonia, endocardite, etc., esses factores modificam naturalmente a curva thermica.

Na maioria dos casos, depois que o derrame chegou ao maximo, começa sua absorpção espontanea, que pode ser apressada pelo tratamento medicamentoso. A diminuição do volume da collecção liquida se denuncia pelo facto de reapparecerem attritos pleuraes ao nivel do limite superior do derrame; nessas circumstancias, a febre declina, diminue aos poucos a massicez; o murmurio respiratorio se torna cada vez mais nitido. Nos pontos em que o exsudato durante muitos dias entrou em contacto com as folhas da pleura, forma-se uma fina camada fibrinosa; absorvido o derrame, as superficies asperas da pleura passam a attritar-se durante os movimentos respiratorios e assim se explica o ruido de "couro novo" que a ausculta percebe nesse periodo.

Quando o derrame não mostra tendencia a absorpção, recorra-se á pleurocentese. E' preciso não retardar muito essa intervenção, visto como quanto mais antigo for o exsudato, mais espesso se torna o pachypleuriz, mais prolongada a compressão, prejudicando posteriormente a repleção pulmonar e a expansibilidade do espaço complementar da pleura.

A puncção deve ser urgentemente praticada sempre que com o desvio cardiaco e dos vasos da base apparecem cyanose e outros symptomas de compressão.

Diagnostico — não basta verificar si existe pleuriz; é preciso elucidar qual a natureza do derrame encontrado. A decisão nos será fornecida pela puncção exploradora.

Prognostico — E' bom na maioria dos casos.

Tratamento — Repouso, envoltorios humidos sobre o thorax, *aspirina* com chá quente, cozimento de limão. A sudação assim provocada vem seguida de eliminação de grande quantidade d'agua. E' recommendavel, além disso, restringuir a administração de liquidos. O doente será alimentado com papas consistentes, biscoitos seccos, pão com manteiga e um pouco de carne; evitem-se sopas, fructas e ervas. Ao mesmo tempo, procura-se com um laxante eliminar pelo intestino certa porção d'agua (vide pag. 36).

Ao trabalho de eliminação do derrame atravez do emunctorio cutaneo e dos intestinos procura-se associar a libertação pelos rins: desde que se verifica que com as medidas acima aconselhadas o volume liquido eliminado não augmenta, prescreva-se *digital* e *diuretina,* alternadas ou simultaneamente.

Por fim, convem pensar na eventualidade da puncção evacuadora: desinfecta-se com *tintura de iodo* o local escolhido e puncciona-se, empregando para isso uma seringa *Record*. Sendo necessario, faz-se a criança inhalar anteriormente um pouco de *chlorethyla*. Quando o derrame é grande, puncciona-se na linha axillar posterior ao nivel do 7º espaço; sendo pequeno, prefira-se o 8º espaço intercostal. A's vezes, a puncção é negativa; nesses casos os symptomas pleuraes podem correr por conta de uma exsudação puramente fibrinosa → *pachypleuriz.*

Si a puncção encontra liquido, procura-se retiral-o totalmente. E' prudente intercalar, entre a seringa e a agulha, uma canula com tres aberturas. Exgotta-se o derrame com a seringa ou então, pondo essa de parte, liga-se a agulha a um longo tubo de borracha, de maneira a constituir-se um siphão aspirador. Si eventualmente durante a intervenção entrar um pouco de ar na cavidade pleural, não ha nisso grande inconveniencia.

A absorpção completa da camada fibrinosa exige, ás vezes, muitos mezes; em certos casos, annos depois pode ser ainda verificada com um exame radiologico.

Fricções de sabão alcalino sobre o thorax produzem forte irritação cutanea, concorrendo, ás vezes, para apressar a absorpção do exsudato. Para esse fim, pode-se usar tambem *iodovasogen,* embrocações de *iodo,* luz ultravioleta, injecções de *thiosinamina,* ou *fibrolysina.* A expansão normal do pulmão e dos espaços complementares, não raro, de novo se restabelece quando se manda systematicamente, durante alguns mezes, á guisa de exercicio, a criança soprar, varias vezes por dia, num sacco ou travesseiro de borracha. Em doentes de mais edade podemos recorrer tambem á gymnastica respiratoria; colloca-se, bem justo ao thorax, um travesseiro duro para impedir, tanto quanto possivel, a expansão pulmonar desse lado; manda-se a criança inspirar profundamente, obrigando-a, de cada vez, a distender o pulmão lesado. A expansão é ainda maior si o doente em cada inspiração eleva o braço livre para cima da cabeça. Dessa maneira o thorax se expande á medida que o ar inspirado vae penetrando no pulmão.

III — Pleuriz purulento

Em lactentes, os derrames purulentos são mais communs do que os serofibrinosos; em edade mais avançada, observa-se o inverso.

Frequentemente os empyemas se originam de um pleuriz seroso; leucocytos emigram cada vez mais para o espaço pleural, de sorte que o exsudato, a principio, claro torna-se, aos poucos, turvo e depois purulento. A ascensão rapida da febre levanta nesses casos suspeita de transformação do pleuriz seroso em empyema.

Os germes ahi encontrados são principalmente pneumococcos, estreptococcos e estaphylococcos. Nos derrames purulentos muito antigos, não se consegue mais verificar os microbios productores do pús.

Os empyemas apresentam os mesmos phenomenos physicos encontrados nos derrames serosos (vide pagina 265); mas, a massicez absoluta, a grande sensação de resistencia á percussão, o ligeiro edema da pelle ao nivel da collecção purulenta e ainda o grande depauperamento do doente (emmagrecimento, pallidez cérea, profundo abatimento) fazem pensar immediatamente na possibilidade de um derrame purulento. E' ainda muito importante a anamnese nesses casos: quasi todos os empyemas são meta-pneumonicos, isto é, alguns dias depois da resolução da pneumonia, nota-se nova ascensão febril acompanhada, ao mesmo tempo, de diminuição do murmurio respiratorio e apparecimento de massicez.

O decurso dos empyemas é variavel. Quando pouco volumosos, podem ser absorvidos ou evacuados com uma só puncção, sem reincidencia; mas, na maioria dos casos, depois de puncções eliminadoras, mesmo reiteradas, o pús reapparece. Nessas circumstancias, o unico remedio é a resecção costal.

Nalguns casos, quando o empyema não é diagnosticado, o pús procura por si mesmo caminho de saida (*empyema necessitatis*) quer pela parede thoracica á maneira de um abscesso, quer entrando em communicação com um bronchio e eliminando-se pela bocca. Nessa ultima hypothese, o phenomeno pode passar despercebido porque o pús é, aos poucos, eliminado. Embora raramente, germes de putrefacção invadem o derrame e produzem gaz dentro do espaço pleural transformando o empyema em pyopneumothorax.

Nessas condições, existem symptomas clinicos de empyema: atraz massicez intensa, adeante tympanismo; mas, assentando-se o doente para o exame, verifica-se, durante a percussão, que a massicez diminue na parte posterior e se torna cada vez maior na face anterior do thorax.

O exame radiographico do pyopneumothorax é egualmente caracteristico: encontra-se uma sombra limitada na parte superior por uma linha muito nitida, emquanto que nos derrames purulentos ou serosos a obscuridade para cima se confunde gradativamente com a zona de tecido normal.

Para differençar um derrame purulento dum serofibrinoso recorremos á puncção exploradora. Nos empyemas produzidos por pneumococco o pús é esverdeado e pegajoso; o estreptococco provoca uma secreção purulenta fluida que, pelo repouso, se divide em duas camadas.

Tratamento — Verificada a existencia de pús no espaço interpleural, é preciso operar; não basta simples puncção, salvo quando se trata de empyemas muito reduzidos. Si não se intervem, o pús procura, como dissemos acima, saida atravez de um espaço entercostal (*empyema necessitatis*), ou de um bronchio, sendo então expectorado. Essa ultima possibilidade verifica-se frequentemente em crianças, podendo passar despercebida, sobretudo quando entra a collecção purulenta, como já descrevemos, em communicação com um bronchio de fino calibre, tornando vagaroso o esvasiamento.

Ninguem deve esperar por essa solução natural; recorra-se á intervenção, aliás de technica muito simples: faz-se a narcose pelo *ether* e incisa-se a pelle ao nivel da linha axillar posterior, sobre a 7ª ou 8ª costellas, tendo previamente verificado com puncção exploradora a existencia de pús nessa altura. A incisão, de tres centimetros approximadamente, atravessa a pelle e os musculos para attingir o osso; afasta-se o periosteo para cima e para baixo; delle se liberta tambem a face anterior e a posterior da costella; nessa manobra é indispensavel precaução para não dilacerar os vasos que ficam junto a seu bordo inferior.

Em seguida, com um costotomo, retira-se um pedaço da costella medindo dois centimetros de comprimento; depois, abre-se o espaço pleural. Logo que o pús começa a escoar e sair com elle coagulos de fibrina, apparece forte accesso de tosse. A collecção purulenta deve ser evacuada lentamente até o fim; depois, dilata-se a abertura, introduzindo-se para a direita e para a esquerda grossos dreinos; a seguir, applica-se uma atadura em volta do thorax. De accordo com a abundancia da secreção purulenta, é preciso mudar o curativo uma ou mais vezes por dia. Aos poucos, encurta-se a extensão do dreino até cicatrizar a ferida.

O tratamento do pyopneumothorax não diverge do que acabámos de descrever.

Na maioria dos casos, retirado o pús, a febre declina, o appetite melhora e o estado geral se restaura; ás vezes, porém, a temperatura permanece elevada. Esses casos vêm associados a fócos bronchopneumonicos, ou existem em pontos outros da pleura collecções purulentas encystadas.

O *prognostico* na primeira hypothese é muito melhor porque na segunda difficilmente se consegue precisar o sitio de outros focos purulentos.

A operação deve ser praticada muito precocemente. Nos empyemas produzidos pela grippe pandemica aconselha-se, entretanto, protellar a operação porque, abrindo-se precocemente, a secreção purulenta é de tal maneira abundante que acaba exgottando completamente o doente.

Bronchiectasias

As bronchiectasias são congenitas, ou se formam depois de bronchites capillares, pneumonias chronicas, pleurizes com exsudato seroso muito espesso, sarampo, coqueluche, influenza e aspiração de corpos estranhos. Toda bronchite chronica que se caracteriza por estertores de grandes bolhas, localizados em territorio pulmonar muito restricto e secreção catarrhal intensa faz suspeitar *ectasia bronchica,* sobretudo quando esses phenomenos são consequencia immediata das affecções acima mencionadas.

As bronchiectasias, com o tempo, depauperam enormemente os doentes que se tornam magros, pallidos, cyanoticos, apresentando face tumida e edemaciada. Os dedos dessas crianças adquirem fórma caracteristica — *dedos hypocraticos;* o escarro, abundantissimo sobretudo pela manhã, tem um cheiro desagradavel, que lembra manteiga rançosa; collocada num vaso, a secreção bronchica se divide em duas camadas. Além disso, ha sempre febre. Nos pulmões encontram-se zonas de percussão obscura, quando as dilatações bronchicas estão repletas; depois de terminada expectoração, a percussão se torna tympanica em territorios anteriormente massiços.

Tratamento — Repouso, ar livre, dieta secca. Administrar internamente *oleo de figado de bacalhão creosotado* a 1 % ; vaporizações de *terebenthina* ou de *balsamo do Perú*:

Rp.

Balsamo do Perú.......................	0,25
Emulsão de oleo de vaselina.............	10,0: 500,0
Agua de louro cerejo...................	10,0
Essencia de hortelã....................	5 gottas.

Dos processos operatorios existentes apenas o pneumothorax é recommendavel. Com a operação, o escarro, a tosse, o máu halito diminuem; ás vezes, a febre declina e o estado geral melhora, pelo menos emquanto existe gaz no espaço pleural. Faltam-nos ainda observações pessoaes sobre a duração desses resultados.

Asthma bronchial

A asthma se reveste na criança do mesmo typo clinico que no adulto. Apparecem accessos de intensa falta de ar (dyspnéa expiratoria) e emphysema; a base pulmonar fica abaixo do nivel normal; ha diminuição da expansibilidade do espaço supplementar, *stridor* bem audivel durante os movimentos respiratorios, hypersonoridade á percussão, murmurio vesicular abafado, tempestade de estertores, sibilos e roncos. O exame microscopico do escarro encontra crystaes de *Charcot-Leyden,* espiraes de *Curschmann* e cellulas eosinophilas.

Os accessos de asthma apparecem em intervallos mais ou menos longos, podendo durar um ou mais dias; são frequentes sobretudo em crianças nervosas apresentando signaes de diathese exsudativa. Não raro, se descobre que os asthmaticos apresentaram no primeiro anno de vida graves symptomas exsudativos (erythrodermia, seborrhéa do couro cabelludo, etc.). Depois do desapparecimento gradual dessas manifestações, começam a se revelar affecções catarrhaes, a principio, sob a forma de *bronchite asthmatica* que, aos poucos, se transforma em asthma typica. Nessas crianças todo resfriado vem seguido desse accidente. Foi essa particularidade de evolução da molestia que criou a supposição de que o exanthema "se recolha" dando motivo á erupção do accesso.

Em regra, examinando-se bem o asthmatico, encontram-se signaes da diathese exsudativa: eczemas chronicos retro-auriculares, eczema da fossa poplitea, prurigem generalizada, etc.

Nem todos os doentes apresentam, porém, exanthemas ou bronchite antes da asthma; os accessos se iniciam, algumas vezes de modo abrupto, quasi sempre á noite, achando-se a criança antes disso perfeitamente bem. Nessas condições, mudanças rapidas da temperatura ambiente, inicio da estação fria, etc., podem constituir a causa determinante. Nessa ultima hypothese, não ha febre como, em regra, acontece na primeira.

Na maioria dos doentes o thorax é longo e estreito; raramente curto e amplo, como em adultos emphysematosos (thorax em tonel).

O exame radiographico do pulmão revela, com frequencia, ramificações hilares muito accentuadas, dependendo do engrossamento das paredes bronchicas ou da exaggerada repleção dos vasos sanguineos satellites. Em geral, esse phenomeno não constitue symptoma de tuberculose.

O *prognostico* da asthma é bom, porque com o desenvolvimento da criança, em regra, diminuem o numero e a intensidade dos ataques.

Tratamento — Durante o accesso, procura-se alliviar o doente empregando defumações de papel antiasthmatico (*charta nitrata*), ou um pó antiasthmatico efficaz. Dos variados medicamentos preconizados recommendamos:

Rp.
Sol. de sulfato de atropina............ 0.01: 10,0
Doses: 3 vezes ao dia, 3 a 5 gottas.

E' melhor applicar o medicamento por via subcutanea — 0,0002 a 0,0005 por vez. Bons resultados podem dar ainda:

Solução de adrenalina a 1,0:1000,0.
Asthmolysina (*adrenalina* com *hypophysina*) em ampolla — injecta-se 0,5 a 1 cc.
Nitrito de amyla — deitar 3 a 4 gottas num lenço e dar a cheirar durante 30 a 60 segundos.
Chlorhydrato de morphina, 0,03: 10,0 — empregar 0,5 a 1cc. por via subcutanea.
Solução de phosphato de codeina a 0, 2 % — dar uma colher das de chá de 2 em 2 horas, até melhorar o accesso.

Inhalações de vapor d'agua podem abrandar a dyspnéa. Colloca-se um inhalador junto ao leito do doente e projecta-se o vapor de encontro a seu rosto. Parece que esse processo, antes suggestivo, socega o doente, produzindo somno, auxiliado pelo ruido monotono da agua a ferver.

No periodo de acalmia, para evitar a repetição dos accessos, dá-se, durante mezes, um sal de *calcio* (vide: *purpura myelogenica*). Pode-se empregar tambem *iodeto de potassio* (3 vezes ao dia — 0,25 a 0,50).

Quando os ataques parecem filiados a hypertrophia das tonsillas (palatina ou pharyngea) faz-se a extirpação dessas. Si a criança tiver sido, até a erupção da molestia, alimentada com muito ovo, leite ou equivalentes, podem ser obtidos bons resultados variando a dieta que passará a ser principalmente vegetariana (sem comtudo excluir um pouco de carne).

Nos casos muito graves em que se installa, aos poucos, uma especie de *status asthmaticus* resta-nos o recurso de remetter o doente para localidades onde não exista asthma: *Wyk* em *Foehr, Floresta Negra,* etc. Emquanto a criança está fóra da casa paterna, não apparecem accessos; logo que volta, via de regra, surgem de novo.

A gymnastica respiratoria quasi nunca dá bom resultado, porque, na maioria dos casos, trata-se de crianças pequenas e que não comprehendem o objectivo dessa therapeutica.

Affecções cardiacas

Particularidades no exame do coração

Inspecção — Os batimentos da ponta do coração, devido á pouca espessura da parede do thorax, são na criança mais facilmente palpaveis do que no adulto. Observam-se fortes pulsações — pondo de parte casos de lesão cardiaca — em individuos excessivamente nervosos, neuropathicos e em doentes durante o periodo febril; além disso, os batimentos no escrobiculo cardiaco são bem evidentes nos casos de hypertrophia do ventriculo direito. Observam-se movimentos nos espaços intercostaes, ao nivel da região cardiaca — nas molestias agudas e chronicas do coração; *abahulamento do precordio* (com arqueamento da região) pode tornar-se perceptivel em casos graves (congenitos ou adquiridos) de lesão cardiaca e nos derrames pericardicos. Além disso, a inspecção nos casos de affecções cardiacas adeantadas nos indica si existem ou não cyanose, dyspnéa, edemas nos malleolos, nas pernas e na região sacra.

Palpação — os batimentos cardiacos se mostram reforçados, mas sem desvio do sitio normal, nas crianças medrosas, nos neuropathas, nos casos de molestia de *Basedow,* de bocio e nos estados febris.

Desvio para a esquerda se observa nos doentes com hypertrophia e dilatação do ventriculo direito, derrame pleuritico á direita, processos de esclerose pulmonar á esquerda ou quando uma lesão pathologica abdominal comprime para cima o diaphragma.

Nos casos de hypertrophia do ventriculo esquerdo é commum desvio para fóra e para baixo; dá-se deslocação para dentro quando se constitue um derrame pleuritico á esquerda.

O choque precordial é menos intenso do que normalmente nos doentes de pericardite exsudativa e desequilibrio circulatorio; ruido catario não é raro nas lesões cardiacas congenitas acompanhadas de perfuração do septo e permeabilidade do buraco de *Botal;* ligeiro attrito é phenomeno habitual nas pericardites seccas.

Percussão — Deve-se considerar, em primeiro logar, que no lactente o coração fica em posição quasi horizontal; o apice é encontrado mais para cima e para fóra do que no adulto. Mais tarde, depois que a criança apprende a andar e a manter-se erecta a maior parte do dia, começa o *descensus* visceral: o diaphragma, o esterno e o figado tornam-se mais baixos, as costellas tomam direcção obliqua e o coração obedece tambem, em parte, a essa ptose. Esse deslocamento attinge somente a ponta, porque a base fica presa aos grandes vasos; por conseguinte o orgão soffre um movimento de torsão em volta de um eixo que passa sagitalmente pelo ponto de origem dos vasos da base.

Nesse movimento o apice vem para baixo, voltando-se, ao mesmo tempo, para dentro. Encontrada no lactente, sobre o 4° espaço intercostal, para fóra da linha mamillar esquerda, a ponta vem a occupar o 5° espaço, um pouco para dentro daquelle limite.

Dessa maneira o coração adquire a posição obliqua que mais tarde conserva.

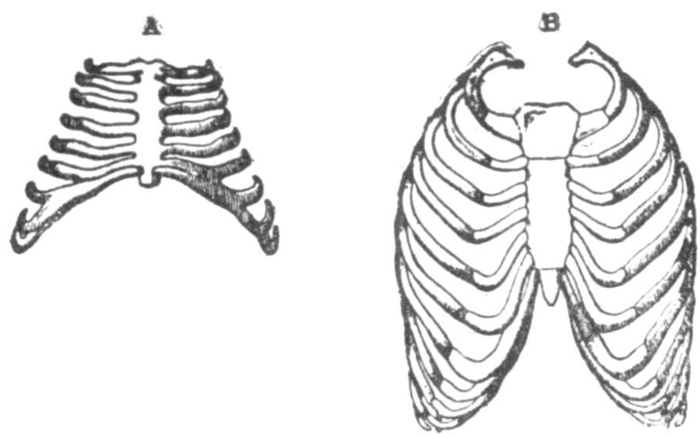

Face anterior da caixa thoracica
A) do lactente B) do adulto

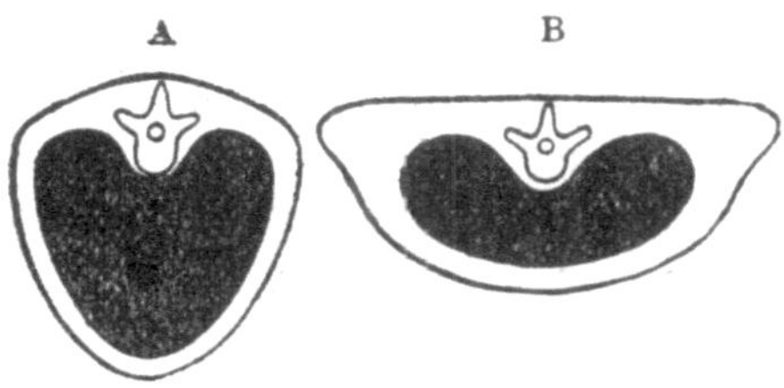

Secção transversal mostrando: A) o thorax do lactente; B) o thorax do adulto
(Segundo Dekker)

Fig. 10 — As figuras demonstram as modificações por que passam o thorax e os orgãos nelle contidos durante a nfancia. Note-se como as costellas primeiramente se dispõem por assim dizer horizontalmente, formando com o esterno um angulo quasi recto; mais tarde ellas se tornam francamente obliquas. A secção transversal do thorax tem no lactente forma de coração de baralho; mais tarde é oval.

Em crianças cujo diaphragma é baixo e a caixa thoracica alongada o orgão pode tornar-se quasi perpendicular: constitue-se, como no adulto, um coração *em gotta,* por assim dizer, *pendente* dos vasos; a ponta mal attinge a cupula diaphragmatica.

A deslocação cardiaca começa a effectuar-se na passagem da edade de lactente para a da infancia e se completa, aos poucos, no correr dos annos futuros; esse phenomeno está estreitamente ligado ao crescimento mais ou menos vagarososo da estatura e á forma que, aos poucos, toma a caixa thoracica (longa e estreita; curta e larga). Essa migração difficulta a interpretação dos phenomenos de percussão e explica por que têm elles na criança menos valor do que a auscultação.

Percussão — colloca-se a criança em decubito dorsal e percute-se directamente com o dedo, sem auxilio de martello, ou plessimetro. Delimitam-se primeiramente os bordos pulmonares e a area cardiaca; depois, percute-se, de fóra para dentro, determinando dessa maneira o bordo direito do coração; em seguida, estabelece-se onde fica o limite superior e o esquerdo.

Do mesmo modo que no adulto, pode-se distinguir aqui uma zona de massicez absoluta (pequena, profunda) e uma de massicez relativa (grande, superficial). Essa ultima tem maior valor clinico, porque, quando bem determinada, corresponde ao tamanho exacto do orgão.

Em regra, com a percussão levissima consegue-se fixar bem a zona de massicez relativa: inicia-se a percussão de fóra para dentro, começando do territorio pulmonar para o cardiaco. Dessa maneira se observa, ainda sobre tecido pulmonar, apparecimento de sub-massicez, emquanto que na zona cardiaca a percussão se mostra inteiramente obscura.

Approximadamente até o quarto anno de vida, a massicez relativa attinge — *para a direita,* o meio da distancia que fica entre o bordo do esterno e linha para-esternal; *para cima,* vae até o bordo superior da 3ª costella; *para a esquerda,* ultrapassa um pouco a linha mamillar.

A massicez absoluta, começando sobre o bordo esquerdo do esterno, passa pelo inferior da 3ª costella para atravessar o meio do intervallo que fica entre a linha mamillar esquerda e a para-esternal.

Depois do 4° anno de vida, o limite da massicez relativa passa pelo bordo direito do esterno, ou um pouco para fóra; attinge os bordos superior e inferior da 3ª costella e chega até á linha mamillar esquerda, ficando ás vezes, para dentro 1/2 a 1 dedo transverso.

A linha de massicez absoluta passa junto ao bordo esquerdo do esterno sobre a 4ª costella, indo até á linha para-esternal.

Nos casos de hypertrophia do ventriculo esquerdo, nota-se augmento da figura cardiaca para esse mesmo lado; além disso, desloca-se para baixo o choque apexiano .

Quando existe hypertrophia do ventriculo direito, encontra-se expansão da figura cardiaca para ambos os lados, deslocamento para fóra do choque apexiano e energicas pulsações no epigastrio.

Nos casos de hypertrophia da auricula esquerda, observa-se desvio para fóra do bordo cardiaco superior esquerdo; mas, si o augmento attinge a auricula direita, ha dilatação para esse mesmo lado.

Sempre que existem anormalidades dos grossos vasos da base, — permeabilidade do ducto de *Botal* (zona *massiça de Gerhard*), encontram-se alterações na forma do coração.

As *bulhas cardiacas* são nas crianças mais facilmente audiveis do que no adulto, porque é nellas muito fina a parede thoracica. Os batimentos se tornam muito nitidos e frequentes em individuos nervosos e excitados com o exame medico. A pesquisa clinica encontra frequentemente arrythmia respiratoria: quando a criança inspira, as bulhas se fazem mais abafadas e o pulso mais lento; na expiração nota-se o contrario. Em casos de myocardite diphtherica encontra-se arrythmia de outro typo: depois de uma serie de revoluções cardiacas regulares, falham uma ou mais pulsações.

Em certos casos de diphtheria (ás vezes, mesmo com bloqueio cardiaco), de nephrites agudas e quando ha hypertensão do liquido cephalo-racheano pode apparecer bradycardia.

Rythmo de galope surge por vezes em casos de asthenia cardiaca muito grave (myocardite diphtherica, lesões cardiacas em periodo de desequilibrio).

Os phenomenos auscultatorios são passiveis na criança da mesma interpretação que no adulto; por isso dispensam aqui descripção minuciosa.

A accentuação da segunda bulha pulmonar, encontrada em crianças sadias e sobretudo nas neuropathicas é, entretanto, uma particularidade sobre a qual convem insistir; trata-se de um phenomeno que, até certo ponto, pode ser considerado physiologico.

Sopros cardiacos podem ser verificados:

1° — em casos de lesão valvular e nessa hypothese o mechanismo de sua formação é o mesmo que no adulto;

2° — em casos de lesão myocardica. Normalmente o musculo cardiaco se contrae com tal energia que as valvulas, uma vez approximadas podem adaptar-se perfeitamente umas ás outras.

A juxtaposição valvular é imperfeita nas grandes dilatações e nos casos de myocardite, isto é, quando ha lesão da musculatura. Assim se explicam as insufficiencias valvulares relativas ou musculares, acompanhadas habitualmente de sopros.

3° — em casos em que não se encontra lesão anatomica do coração (*sopros accidentaes*).

Sopros accidentaes

Essa variedade de sopros é de grande importancia clinica. Frequentemente o medico se vê na contingencia de decidir si um determinado sopro está ou não em dependencia directa de lesão cardiaca.

A localização predilecta dos chamados sopros accidentaes é sobre o fóco da arteria pulmonar (2° espaço intercostal esquerdo); mas, podem manifestar-se tambem sobre o fóco mitral; nessa região são mais brandos, estando sem duvida filiados a um phenomeno de propagação.

Essa variedade de sopros é commum entre o 10° e 14° anno de vida, justamente no periodo em que a estatura das crianças augmenta com rapidez; antes dessa edade, são muito mais raros. Nos tres primeiros annos de vida sopros accidentaes constituem excepção; podem apparecer mesmo nessa epoca, mas só em individuos profundamente anemicos. Em regra, sopros cardiacos em crianças de baixa edade estão sempre ligados a lesão organica do coração.

Em crianças de edade escolar os sopros accidentaes são, ao contrario, frequentissimos. *Luethje* examinou 845 crianças dessa edade e em 612 encontrou sopros dessa natureza. Em 508 dos examinados o sopro já era audivel estando a criança em repouso; em 102, só após ligeiro exercicio muscular. Lesões cardiacas organicas foram encontradas, apenas, nos 17 casos restantes.

Sopros accidentaes, sempre systolicos, são mais brandos e abafados do que os filiados ás endocardites. Eminentemente significativas são as variações dos sopros inorganicos: durante a inspiração tornam-se mais intensos; por vezes, são audiveis unicamente na inspiração; durante a expiração abrandam-se, podendo mesmo desapparecer; excitações psychicas os tornam mais evidentes.

Quanto mais energicas e abruptas forem as contracções cardiacas, tanto mais nitidos se mostram os sopros. Sua intensidade varia estando a criança deitada ou assentada; por vezes, tornam-se mais patentes quando se comprime o estethoscopio, collocado no foco de auscultação, de encontro a parede thoracica do doente. Como se vê, levando em conta toda esta serie de particularidades podem os sopros accidentaes ser com relativa facilidade distinguidos dos organicos.

Existe ainda outra variedade de sopros accidentaes que, em vez de se localizarem no foco pulmonar, são mais facilmente audiveis sobre a ponta do coração. Inspirações profundas, mudança de posição, exercicio muscular pouco os modificam; mas, são nitidamente influenciados por excitações psychicas que os fazem desapparecer. O mesmo se observa quando se comprime o estethoscopio contra o thorax do doente.

Essa especie de sopros é mais rara do que a anteriormente mencionada. Sua frequencia é grande pouco antes da puberdade. Certas particularidades dessas crianças chama logo a attenção: trata-se de individuos magros, pallidos, altos, com evidentes signaes de neuropathia (phenomeno de *Rosenbach,* dermographismo, ausencia do reflexo de vomito, signal de *Chvostek,* etc.). Esses doentes são frequentemente do sexo feminino.

Até hoje não está bem esclarecida a etiologia dos sopros accidentaes. *Luethje* reune numa só as duas classes de sopros que acabámos de enumerar, explicando-as como um phenomeno de estenose, filiado á disproporção que existe entre a grande amplitude do ventriculo e a arteria pulmonar relativamente estreita. *Schlieps,* ao contrario, mantem separados os dois grupos. Chama *cardiopulmonares* os sopros do primeiro, e acredita que resultem de saida do ar contido nos aveolos dos bordos pulmonares (sobretudo da lingula) comprimidos pelo choque abrupto do coração. No segundo grupo, inclue os *sopros atonicos,* filiados, segundo sua opinião, a uma asthenia de todo o systema muscular do doente. Um facto, entretanto, está por todos admittido: nenhuma das duas classes de sopros é considerada como produzida por lesão cardiaca; por conseguinte, esses doentes não devem ser tratados como cardiopathas.

*
* *

O numero de pulsações na criança regula: no 1° anno, approximadamente, 130 por minuto; do 2° ao 5° — 100 a 110; do 6° ao 10° — 90 a 100; do 11° ao 14° — 84. A frequencia das pulsações depende, naturalmente, do influxo de excitações psychicas e de exercicios physicos. Do 5° anno em deante, começam a ser notadas entre os dois sexos differenças no numero de pulsações: as meninas apresentam sempre pulso um pouco mais rapido do que os meninos. Um excesso de 10 a 12 pulsações por minuto acima da taxa que indicámos não pode ser ainda considerado pathologico; quando essas variações ultrapassam 20, constituem sempre symptoma morbido.

Endocardite

As endocardites fetaes são mais frequentes na metade direita do coração (estenose da arteria pulmonar); depois, tornam-se mais numerosas á esquerda, lesando habitualmente as lacineas mitraes e, ás vezes, as aorticas. Trataremos aqui, apenas, da endocardite mitral; as lesões aorticas são raras, tendo na pratica muito menos valor. As endocardites acompanham-se na criança dos mesmos symptomas e phenomenos auscultatorios que no adulto.

A endocardite mitral antes da edade escolar constitue raridade; dahi por deante, torna-se frequente; no primeiro decenio de vida é mais rara do que no segundo.

A's vezes, numa desordem cardiaca a endocardite apparece como manifestação inicial e independente; mas, em regra, não passa de complicação de molestias infecciosas incidentaes — escarlatina, typho, diphtheria, amygdalite, sobretudo *rheumatismo articular agudo* e *chorea minor*. Tres quartos dos casos de endocardite são na criança de fundo rheumatico; no adulto, pelo menos um terço. A endocardite pode constituir, como já dissemos, manifestação inicial e unica do rheumatismo agudo; mas, via de regra, a essa localização seguem-se logo lesões articulares.

Os germes que mais frequentemente produzem endocardite são: o estaphylococco, o estreptococco e o pneumococco; excepcionalmente, o bacillo da diphtheria, o gonococco e o meningococco.

As portas de entrada são — como no rheumatismo articular agudo — as amygdalas.

Symptomatologia

No começo, as endocardites não se traem, em regra, por symptomas caracteristicos. Esse facto é commum na escarlatina e no rheumatismo articular agudo. O diagnostico não é possivel quando não se pensa nessa hypothese e não se procura portanto confirmal-a. Os sopros podem faltar, mas a ascensão rapida da temperatura, a tachycardia que se manifesta de um dia para o outro, a accentuação clangorosa da segunda bulha pulmonar — são indicios suspeitos de localização do processo morbido nas valvulas do coração. Só mais tarde installam-se os sopros que vem confirmar o diagnostico.

Em muitos casos, a affecção começa por symptomas vagos: dores abdominaes, cansaço, vomitos, inappetencia, epistaxe. A's vezes, as perturbações são de ordem a chamar logo a attenção para o local lesado: pontadas na região precordial, tachycardia, angustia, falta de ar. Frequentemente esses signaes são tão ligeiros que a criança nem é recolhida ao leito. Ha casos, porém, em que os symptomas assumem rapidamente grandes proporções, impellindo o doente a um estado de extremo abatimento.

A ausculta verifica presença de um sopro systolico na zona mucronica, hyperphonese da 2ª bulha pulmonar e reforço do choque apexiano; mas, a extensão da area cardiaca mantem-se normal; apezar da evolução progressiva da molestia, o augmento do coração, por muito tempo, se faz esperar.

Nos casos de endocardite recente o sopro é mais nitido no 3° espaço intercostal esquerdo do que na região da ponta.

Por vezes, um exame clinico, mesmo minucioso, não elucida a situação. Encontra-se, apenas, um doente muito febril e com physionomia profundamente alterada; notam-se fortes pulsações nas arterias do pescoço, no epigastrio e na região precordial; ha depressão rythmica dos espaços intercostaes correspondentes; o batimento da ponta é mais intenso e amplo do que normalmente; mas, á tachycardia, ás bulhas impuras e abafadas não se misturam sopros. Todo esse conjuncto de symptomas é pouco preciso podendo ser encontrado em qualquer molestia febril grave. Depois que o doente é mantido no leito durante alguns dias em absoluto repouso, tornam-se as bulhas mais facilmente delimitaveis e se consegue perceber um sopro aspero. Nos casos graves augmenta, sem demora, a extensão da área cardiaca e o coração ultrapassa, para a esquerda, a linha mamillar; o choque apexiano vem bater no 5° espaço intercostal.

O numero de pulsações é superior ao normal; o pulso molle e arrythmico. Os labios e a face se tornam vermelho-escuros ou cyanoticos; augmenta o volume do figado, apparecem edemas nos malleolos e na região sacral; na urina, sempre escassa, encontram-se albumina e cylindros.

A temperatura, via de regra, não é muito elevada; as exacerbações vesperaes pouco ultrapassam 38 gráus. A febre se mostra, com frequencia, remittente, podendo durar muitos dias. Periodos febris costumam alternar-se com semanas de apyrexia, formando desse modo um graphico ondulante.

Não é a presença ou ausencia de febre que nos orienta sobre a gravidade das endocardites, nem tão pouco o facto da molestia determinante apresentar marcha grave ou benigna. Quantas vezes uma escarlatina ou rheumatismo articular brandos vêm seguidos de endocardite gravissima!

As lesões são encontradas de preferencia nas valvulas do lado esquerdo (*endocardite valvular*), principalmente na lacinia aortica da mitral; mais raramente, as alterações attingem as sigmoides aorticas. O endocardio parietal é, por vezes, tambem lesado (*endocardite parietal*).

Os germes se fixam ao bordo livre da valvula, lesam o endothelio, formando ahi excrescencias verrucoides (*endocardite verrucosa*), que são, aos poucos, substituidas por cicatrizes com retracção dos tecidos vizinhos. Assim se constitue uma insufficiencia valvular.

Além disso, as lacinias podem adherir umas ás outras formando uma estenose. Não raro, as duas especies de lesão se associam.

Sobre o terreno de uma antiga endocardite installa-se frequentemente nova infecção (endocardite recurrente), facto que se verifica tambem nas lesões congenitas (consequencia de endocardite fetal).

Algumas vezes, as lesões benignas se curam sem deixar retracções valvulares, ou são de tal modo insignificantes que clinicamente se pode falar de *restitutio ad integrum.*

Os *nodulos de Albini*, com frequencia encontrados em autopsias de recemnascidos, constituem apparição anatomica normal, não devendo ser confundidos com lesões endocardicas.

Os depositos fibrinosos que nas endocardites se formam sobre as valvulas podem dahi se desprender produzindo embolias cerebraes e outras complicações graves.

Em casos raros, as lesões do endothelio valvular se aprofundam constituindo ulceras (*endocardite ulcerosa*). Nessa hypothese, embolias na pelle e em orgãos internos (cerebro, rins, pulmões, etc.) são mais communs do que na *endocardite verrucosa.* A primeira variedade de endocardite acompanha-se de symptomas septicemicos associados a erythema escarlatinoide, morbiliforme e hyperpyrexia; crianças de mais edade accusam arrepios de frio. Além disso, não são raros nesses casos hemorrhagias cutaneas, multiplos abscessos em orgãos internos (rins, etc.), consequencia directa de embolias bacterianas, hemorrhagia intestinal, nephrite, bronchopneumonia, empyema, esplenomegalia. O coração augmenta logo de volume; sobre todos os focos a ausculta surprehende sopros intensos e asperos. Numa a duas semanas, o doente acaba succumbindo.

A endocardite ulcerosa se manifesta repentinamente, por vezes, sem causa apparente, outras como consequencia de angina necrosante, diphtheria, escarlatina, etc.

Não existe tratamento que nesses casos nos ponha ao abrigo de desastres. Como antiseptico convem tentar o *collargol* (vide pag. 106); em tudo o mais a therapeutica é puramente symptomatica.

O decurso da endocardite verrucosa é felizmente mais benigno. Em 6 a 8 semanas os symptomas morbidos desapparecem, a febre declina, a tachycardia céde para não se exacerbar de novo quando a criança deixa o leito, entregando-se aos movimentos habituaes; entretanto, os sopros se mantêm. Os phenomenos de inflammação desapparecem, mas deixam como resquicio um defeito valvular, via de regra, insufficiencia mitral.

Em opposição a casos de endocardite verrucosa cujo prognostico é relativamente benigno, encontram-se outros nos quaes as melhoras são pouco satisfactorias; não pequeno numero de doentes conserva um desequilibrio das funcções do myocardio, propensão a reincidencia da invasão endocardica, circumstancias que, cada vez mais, aggravam o prognostico.

Diagnostico differencial — Quando se notam no decurso de uma affecção rheumatica alterações no funccionamento do coração, não ha difficuldade sobre o diagnostico.

Para differençar um sopro *organico* de um *accidental* é preciso levar em consideração que os ultimos não se localizam na ponta, mas de preferencia no foco pulmonar e que variam de intensidade conforme o doente está de pé, ou em decubito dorsal. Com a mudança de attitude, os sopros accidentaes alteram o timbre ou desapparecem; além disso, são menos asperos do que os ligados ás endocardites.

Quando o doente apresenta lesões do myocardio, apparecem sopros que difficilmente podem ser separados dos de endocardite. Só a observação attenta do caso, durante certo tempo, permitte decidir o diagnostico.

E' preciso pensar em myocardite sempre que se encontram desordens do coração e sopros no correr de uma infecção escarlatinosa ou diphtherica.

Si os symptomas cardiacos não se originam durante o periodo de observação do doente, isto é, quando o primeiro exame já verifica presença de desordens cardiacas nasce então a duvida si são recentes ou antigas (vicio congenito). Entretanto nessa ultima hypothese os sopros se mostram asperos e mais facilmente perceptiveis do que na endocardite. Por vezes, só uma observação longa do doente nos pode esclarecer definitivamente a situação.

Insufficiencia mitral

A insufficiencia mitral, consequencia derecta de endocardites, é o mais frequente dos vicios cardiacos na infancia.

Symptomatologia

O exame pode descobrir lesão mitral sem que a criança apresente exteriormente o menor signal de molestia. Muitos desses casos são mesmo casualmente diagnosticados pelo medico inspector escolar, ou por occasião de uma molestia incidental qualquer, sem que se consiga descobrir na anamnese indicios de insufficiencia cardiaca. Nalguns casos a apparencia das crianças é normal; mas, de quando em vez, depois de um longo passeio a pé, de um trabalho physico ou intellectual um pouco forçado, ao voltar da escola, etc., mostram-se cansadas, abatidas, queixam-se de palpitações, ligeira falta de ar, etc.

Um terceiro grupo é constituido pelos verdadeiros cardiopathas, que já se mostram fatigados com esforços e exercicios physicos habituaes (ao subir uma escada, ao caminhar um pouco, etc.); sua apparencia é sempre doentia. Emquanto os doentes da primeira classe revelam sempre boa physionomia, esses ultimos se mostram pallidos, com um tom açafroado na pelle. A isso se junta ligeira cyanose da face e dos labios. A expressão physionomica é soffredora; nunca se movimentam abruptamente; pelo contrario, caminham de vagar com a evidente preoccupação de não se cansarem.

Nos casos de insufficiencia mitral o exame revela sopro systolico, aflautado, brando ou aspero, na maoria das vezes, audivel sobre todo o precordio, porém mais accentuado na zona mucronica. Ha hyperphonese da segunda bulha pulmonar, ligeira tachycardia, pulso cheio e rythmico. Si, ao lado da insufficiencia, existe estenose mitral, ouve-se tambem um sopro diastolico ou presystolico e se verifica presença de notavel hypertrophia e dilatação do ventriculo direito. Nos casos de insufficiencia mitral pura permanece, ao contrario, inalterada, por muito tempo, a extensão da zona de massicez cardiaca; mais tarde, sobretudo em casos graves, apparece hypertrophia do ventriculo esquerdo e do direito com augmento da massicez para ambos os lados. O choque do apice é amplo e forte; nos casos graves todo o precordio é sacudido pelos batimentos do coração e se mostra francamente abahulado. As pulsações se tornam visiveis nos espaços intercostaes e no escrobiculo do coração.

Outras complicações, em regra, faltam emquanto não se dá desequilibrio circulatorio. A temperatura é normal; entretanto, ha casos em que se encontra constante ou intermittentemente, um pouco de febre, signal de que os processos de endocardite não estão ainda completamente extinctos. O estado geral dessas crianças varia; com facilidade apparecem indicios de desequilibrio: edemas malleolares, tachycardia, palpitações, etc. Nesses casos, trata-se frequentemente de endocardite chronica.

Desse estado de instabilidade á verdadeira "descompensação" só falta um passo. Em geral, na criança os casos de lesão cardiaca não tendem tão facilmente como no adulto a desequilibrio. Esse accidente vem, em geral, acompanhado de febre irregular e não muito accentuada; os doentes se mostram pallidos, ligeiramente cyanoticos; apresentam facilmente epistaxe; mas, na maioria das vezes, de nada se queixam.

O appetite é quasi nullo. Ha ligeira tosse, tachypnéa e pulso rapido. A dyspnéa obriga a criança a deitar-se conservando o tronco erecto. Na inspecção verificam-se logo veias intumescidas no pescoço e abahulamento do precordio; todo o hemithorax esquerdo é estremecido por violentas pulsações. A caixa thoracica se descarna, os braços afinam, mas o ventre e as pernas engrossam infiltrados por edemas; diminue, gradativamente, o volume urinario.

Apparecem, além disso, bronchite e perturbações renaes, consequencia directa de estase circulatoria. O figado augmenta de volume e se torna doloroso á apalpação, devido á grande distensão da capsula de *Glisson*.

Si a hepatomegalia se mantem por algum tempo, sobrevem, como resultado da compressão dos canaliculos biliares pelos capillares repletos de sangue, subictericia das conjunctivas e eliminação de bile pela urina. A area cardiaca augmenta, sobretudo para a esquerda, attingindo commummente a linha axillar anterior, chegando, por vezes, a ultrapassal-a. Os sopros se tornam muito claramente audiveis e a segunda bulha pulmonar mais abafada. Si nesse periodo se nota que os sopros se tornam gradativamente mais obscuros, o choque precordial mais fraco e augmenta a zona de massicez — é signal de que sobreveiu exsudato pericardico. Nas outras serosas (peritoneo e pleura) os derrames são frequentes.

Quando se consegue dominar o desequilibrio, em poucos dias os edemas desapparecem; diminuem a area de massicez e a estase hepatica; o doente entra, de novo, em periodo de acalmia.

Em certos casos, os edemas augmentam cada vez mais. O enorme peso do figado obriga a criança a se deitar sempre voltada para a direita. Em consequencia disso, surgem, com facilidade, ulceras decubitaes no quadril e no cotovello desse lado; são frequentes diarrhéa e vomitos pertinazes. A ausculta verifica existencia de rythmo de galope. Finalmente, depois de muitas semanas de lucta, a morte sobrevem como desfecho inevitavel.

Pericardite

As pericardites podem apparecer no periodo da vida intra-uterina; é sabido que as obliterações congenitas do pericardio são consequencia directa de pericardite fetal.

No lactente ás affecções pyemicas e septicas se junta facilmente uma pericardite; mais tarde, molestias infecciosas frequentes na infancia — sarampo, escarlatina, typho, etc. — podem vir acompanhadas da formação de um derrame seroso e, ás vezes, purulento do pericardio.

Na edade escolar as affecções rheumaticas agudas são communs e constituem a causa mais frequente de pericardite. A lesão pode vir isolada ou associada a endocardite (vide pag. 154).

Certas vezes, o derrame resulta da propagação ao pericardio de affecções de orgãos vizinhos: pneumonia, pleuriz, peritonite, empyema, carie tuberculosa das costellas ou do esterno, abscesso descendente em casos de espondylite.

No decurso das nephrites chronicas e agudas as pericardites não constituem raridade; o mesmo acontece em certas affecções hemorrhagicas (purpura, escorbuto).

Existem, pois, multiplas causas etiologicas para as pericardites; dentre ellas a mais frequente é a rheumatica.

Nalguns casos (*pericardite secca*) a exsudação é fibrinosa; as folhas do pericardio tornam-se asperas e irregulares; em cada revolução cardiaca são resvaladas uma contra a outra e da fricção das superficies lesadas resulta o *attrito pericardico*. As massas fibrinosas ora cobrem diffusamente o orgão (*coração villoso*), ora são encontradas esparsas aqui e alli.

Na segunda forma — *pericardite exsudativa* — constitue-se um derrame seroso, serofibrinoso, hemorrhagico ou purulento ao qual se junta exsudação fibrinosa. O volume desse derrame em crianças de certa edade chega a attingir um litro. No liquido exsudado podem ser encontrados pneumococcos, estreptococcos, bacillos da tuberculose, etc.

O pneumococco produz, via de regra, derrame serofibrinoso com abundante percentagem de fibrina; o estreptococco dá origem a um exsudato com pús.

Quanto mais tenra a edade da criança, tanto mais frequentes os exsudatos purulentos. Phenomeno identico já foi assignalado para os pleurizes. O derrame afasta uma da outra as folhas do pericardio fazendo desapparecer o attrito. Nos casos em que a molestia caminha para a cura, o exsudato é, de novo, absorvido e em dado momento reapparece o attrito. As proprias massas fibrinosas podem ser absorvidas; seu desapparecimento total é, entretanto, raro. Muito mais frequentemente permanecem, como resquicio da affecção, adhesões e espessamento pericardico. A mais grave de todas as consequencias é sua *obliteração completa* (*symphise*).

A inflammação pode invadir tambem a folha externa (*pericardite externa*) e produzir fusão com o diaphragma. Esse accidente passa, via de regra, despercebido; só um exame radiologico o pode descobrir.

Quando se manifesta o derrame, desapparece o attrito pericardico que é substituido por um ruido mais brando e abafado, audivel tanto durante a diastole, como na systole. Esse ruido é frequentemente modificado pelas bulhas do coração, de sorte que a ausculta encontra tres ruidos: um presystolico, um systolico e outro diastolico.

Além dessas alterações, apparecem outras: a compressão do pulmão esquerdo faz surgir á percussão, na parte posterior da base desse lado, um som abafado e tympanico; por vezes, a compressão dá á respiração um timbre bronchial; não raro, apparece na pleura esquerda um exsudato que se denuncia por massicez ao nivel do espaço de *Traube*. A pressão do derrame pericardico contra as auriculas durante a diastole perturba a marcha do sangue em caminho para o coração. Em vista disso, apparecem bronchite por estase sanguinea, augmento do volume do figado e anasarca generalizada. Si o derrame é abundante, nota-se abahulamento do precordio; durante a inspiração não se expande o hemithorax lesado, tanto quanto o opposto; os espaços intercostaes desse lado se fazem quasi imperceptiveis e a pelle local se edemacia ligeiramente. A's vezes, constitue-se mesmo arqueamento da fossa supraclavicular esquerda e do epigastrio.

A pericardite tuberculosa vem frequentemente acompanhada de ascite abundante. Dessa maneira se constitue um quadro clinico similar ao da cirrhose hepatica.

Na maioria dos casos, o decurso das pericardites com derrame obedece á seguinte marcha: no correr de algumas semanas, depois que o exsudato se installou, baqueia, aos poucos, a energia cardiaca; os edemas crescem progressivamente e, depois de muitos dias de lucta — sobretudo em crianças de mais edade — a morte não pode ser evitada.

Outras vezes, mesmo quando não evacuada por puncção, a effusão diminue espontaneamente; nesses casos o derrame não se reproduz; dá-se cura completa, sinão da lesão cardiaca, pelo menos da pericardite.

Si havia tambem invasão do endocardio, não tardam a se fazerem patentes signaes de defeito valvular.

Essa evolução relativamente benigna é entretanto excepcional. A's mais das vezes, constituem-se adhesões permanentes das folhas do pericardio, ou reapparece o derrame que, depois da puncção, progride e acaba produzindo a morte.

Prognostico — é, como se vê, pouco favoravel.

Diagnostico — Nos casos de pericardite secca é pouco provavel um erro; mas, quando os depositos de fibrina ficam circumscriptos á base do coração, podem surgir duvidas porque justamente ahi se localizam sopros accidentaes que são, entretanto, brandos e variam de intensidade com a attitude do doente, ao passo que o attrito pericardico é persistente e aspero e nos dá, á ausculta, impressão de superficies irregulares que se friccionam. Note-se, porém, que os attritos se tornam mais macios e abafados quando existe concomitantemente um pequeno derrame; mas, nessa hypothese, encontra-se uma zona de massicez com forma muito peculiar, para a qual já em paginas anteriores chamámos a attenção.

Podem surgir ainda difficuldades quando tivermos de differençar a endocardite com hydropericardio de uma pericardite exsudativa sem aquella complicação. Nesses casos é o rythmo de tres tempos, frequente na pericardite, que nos orienta. Demais as endocardites complicadas com hydropericardio acompanham-se de edemas mais ou menos extensos.

A interpretação da grande zona de massicez nesses casos encontrada pode induzir a confusões, si existe simultaneamente derrame pleuritico. Nessa hypothese, não raro, diagnostica-se, apenas, o pleuriz, cuja zona de massicez não possue linha divisoria que o separe do derrame pericardico. Em vista disso, o augmento da area cardiaca para a direita é erroneamente interpretado como desvio do coração, sendo a massicez á esquerda incorporada, sem razão, ao pleuriz. A localização dos batimentos da ponta é de grande importancia para evitar tal engano; nos pleurizes exsudativos o apice do coração se desloca para a direita; nas pericardites esse desvio não existe, ou os batimentos são mesmo ligeiramente transportados para a esquerda. Além disso, nos pleurizes a intensidade do choque precordial não se acha enfraquecida como na pericardite.

Uma dilatação aguda do coração poderia, em determinadas condições, ser tambem tomada por pericardite exsudativa, visto como em ambos os casos o choque precordial é fraco, as bulhas abafadas, a extensão da area de massicez augmentada. Nota-se, entretanto, que nas dilatações agudas do coração a massicez cardiaca nunca attinge as grandes proporções habituaes aos casos de pericardite. A massicez nessa ultima hypothese muda de forma, tornando-se maior, quando o doente se assenta. Nos casos de dilatação aguda o pulso é filiforme e pessimo o estado geral; nas pericardites permanece, em regra, bom durante muitos dias e a apparencia do doente não experimenta grandes modificações, salvo quando o derrame é muito volumoso. Nos casos duvidosos torna-se indispensavel recorrer á pesquisa radiologica: na dilatação encontra-se um coração grande com pulsações facilmente perceptiveis; na pericardite o derrame impede que se observem as pulsações com sufficiente clareza.

Tratamento — Em primeiro logar, repouso no leito; para acalmar as dores, as palpitações e proporcionar descanço ao doente applica-se uma bolsa de gelo sobre o precordio. Em certos casos, envoltorios humidos prestam bons serviços. Nas desordens cardiacas intensas administram-se, á noite 0,5 de *brometo de sodio;* quando não apparecem melhoras, prescrevem-se uma a tres colheres das de chá de *xarope de codeina.* Si as dores se mantêm intensas, recorre-se a sinapismos, ou á antiga medicação pelas ventosas. Dieta lactea exclusiva não é recommendavel; alimentação mixta—sopas, legumes, batatas, carne, farinaceos, pudins e fructas, tudo é permittido. Cuida-se de evitar prisão de ventre. Nos casos de pericardite rheumatica, administra-se *aspirina*: crianças abaixo de 6 annos, 3 vezes ao ida, uma dose; acima dessa edade, 5 vezes ao dia. Cada porção do medicamento será acompanhada de meia chicara de chá. Esse tratamento deve durar 2 a 3 semanas.

Nos casos de pericardite secca applicam-se, além disso, pincelagens de *tintura de iodo* ou *iodovasogen* sobre a região cardiaca. O resultado dessas embrocações é, entretanto, quasi nullo.

Si o derrane for muito abundante, procure-se eliminal-o com sudorificos (aquecedores electricos, etc.) e *diureticos* (*diuretina, agurina, theocina,* ou mesmo *digital*). Dieta secca facilita a absorpção do derrame. Si a situação não melhora logo, aconselho não protellar muito a puncção.

Sempre que la receio de infecção purulenta do derrame, faz-se, sem demora, a puncção exploradora. Si a suspeita é confirmada, recommenda-se intervenção immediata.

Quando um derrame seroso não manifesta tendencia a retroceder, faz-se a intervenção evacuadora precedida, por cautela, de uma puncção exploradora.

Antes da operação, dá-se um pouco de *chlorethyla;* puncciona-se junto ao bordo esquerdo do coração, num logar situado, mais ou menos, no meio da linha que vae da região onde fica a ponta do coração ao limite esquerdo de massicez do derrame. A puncção, apezar da vizinhança do coração, não é perigosa, mesmo quando por um erro de technica se attinja o myocardio. Nessa hypothese a canula nelle introduzida começa a oscillar synchronicamente com os batimentos cardiacos.

Sendo positiva a puncção exploradora, introduzse logo a seguir, acompanhando o mesmo trajecto, o trocarte, ao qual se adapta um tubo de borracha; depois, deixa-se sair lentamente o conteúdo liquido da bolsa pericardica. Quando se formam adhesões extensas (synechias), ou existe obliteração total do sacco pericardico (symphyse), só uma intervenção cirurgica pode dar resultados apreciaveis.

Myocardites

As myocardites representam complicação sempre possivel no correr das molestias infecciosas — diphtheria, escarlatina, sarampo, typho, rheumatismo articular agudo, etc. As lesões myocardicas são nesses casos produzidas em parte pelas proprias bacterias, em parte por suas toxinas.

A myocardite vem, por vezes, associada a endocardite e pericardite.

Nessa hypothese a inflammação, acommettendo tecidos vizinhos, propaga-se ao myocardio.

Nos casos de myocardite parenchymatosa o exame anatomopathologico encontra um myocardio de côr escura, apresentando fibrillas com degeneração hyalina e cérea. Nos pontos em que as fibras são destruidas forma-se mais tarde tecido cicatricial. Sabe-se, entretanto, que é possivel por neoformação de fibrillas musculares dar-se, com o tempo, *restitutio ad integrum* (*Heller*). A experiencia clinica provou, além disso, que no correr dos annos se pode observar desapparecimento quasi completo de antigos focos de inflammação.

A vida do doente corre grande perigo sobretudo na phase em que se inicia a cicatrização, durante o periodo de convalescença. Nessa occasião a musculatura é invadida por tecido cicatricial, de sorte que um esforço physico violento — ao sentar-se o doente na cama, ao deixar o leito após a infecção (diphtheria, etc.) — pode sobrevir dilatação aguda do coração e morte subita.

A toxina diphtherica é, como se sabe, altamente nociva ao myocardio; depois dessa infecção, mesmo alterações do funccionamento cardiaco apparentemente insignificantes, podem vir seguidas de grande dilatação do ventriculo esquerdo.

Quando lesões se alojam sobre o feixe de *His*, apparecem perturbações do rythmo, acompanhadas, muito frequentemente, de morte repentina.

A' *myocardite parenchymatosa* se pode sobrepor invasão intersticial do tecido (casos de meningite cerebro-espinhal epidemica, typho, infecções estreptococcicas, etc.); a *myocardite rheumatica* vem, por vezes, acompanhada da formação de focos nodulosos.

As myocardites que se associam ás molestias infecciosas apparecem na segunda ou terceira semana de invasão. Logo que esse accidente se manifesta, os doentes se tornam pallidos, apparecem vomitos de quando em vez e diminue a turgescencia cutanea. Essas crianças nos dão impressão de profundamente depauperadas.

Em regra, os doentes de nada se queixam. Interrogados mesmo os portadores de myocardites graves (diphtherica ou não) respondem invariavelmente que se acham muito bem. Só excepcionalmente são atormentados por accessos de angustia.

Durante o exame desperta nossa attenção um pulso molle, depressivel, rapido, embora ainda rythmico; mais tarde, torna-se irregular e desordenado. Nalguns casos, verifica-se, ao contrario, bradycardia (até 40 pulsações por minuto); a percussão revela grande dilatação cardiaca para a esquerda; o choque apexiano é visivel, mas difficilmente palpavel. As bulhas são, não raro, até o periodo final, puras e regulares; nalguns casos, vêm associadas a sopros brandos, systolicos. As contracções se tornam, por vezes, tão irregulares que as bulhas completamente se baralham; frequentemente apparece rythmo de galope. A urina contém albumina; o figado augmenta consideravelmente de volume e, em geral, manifestam-se edemas malleolares. A pressão arterial é normal, ou desce um pouco abaixo disso. A intelligencia permanece intacta até os ultimos momentos.

Por vezes, o decurso da myocardite se prolonga por uma a duas semanas; encontram-se, porém, casos seguidos, antes desse prazo, de morte subita (diphtheria, typho); além disso, existem lesões frustras cujos symptomas se resumem em pulso rapido e irregular (escarlatina, etc.).

Na autopsia de casos cuja marcha clinica se caracterizou pelos symptomas graves descriptos, causa surpresa que se encontrem lesões anatomopathologicas tão restrictas. Como se vê, por vezes, essas alterações não se acham em proporção á gravidade dos signaes clinicos pelos quaes são responsaveis. E' preciso realçar que, além das alterações myocarditicas, perturbações funccionaes da circulação têm grande importancia para o prognostico.

Pode acontecer que, apesar de funccionar bem o myocardio, a acção paralysante de uma determinada toxina sobre o centro vasomotor, provoque vasodilatação peripherica, sobretudo no territorio esplanchnico. Durante esse accidente, a criança apresenta symptomas directamente filiados á vasodilatação aguda, signaes que em nada differem dos de uma hemorrhagia interna. O pulso se torna fino e rapido, não por asthenia do myocardio, mas porque ao coração chega pouco sangue vindo da peripheria.

Não é possivel, clinicamente pelo menos, separar, com segurança, uma paralysia vasomotora desse genero de um caso de asthenia myocardica. Na primeira hypothese, desce a pressão sanguinea sem que appareçam phenomenos de estase; a pelle, descorada e fria, não reage ás applicações de calor e a excitações mecanicas; na segunda, observam-se symptomas de estase, cyanose e dyspnéa.

E' difficil e, ás vezes, impossivel distinguir os symptomas que correm por conta da myocardite dos produzidos por endocardite. Só uma observação attenta e longa do doente nos pode esclarecer a situação.

O *prognostico* é sempre sombrio nos casos typicos de myocardite ou de paralysia vasomotora.

Tratamento — Completo repouso, physico e intellectual. A infermeira se encarrega de collocar os alimentos na bocca da criança, para que essa, de todo, não se mova. Evitem-se banhos, embrocações na garganta (diphtheria, escarlatina) e, si possivel, injecções. Serão prohibidas visitas ao doente.

Nos accessos agudos de asthenia cardiaca applicam-se *estrophantina*, por via intravenosa; *digital Golasz, digaleno* ou *digitalysato Buerger,* por via intramuscular. Além disso, recorra-se á *adrenalina,* ou melhor ainda, ao *pituglandol.*

Quando os symptomas de myocardite ou de paralysia vasomotora surgem paulatinamente, receitam-se tambem *digital, estrophantina,* derivados de *cafeina* e outros medicamentos de acção predominantemente vascular (vide á pag. 87 e mais adeante pag. 304 — *Acção* e *posologia dos cardiotonicos*).

Prognostico das cardiopathias na infancia

O veredicto sobre um caso de cardiopathia tem dois problemas a encarar: de um lado, o prognostico no momento do exame; do outro, o futuro que aguarda o doente.

Debaixo de certo ponto de vista, o myocardio da criança está collocado em condições inferiores ao do adulto; por outro lado, acha-se incontestavelmente em melhor posição. O organismo da criança possue, como é natural, maior faculdade de regeneração do que o do adulto. Já ficou dito que, nos primeiros annos de vida, a musculatura do coração possue a faculdade de se rehabilitar, apparecendo novas fibras, quando no adulto se constituiria, apenas, tecido cicatricial. Convém salientar ainda que a massa muscular do coração na criança é, proporcionalmente ao peso corporeo, mais volumosa do que no adulto; quer dizer, o myocardio na primeira hypothese possue maior força de reserva. O calibre dos vasos sanguineos é na criança relativamente maior do que no adulto; por conseguinte, mais intensa é a irrigação e melhor a nutrição do myocardio pelas arterias coronarias, circumstancias que beneficiam de perto o equilibrio da pressão sanguinea. Além disso, não se encontram na criança certos factores que no adulto alteram a tensão arterial: abuso do café, do fumo, do alcool, molestias chronicas — sobretudo esclerose renal e arterioesclerose generalizada. Finalmente em relação ao esforço que delle se exige, o coração da criança é menos sobrecarregado do que o do adulto.

Ao lado desses privilegios, encontram-se, entretanto, algumas desvantagens para o coração da criança. O myocardio é nessa edade poupado para ser mais tarde sobrecarregado de muito trabalho. Ao lado disso, as condições de vida no adulto não variam, de sorte que a lesão uma vez equilibrada pode continuar, por muito tempo, sem modificação; na criança augmentam, ao contrario, gradativamente os esforços exigidos do myocardio, de maneira que uma lesão compensada, um coração habituado a determinados esforços diarios desordena-se logo que o doente começa a trabalhar e a luctar pela vida.

Além disso, o crescimento representa para os doentes um grande perigo. Nesse periodo mesmo crianças sadias apresentam, por vezes, perturbações funccionaes.

O desequilibrio se explica porque o augmento volumetrico do coração não se faz na mesma proporção que o do corpo. Naturalmente esses signaes de insufficiencia são muito mais frequentes e muito mais perigosas as suas consequencias quando se trata de um orgão já lesado.

O *prognostico* — das lesões cardiacas na infancia depende estreitamente da causa que lhes deu origem (infecção rheumatica, escarlatina, diphtheria, typho, etc.). As consequencias em casos de febre typhica são relativamente benignas; depois do periodo agudo de uma endocardite post-escarlatinosa a lesão fica, em regra, para o futuro inalterada, porque a probabilidade de nova infecção que reaccenderia o processo é quasi impossivel. Muito diverso é o prognostico quando a causa etiologica for de fundo rheumatico, porque, nessa hypothese, a possibilidade de recaida com aggravamento da lesão (endocardite recurrente) constitue a regra; por conseguinte, o prognostico é nesse caso peor do que em qualquer outro.

E' verdade que o rheumatismo articular nem sempre se acompanha de decurso tão desfavoravel. Muitas vezes a infecção não reincide; mas, em certos casos as invasões successivas transformam, aos poucos, o doente em um "rheumatico" typico. Na primeira hypothese a lesão permanece, via de regra, inalterada; na segunda, sempre que a infecção se repete, reapparece a endocardite acompanhada de arthrite, *chorea minor,* erythema nodoso, etc., complicando o caso cada vez mais.

O futuro dessas crianças oscilla, como se vê, entre duas alternativas; não raro, marcha tudo muito bem e não apparecem desordens consequentes á lesão de que são portadoras; além disso, não sobrevêm recaidas. Por vezes, quando se revê um desses doente em edade adulta, fica-se surpreso dos esforços physicos de que são capazes; muitos tornam-se sportmen, outros carregadores, etc.; quando se trata de meninas, verifica-se que resistiram varias gravidezes, sem o menor accidente. Não raro, o sopro, que por muito tempo acompanhámos, de todo desappareceu. Nessas condições podemos admittir cura ou consolidação da lesão.

Outras vezes, infelizmente, os acontecimentos entram por caminho opposto, influenciados sobretudo pelas frequentes reincidencias. O prognostico é pessimo quando, logo nas primeiras invasões de endocardite, se manifestam signaes graves de estase — augmento do figado, escassez de urina, etc. A maioria desses doentes não dura muito; poucos chegam á puberdade, mas em tal estado de desequilibrio circulatorio e miseria organica que em breve acabam succumbindo.

Como se vê, o prognostico é bom, ou pessimo; raramente existe um meio termo.

A actividade physica desses doentes deve ser muito fiscalizada; sobretudo, é preciso grande criterio na escolha da profissão que lhes vae ser aconselhada.

Tratamento das cardiopathias na infancia

No periodo agudo — repouso, bolsa de gelo sobre o coração. O sacco de borracha não deve ser applicado com todo o peso sobre o precordio. Para evitar esse inconveniente, liga-se a um cordão, longitudinalmente distendido sobre o leito, um outro fio que sustenha a bolsa; alongando ou encurtando esse ultimo impede-se que ella comprima excessivamente o peito da criança. E' pouco provavel que a evolução da endocardite ou da pericardite experimente com isso grande modificação; mas, a bolsa tem pelo menos a vantagem de obrigar o doente a completo repouso. Os alimentos serão ministrados pelas mãos da enfermeira; até para urinar e evacuar é preciso que a criança não se movimente em demasia.

Com muito cuidado, dá-se diariamente um banho, indispensavel sobretudo porque os doentes súam abundantemente com a medicação salicylada. No estado agudo a alimentação constará de collações pequenas e frequentes. Não se deve dar muito liquido; refeições abundantes encheriam o estomago, comprimindo o diaphragma e perturbando a respiração já tão penosa nesses casos. Procure-se evitar visitas que excitariam inutilmente o doente.

A medicação se deve orientar pela causa determinante da cardiopathia. Nas endocardites e pericardites que vêm logo após a escarlatina ou a diphtheria, é inutil o emprego de medicamentos; a therapeutica será puramente espectativa. Quando, entretanto, ha suspeita de que a affecção cardiaca seja de origem rheumatica e sobretudo quando esse diagnostico for confirmado — prescreva-se a therapeutica salicylada já indicada no capitulo sobre rheumatismo articular.

Outras intervenções therapeuticas procurarão apenas corrigir os symptomas do momento. Si ha dores intensas e grande irrequietude, prescreva-se *xarope de codeina* (uma a tres vezes ao dia) ; quando existe insomnia — *brometo de sodio* (0,5 — á noite), ou *veronal* (0,25) ; si apparece oliguria — diureticos; surgindo symptomas de estase circulatoria — *digital,* etc.

Durante o tratamento vigia-se attentamente o coração para descobrir assim os primeiros symptomas de insufficiencia e tratal-os a tempo. Nunca se deve esperar pelas grandes manifestações, começando a medicação logo aos primeiros indicios de desequilibrio. Em certas formas de cardiopathia, que facilmente produzem symptomas de asthenia, é mesmo aconselhavel um tratamento prophylactico. A' menor suspeita de myocardite ou de paralysia vasomotora num caso de diphtheria, de pneumonia, na phase de febre remittente numa infecção typhica, etc., convem prescrever logo *cafeina* e *digital.*

Nos casos de ligeira fraqueza myocardica, tonturas e syncopes empregam-se compressas frias sobre a cabeça, dá-se uma colher de vinho *Tocayer* ou *licor de Hoffmann* (15 gottas em agua com assucar).

Si a asthenia é aguda, applica-se uma injecção de *digital* ou de *estrophanto* e, logo após, *camphora* ou *cafeina* (a posologia vem indicada mais abaixo).

Quando ha suspeita de paralysia vasomotora, recorra-se á *adrenalina* e ao *pituglandol*. Nos casos de franco desequilibrio — *digital* associada a diureticos.

Posologia e effeitos dos cardiotonicos

Camphora — Dilata os vasos do pulmão, excita o myocardio, eleva a pressão sanguinea. Sua acção é passageira; sendo necessario, repita-se com frequencia a applicação. Crianças supportam-na muito bem.

Emprega-se alternadamente, de 2 em 2 horas, uma injecção de *camphora* e uma de *cafeina*.

Rp.
Oleo camphorado a 10 % 10,0
De 2 em 2, ou de 4 em 4 horas 1/2 ampolla, por via subcutanea.

Em serviço policlinico, pode-se prescrever *camphora* em pó, ou em emulsão:

Rp.
Camphora triturada .. } aa
Acido benzoico .... } 0,025
Assucar 0,5
De 2 em 2, ou de 3 em 3 horas — uma dose.

Rp.
Emulsão de camphora 0,5:80,0
Licor ammoniacal anisado .. 1,5
Xarope de polygala q. s. ad. 100,0
De 2 em 2 horas, uma colher das de chá.

Os principaes cardiotonicos são a *digital* e o *estrophanto*; aquella faz diminuir o numero de batimentos cardiacos, tornando maior o volume de sangue que cada systole projecta para fóra do coração; ao mesmo tempo, faz-se mais abundante a quantidade de sangue que enche as cavidades cardiacas no periodo de diastole.

A *digital* é, além disso, um vasoconstrictor que actúa de preferencia sobre o territorio do nervo esplanchnico, emquanto que produz dilatação ao nivel dos vasos renaes. Os effeitos de doses successivas de *digital* se sommam, de sorte que, no fim de certo prazo, deve-se interromper sua administração para evitar accidentes cumulativos. No periodo de pausa, prescrevam-se preparados de *cafeina.*

Si a dose de *digital* é grande demais, apparecem bradycardia e phenomenos de arrythmia que aliás em crianças não são perigosos.

Durante a phase em que se administra *digital,* é indispensavel repouso no leito.

Esse medicamento não tem influencia sobre um myocardio anatomicamente integro (perturbações de origem nervosa), nem sobre um coração insufficiente, não hypertrophiado. Assim facilmente se comprehende o resultado mediocre dessa medicação nos casos de myocardite diphtherica.

Sua indicação heroica é representada pelas lesões com desequilibrio circulatorio (distribuição sanguinea perturbada).

Prescreva-se, de accordo com a edade, a dose total repartida por 4 a 5 dias:

Rp.

***Folhas de digital pulverizadas e tituladas*:**

3 a 5 annos.......... 0,3
5 a 10 annos......... 0,6
acima de 10 annos... 0,9

Pode-se tambem formular:

Rp.

***Folhas de digital pulverizadas e tituladas* 1,0.**
Succo e pó de alcaçuz q. s. para XXX pilulas.

A crianças de 3 a 5 annos, dar ao todo 10 pilulas — a saber duas por dia; 5 a 10 annos 20 pilulas, isto é, 2 vezes por dia, duas pilulas; acima de 10 annos, 30 pilulas — 3 vezes ao dia, 2 pilulas — ou usar tambem um dos preparados seguintes:

Rp.

***Digitalysat Buerger* — 1 frasco.**

A crianças de 3 a 5 annos — ao todo 36 gottas, isto é, durante 3 dias, 12 gottas; 5 a 10 annos, 75 gottas, isto é, 5 dias a 15 gottas; acima de 10 annos 110 gottas, isto é, duas vezes 11 gottas durante 5 dias.

Rp.

***Digipurat Knoll* — 1 tubo.**

A crianças de 3 a 5 annos — 3 dias 1 comprimido; 5 a 10 annos 3 dias 2 comprimidos; acima de 10 annos, 4 dias 2 comprimidos e no 5º dia apenas um.

Bons resultados dão tambem comprimidos de *verodigen* (mesma posologia do *digipurat*).

O principal defeito da *digital* é que sua acção só se manifesta depois do primeiro ou do segundo dia de uso. Esse inconveniente pode ser obviado quando se administra o medicamento por via intravenosa ou intramuscular: 1/4 a 1/2 ampolla do *digitalysat Buerger,* ou 1/2 ampolla da solução de *digipurat.*

Nos casos ameaçadores, emprega-se tambem a *estrophantina*: crianças acima de 5 annos — 1/4 de ampolla, por via intravenosa (não intramuscular, ou subcutanea). Não deve, entretanto, ser prescripta logo após o emprego de *digital,* ou da *tintura de estrophanto titulada* cuja dosagem é, em geral, 3 vezes ao dia, 5 gottas.

Os compostos de *cafeina* constituem principalmente agentes de acção vascular; actuam sobre os vasomotores, dilatam as arterias coronarias, facilitando a irrigação cardiaca. Ao mesmo tempo, têm influencia directa sobre o rim. Seus effeitos apparecem rapidamente, mas são ephemeros. As doses precisam, portanto, ser repetidas.

Rp.
Salicylato ou benzoato de sodio cafeinado**.... **1,0: 10,0

Injectar por via subcutanea, alternando com a *camphora* — 0,1 para cada anno de edade.

Ou:

Rp.
Solução de benzoato ou citrato de sodio cafeinado

0,4: 120,0......... de 3 a 5 annos de edade.
0,8: 120,0......... de 5 a 10 annos de edade.
1,2: 120,0......... acima de 10 annos de edade.

Doses: de 2 em 2 horas, uma colher das de chá em agua com assucar.

Além da *cafeina* póde-se prescrever:

Salicylato de sodio e theobromina (diuretina) **a 5 % — 3 vezes ao dia, uma colher das de sopa (acima de 10 annos, duas).**
Agurina **a 5 % — duas vezes ao dia, uma a duas colheres das de chá**
Theocina **a 2 % — duas vezes ao dia, uma a duas colheres das de chá após as refeições. Esse medicamento produz, ás vezes, palpitações,**

Si, um desses preparados usado tres dias seguidos não dá bom resultado (augmento de secreção urinaria) é inutil insistir. Escolha-se outro que muitas vezes surte o desejado effeito.

Quando não se obtem melhora com *digital* ou *cafeina,* serão tentados ambos concomitantemente.

A associação da *digital* ao *calomelanos* é aconselhavel em casos graves cuja descompensação deixa pouca esperança de cura. Essa medicação produz, ás vezes. embora transitoriamente, alguma melhora:

Rp.
Calomelanos 0,05

Para um papel, mande 5. Dar um d: 1/2 em 1/2 hora. Ao mesmo tempo, administra-se *digital*. Si o resultado for bom, repita-se o processo de 15 em 15 dias (*Marfan*).

A *adrenalina* actúa directamente sobre os vasos periphericos provocando augmento da pressão sanguinea. Esse medicamento deve ser empregado principalmente nas perturbações circulatorias que apparecem no decurso do sarampo, do typho e, sobretudo, da diphtheria.

Rp.
***Sol. de chlorhydrato de suprarenina synthetica....* a 1:1000**
Injectar, de 4 em 4 horas, 1/2 a 1 cc.

Obtivemos resultados mais vantajosos com o *pituglandol*: 3 a 4 vezes ao dia, uma ampolla. Em casos desesperadores pode-se recorrer tambem á *estrychnina*:

Rp.
Azotado de estrychnina.............. 0,01: 10,0
Injectar, um dia sim outro não, 1 cc.

Passado o desequilibrio cardiaco, permitta-se que a criança, depois de 4 semanas de repouso, assente-se na cama; applicam-se massagens nos membros e aconselham-se banhos (banhos de *anhydrido carbonico,* duas vezes por semana). No banho a criança deverá executar movimentos vagarosos.

No começo da setima semana, depois que as bulhas se fazem bem nitidas, tornando-se a segunda pulmonar francamente clangorosa, permitta-se que o doente abandone cuidadosamente o leito e ande mesmo um pouco. Mais tarde, serão transportados ao ar livre, evitando-se cautelosamente que se resfriem (agasalhos de lã, etc.).

São recommendaveis estações balneares em localidades de pequena altitude; evitem-se banhos de mar e estadia em regiões montanhosas. Nesses casos, vale menos a balneotherapia do que a mudança de meio, sempre benefica depois de tantos dias na cama.

O resto do tratamento será orientado pelo estado geral do doente. Crianças portadoras de lesões extensas procuram instinctivamente evitar movimentos precipitados. Com doentes apresentando lesões mais benignas não é necessario tanta cautela. Desde que tomem parte nos folguedos correspondentes á sua edade, sem se cansarem demasiadamente ou se tornarem cyanoticos, não ha razão para lhes prohibir que se movimentem. Cuidados exaggerados e superfluos incutem na criança a idéa de que se acha muito doente e como tal se comporta. Permitta-se toda liberdade aos doentinhos de edade escolar, prohibindo-lhes, apenas, natação, desportos violentos, passeios a pé muito prolongados, etc. E' dispensavel alimentação especial.

Estenose da arteria pulmonar

Essa variedade de lesão é provavelmente conse quencia de endocardite fetal que se manifesta na segunda metade da vida intrauterina.

A auscultа revela um sopro systolico muito nitido, audivel principalmente sobre o foco da arteria pulmonar, isto é, á esquerda, na inserção esternal da segunda ou terceira costella. O sopro é perceptivel tambem em toda a zona precordial e até nas costas. Nesses casos a segunda bulha pulmonar, mais fraca do que normalmente, chega por vezes a não ser audivel; a area de massicez cardiaca augmenta em consequencia de hypertrophia do ventriculo direito; a mão collocada sobre o precordio sente, ás vezes, fremito catario; no escrobiculo do coração observam-se fortes pulsações; o choque precordial augmenta de intensidade, mas os batimentos da ponta são difficilmente palpaveis; em certos casos, a parede do thorax na zona precordial mostra-se abahulada.

Não raro, a estenose pulmonar vem associada a outros defeitos congenitos do coração, sobretudo á perfuração do septo. Nessa hypothese, os phenomenos auscultatorios são diversos dos que acabámos de descrever.

Cyanose cutanea e das mucosas é complicação quasi constante na estenose pulmonar (*morbus caeruleus*); em regra, esse phenomeno é mais intenso nas primeiras semanas de vida; depois, com o correr dos annos, vae retrocedendo, limitando-se por fim a intenso rubor dos labios e da face. Nalguns desses doentes é normal ao nascer a côr da pelle; mas, nos primeiros mezes de vida, aos poucos, se estabelece a cyanose. No acto do choro, sempre que sobrevêm elevações febris, ou quando a criança é exposta ao frio—torna-se particularmente intensa a côr azulada da pelle. Além disso, o aspecto do doente apresenta particularidades muito caracteristicas: exophthalmia, rosto intumescido, dedos hypocraticos, unhas dos pés em garra, atrazo no crescimento e no desenvolvimento das faculdades intellectuaes. Essas crianças são sempre irritadiças, teimosas e casmurras; em consequencia da molestia chronica, os momos dos paes viciam completamente a sua educação. Accresce que ellas são, além disso, pouco capazes de se movimentarem sem grande difficuldade; ás vezes, nem podem frequentar a escola. Em lesões mais graves existe dyspnéa, mesmo estando o doente em repouso; nalguns casos apparecem, de quando em vez, accessos de suffocação, symptomas de asthenia cardiaca, intensas dôres precordiaes á noite, perturbando o somno. Podem surgir até ataques apoplectiformes acompanhados de paralysias espasticas.

Prognostico: Quando os symptomas de lesão se restringem aos phenomenos auscultatorios habituaes e ligeira cyanose, o prognostico, durante a infancia, não é máu; esses individuos, atacados de molestias infecciosas, correm entretanto grande perigo de vida. Na puberdade são frequentemente victimados por tuberculose. Sempre que existe grande atrazo no desenvolvimento physico, o prognostico é pouco promettedor; essas crianças morrem quasi todas antes dos 10 annos, em consequencia de affecções das vias respiratorias.

Não ha tratamento algum capaz de corrigir lesão cardiaca dessa ordem.

A necessidade de repouso é exigencia a que a propria criança se obriga. Nos accessos de dyspnéa e asthenia cardiaca podem ser administrados narcoticos sem receio.

Permeabilidade do ductus Botalli

O canal de *Botal* constitue, durante a vida intrauterina, ligação physiologica imprescindivel entre a arteria pulmonar e a aorta; cessa, porém, sua razão de ser no momento em que o feto, após o parto, começa a respirar. Com os movimentos do thorax, o sangue circulante no ducto é aspirado para dentro dos ramos da arteria pulmonar; accresce que o coração, depois da expansão dos pulmões, soffre uma torção para a esquerda e, em consequencia disso, diminue o calibre do proprio ducto. Esses factores, alliados á interrupção mechanica da torrente sanguinea pela torção do ducto, acabam interrompendo a sua permeabilidade. Em poucas semanas, o canal se transforma num cordão fibroso — *ligamento arterial.*

Tudo que no recemnascido perturbe a expansão dos pulmões — asphyxia, atelectasia — impede que o canal se abture, conservando indevidamente em vigor a circulação sanguinea que communica a arteria pulmonar á aorta.

Quando o ducto permanece aberto, a ausculta percebe um sopro systolico muito vigoroso, audivel, como já dissemos, sobre todo o precordio e até nas costas, propagando-se para a esquerda e para cima; sua intensidade maxima se revela sobre o foco da arteria pulmonar, na inserção esternal da segunda ou da terceira costella esquerda; no precordio sente-se frequentemente fremito catario; a segunda bulha pulmonar é clangorosa; a massicez cardiaca augmenta como resultado de hypertrophia do ventriculo direito. Em consequencia da dilatação da arteria pulmonar, encontra-se uma zona de massicez em forma de fita junto á base do coração, indo para cima até a inserção da segunda costella no bordo esternal esquerdo. O choque da ponta, do mesmo modo que os batimentos cardiacos, muito reforçado desloca-se para fóra da linha mamillar, vindo bater, ás vezes, no 5° espaço intercostal. Sobre o precordio são visiveis fortes pulsações nos espaços intercostaes. Em muitos casos, manifesta-se cyanose generalizada comparavel á do *morbus caeruleus;* em outros, não se encontra esse accidente ou se restringe a intensa vermelhidão dos labios e da face.

O *diagnostico* é facil, tomando em consideração o sopro systolico caracteristico, a accentuação da segunda bulha pulmonar, o fremito catario e, sobretudo, a massicez ao longo do bordo esternal esquerdo, sem falar no resultado caracteristico do exame radiologico.

Prognostico — Bom.

Tratamento — nullo.

Defeitos do septo

Grandes defeitos do septo interventricular, situados, em regra, na parte membranosa da parede, são incompativeis com a vida; mas, pequenas falhas não modificam muito as funcções circulatorias, pelo menos durante a infancia. Os symptomas encontrados nesses casos são caracteristicos. Quando a massicez cardiaca é normal, ou pouco augmentada, encontra-se um sopro systolico vigoroso e aspero, muito intenso justamente no meio da área de massicez, mais ou menos ao nivel da inserção esternal da 3ª ou da 4ª costella esquerda. O sopro se propaga para todos os lados, sendo bem nitido mesmo nas costas; a segunda bulha pulmonar é retumbante; frequentemente nota-se fremito sobre o precordio.

Diagnostico — A extraordinaria intensidade do sopro fala contra a possibilidade de lesão adquirida; a falta de cyanose, ao lado da presença da segunda bulha pulmonar, arredam a eventualidade de estenose dessa arteria; a ausencia da massicez em fita junto do esterno, alliada á situação particular do sopro, excluem a hypothese de permeabilidade do buraco de *Botal*. A oscillação synchronica do bordo direito e esquerdo do coração, facilmente demonstravel por exame radioscopico, constitue um phenomeno caracteristico da perfuração do septo (*Deneke*).

Prognostico — Bom.

Therapeutica — Nulla.

Manifestações exsudativodiathesicas em crianças acima de 2 annos de edade

Passado o primeiro anno de vida, podem existir symptomas cutaneos da diathese exsudativa, mas, occupando, em regra, segundo plano. Ha crianças que, mesmo no 3° ou 4° anno de edade apresentam exanthemas exsudativos na face, no tronco e nos membros; o prurido é intenso; a pelle, coberta de arranhões, torna-se espessa, fende-se, de quando em vez, dessora, cobrindo-se de crostas. Esses casos são entretanto excepcionaes; regra geral, ao findar-se o segundo anno de vida, desapparecem os exanthemas cutaneos e, algum resto encontrado, limita-se á intertrigem da fossa poplitea, pequena descamação na face, etc.

Acima de dois annos, regista-se ainda, com certa frequencia, prurigem e estrophulo.

A *prurigem* é constituida por nodulos do tamanho approximado da cabeça de um alfinete que coçam intensamente e ficam situados aqui e alli, em grupos de 10 a 20, circumdados por um halo vermelho. Dentro de poucos dias, empallidecem e se conservam por muito tempo como nodulos escuros facilmente perceptiveis pelo tacto. Sob essa forma as lesões pruriginosas são frequentes em crianças magras. Nos individuos gordos encontra-se mais commummente o *estrophulo* constituido por nodulos de aspecto papuloide ou varicelloso, maiores que os precedentes.

Vulgarmente são a prurigem e o estrophulo interpretados como "accidentes da dentição", ou da vaccinação com as quaes nada tem a ver. Seu apparecimento depende da ingestão de certos alimentos — ovos, fructas, peixe, etc. Quer a prurigem, quer o estrophulo são muito incommodos; a coceira que produzem perturba enormemente o somno da criança. A's vezes, todo o corpo (sobretudo a face de distensão dos membros e o thorax) se encontra coberto de nodulos recentes e antigos. Nos casos de prurigem chronica a pelle escura mostra innumeros arranhões explicaveis pela intensa coceira.

Depois das manifestações cutaneas da diathese exsudativa, convem citar, em primeiro plano, as lesões das mucosas, sobretudo frequentes ao nivel das vias respiratorias superiores; a menor infecção vem acompanhada de manifestações catarrhaes. Uma anamnese cuidadosamente feita permitte, com facilidade, reconhecer esses doentes; em familias numerosas, por vezes, os proprios paes indicam as crianças que "se resfriam" com facilidade e sempre mais intensamente do que as outras; são, como dizem, mais "achacadas a resfriados". As mudanças rapidas de temperatura, o contacto com crianças "endefluxadas" vem logo seguido de phenomenos catarrhaes que, em regra, quando se repetem, manifestam-se no mesmo trecho do tracto respiratorio. Em vez de se declarar ora pharyngite, ora bronchite, etc., é sempre a mesma lesão que reincide.

Com o correr dos tempos, modifica-se o caracter do catarrho exsudativo. Nos primeiros 3 a 4 annos de vida — sobretudo nas estações humidas — as crianças são atacadas, repetidas vezes, de rhinopharyngite aguda febril. O phenomeno é raro em individuos de mais edade, que soffrem commummente, durante semanas, de rhinite chronica, benigna, com febre pouco intensa, acompanhada de manifestações geraes muito variadas.

Noutras mucosas apresentam-se muito mais raramente lesões exsudativodiathesicas. Pode apparecer, por exemplo, catarrho intestinal caracterizado por fézes pouco sanguinolentas, cuja significação prognostica não é má.

Vulvites e *balanites* podem surgir periodicamente em casos de diathese exsudativa; á mesma causa se tem attribuido certas manifestações catarrhaes das vias urinarias (pyelites, etc.).

A hyperplasia dos orgãos lymphoides é ainda outra forma de manifestação da diathese exsudativa. Esse phenomeno pode ser geral (*status lymphaticus*) ou circumscripto ás amygdalas palatinas, ou a simples hypertrophia do annel lymphatico da pharynge.

O *status thymicolymphaticus* não é congenito; existe, porém, em certos individuos para isso predisposição especial. Por conseguinte, quando se verifica no recemnascido hypertrophia do thymo, não se trata de *status thymicolymphaticus,* mas unicamente de hyperplasia congenita do orgão.

Certas affecções (meningite, poliomyelite, etc.), acompanham-se frequentemente de hyperplasia dos nucleos lymphoides. A significação desse phenomeno permanece, entretanto, obscura. E' possivel que o *status thymicolymphaticus* preceda aquellas infecções, quer dizer, crianças que o apresentem sejam infeccionadas mais facilmente do que outras, sendo a hyperplasia disso consequencia. Pode-se admittir tambem que os factos se passem de maneira inversa: a infecção nada mais occasionaria do que fazer apparecer symptomas agudos de um *status thymicolymphaticus* latente.

Em regra, sob a influencia de uma alimentação viciada que produza obesidade, a diathese thymicolymphatica manifesta-se depois do segundo anno de edade. Crianças constitucionalmente normaes, quando superalimentadas, tornam-se obesas; nas exsudativodiathesicas acontece o mesmo, mas surgem ao lado disso evidentes phenomenos pathologicos: o doente, muito descorado, apresenta anemia que lembra a dos nephroticos em periodo de infiltração. Não se trata, entretanto, de edemas; as crianças têm, apenas, aspecto encharcado, intumescido, parecendo hydropicas. Ao mesmo tempo, constitue-se uma singular hyperplasia dos orgãos lymphoides: baço, thymo, annel lymphatico pharyngeo (amygdalas palatinas e pharyngeas, folliculos linguaes). No intestino os folliculos lymphaticos e as placas de *Peyer* se mostram salientes por baixo da mucosa.

Os ganglios lymphaticos não fazem parte do systema de orgãos lymphoides a que alludimos. Quando, nesses casos, se revelam augmentados, é apenas no pescoço, como consequencia de catarrho pharyngeo recidivante.

Relações da diathese exsudativa com outras affecções

As manifestações da diathese exsudativa não se restringem ás formas typicas a que fizemos allusão; o quadro clinico é mais variado, mesmo porque muitos symptomas podem apparecer simultaneamente. Além disso, outros factores — alimentação, tara nervosa, infecções, sobretudo a tuberculosa — modificam o conjuncto symptomatico, criando, de caso para caso, modificações especiaes.

Como já vimos, na diathese exsudativa do lactente, a alimentação representa um papel de grande importancia, exercendo influencia capital sôbre a intensidade das manifestações diathesicas. E' possivel, portanto, para fins therapeuticos, modificando a alimentação, refrear esses symptomas.

Já dissemos que o *status lymphaticus* se pode desenvolver sob a influencia de superalimentação (dieta muito albuminosa e gordurosa). Em estreita dependencia do regime alimentar encontram-se symptomas cutaneos da diathese e catarrho das mucosas. Esses accidentes peoram quando se dá ao doente alimentação "fortificante" e melhoram quando se prescreve dieta predominantemente vegetariana.

Nos primeiros mezes de vida, o desenvolvimento de certos exsudativodiathesicos, mesmo quando alimentados com leite humano, é muito singular — a principio, o peso pouco augmenta; mais tarde, porém, ao findar-se o primeiro anno de vida, tornam-se extraordinariamente obesos.

A musculatura permanece, porém, insufficiente; a massa gordurosa se torna muito abundante, constituindo dobras nas coxas e abaixo dos seios. A phase de obesidade dura um a dois annos; depois, gradativamente, desapparece e essas crianças, quando em edade escolar, apresentam-se magras e delgadas.

Os exsudativodiathesicos superalimentados com hydratos de carbono (privação de albuminoides e gordura) tomam, aos poucos, aspecto edemaciado ("pastoso"). Esses casos, até certo ponto raros, são encontrados sobretudo em crianças do proletariado, alimentadas, quasi exclusivamente, com batatas, pão e café. Seu aspecto não se confunde, porém, com o do *status thymicolymphaticus;* falta-lhes, sobretudo, a pallidez cérea do panniculo adiposo. O tegumento cutaneo tem um matiz pardacento muito caracteristico; a pelle é fina e secca, o thorax e os membros emmagrecidos mostram-se em visivel contraposição com o rosto tumido e encharcado.

Phenomenos neuropathicos complicam frequentemente os casos de diathese exsudativa. O intenso prurido cutaneo, que ao mais ligeiro exanthema apresentam os exsudativodiathesicos, filia-se, não raro, á sua supersensibilidade nervosa.

Ao nivel das mucosas são muito importantes os phenomenos pathologicos resultantes da associação de symptomas exsudativos á neuropathia. Entre elles saliente-se a tosse nervosa que, por vezes, acompanha um catarrho pharyngeo, ou pseudo-crupe, as bronchites asthmaticas e a propria asthma bronchial.

Ainda mais perigosa é a concomitancia de neuropathia e hyperplasia dos orgãos lymphoides, facto que empresta ao *status thymicolymphaticus* grande valor clinico. Essa associação explica casos de "morte subita" nessas crianças, determinada, não raro, por motivos insignificantes: um susto ao se applicar um envoltorio frio, uma injecção de sôro, um choque electrico brando empregado para corrigir a enurese nocturna, uma amygdalotomia ou mesmo simples inspecção da pharynge — bastam para desencadear o desastre. Esse phenomeno não depende de compressão dos nervos vizinhos pelo thymo hypertrophiado, nem se explicaria como consequencia de "dysthymização", isto é, de sobrecarga do organismo por productos toxicos de secreção interna; filia-se antes á neuropathia grave combinada ao *status thymicolymphaticus*. Nesses casos sobrevem, ás vezes, parada abrupta e irremediavel do coração.

Desejo salientar tambem a influencia que certas infecções exercem, á distancia, sobre a diathese exsudativa. Muitas vezes, não se manifestam symptomas da diathese durante o primeiro anno de vida; mas, uma infecção eventual pode tornal-os evidentes. A vaccinação, mormente para crianças mantidas muito guardadas, constitue a sua primeira infecção; é esse accidente que desperta, muitas vezes, a diathese até áquella data em estado latente. A partir desse momento e, como o leigo interpreta, "em consequencia da vaccinação" apparecem exanthemas cutaneos, ou mesmo catarrho das mucosas. Assim se explica a má reputação da vaccina em certas camadas sociaes.

O sarampo pode representar papel semelhante, fazendo surgir, ás vezes, intensos phenomenos exsudativos.

Grande importancia têm as relações, não raro, existentes entre a tuberculose e a diathese exsudativa. Convem conhecer claramente essa associação cujo interesse clinico é muito grande. Os symptomas exsudativodiathesicos que, por vezes, se apresentam no correr duma infecção tuberculosa são caracteristicos e ha muito conhecidos: eram, entretanto, erroneamente interpretados como parte integrante de uma molestia *sui-generis*—a escrofulose. Foi justamente esse quadro morbido que constituiu o ponto de partida para a actual theoria da diathese exsudativa. Em 1895, *Czerny* scindiu esse complexo symptomatico, collocando — de um lado, a tuberculose, do outro, a diathese exsudativa. Essa maneira de proceder trouxe como resultado a completa remodelação desse capitulo da pathologia infantil. A incorporação da diathese exsudativa a um só quadro morbido teve a vantagem de fazer movimentar-se para o lado das diatheses grande copia de pesquisas modernas.

E' muito natural que individuos debeis, com diathese exsudativa, e que tão facilmente adquirem infecções, apresentem campo propicio á tuberculose; entretanto, nesse particular não são menos resistentes do que qualquer outra criança.

Quando adquirem tuberculose, as manifestações diathesicas tomam nelles forma especial e typica; entre ellas saliento em primeiro logar as *phlyctenas*. As crianças portadoras dessa lesão da cornea trazem os olhos sempre fechados; devido á blepharite e á abundante secreção lacrimal existente, os cilios adherem uns aos outros; ao mesmo tempo, encontra-se secreção catarrhal pertinaz das mucosas da pharynge e do nariz. Aos poucos, constituem-se infiltrações lymphaticas do tecido vizinho; em vista disso, o nariz engrossa, tornam-se rubros o labio superior e toda a circumvizinhança.

O defluxo acaba ferindo a pelle local. Ahi e, mais tarde, na face e no couro cabelludo, installa-se frequentemente impetigem contagiosa.

O conjuncto dessas manifestações dá ao doente aspecto peculiar, que ainda hoje, em obediencia á antiga interpretação, é denominado "*habito escrofuloso*".

A inflammação chronica da cavidade rhinopharyngea vem acompanhada de intumescimento dos ganglios lymphaticos do pescoço e da nuca; esse augmento não ultrapassa, entretanto, o tamanho de uma ervilha, ou de uma fava.

Quando os nodulos são maiores, attingindo o volume de uma avellã ou de uma nóz, pode-se affirmar que o phenomeno não corre unicamente por conta da affecção catarrhal. Nesses casos, verifica-se que houve, na maioria das vezes, invasão tuberculosa dos ganglios, que se fusionam uns aos outros e depois á pelle; não raro fistulam e dão pús annos inteiros. As extensas infiltrações ganglionares tornam o "pescoço curto e grosso como o dos suinos". Dessa longinqua semelhança nasceu a denominação antiga de *escrofulose* (*scropha* = porco).

Quando os escrofulosos são convenientemente tratados, cedem as manifestações exsudativas e desapparece o *habitus escrofulosus.* A tuberculose, entretanto, continúa a sua marcha, como em crianças de constituição normal.

A expressão physionomica dos exsudativodiathesicos soffre, ás vezes, modificações caracteristicas filiadas a *vegetações adenoides,* alterações que entretanto nada têm a ver com tuberculose; são directamente dependentes da hypertrophia das amygdalas pharyngeas.

Nesses casos de "carnosidades nasaes", como vulgarmente se diz, as amygdalas pharyngeas muito hypertrophiadas perturbam a respiração pelo nariz, obrigando o doente a respirar pela bocca. Ao mesmo tempo existe, aggravada pela respiração buccal, grande predisposição a invasões catarrhaes. Essas crianças apresentam, não raro, defluxo chronico; nellas dá-se facilmente infecção da trompa de *Eustachio* acompanhada de otite média e subsequente surdez. Os doentes "roncam quando dormem", sua vóz se modifica, apparece ligeira exophthalmia, constitue-se um estreitamento ogival do véo palatino, o maxillar inferior se torna fino e alongado. Dessa maneira se formam alterações caracteristicas da face. A bocca sempre aberta, da qual frequentemente escorre saliva, empresta á criança, não raro intelligente, ar apalermado e estupido. Muitas são, sem duvida, intellectualmente pouco desenvolvidas (*aprosexia nasal*), facto que se filia, em parte, á surdez, em parte a certo gráu de legitima debilidade mental.

Por vezes, encontra-se nos atrazados e idiotas hyperplasia do annel lymphatico da pharynge, symptoma que nunca falta aos casos de mongolismo e myxedema. Os paes do doente procuram explicar sua deficiencia intellectual pela hypertrophia das amygdalas; mas, infelizmente é raro vir a tonsillotomia seguida de maior proveito nos trabalhos escolares.

Em muitos casos a hypertrophia se limita ás amygdalas palatinas que augmentam de volume e se transformam em enormes massas carnosas encostadas uma á outra, tornando a voz nasalada e fanhosa.

Em certos doentes a hypertrophia não produz mais accidentes; em outros, porém, nota-se tendencia a tonsillites recidivantes, abscessos amygdalianos, otite média e affecções catarrhaes das vias respiratorias superiores, etc.

A' primeira vista, a hypertrophia das amygdalas poderia ser tomada como consequencia de multiplas e successivas anginas. Essa interpretação, pelo menos na maioria dos casos, seria falsa, pois ha crianças com enormes amygdalas e que nunca soffreram de tonsillites recidivantes. Existem, entretanto, casos de hypertrophia filiada a anginas repetidas; nessa hypothese as amygdalas constituem terreno favoravel a reinfecções. Não raras vezes, observa-se, porém, que, apesar da extirpação das amygdalas, a criança continúa sujeita a anginas recidivantes.

Esses factos são mais logicamente interpretados do seguinte modo: hypertrophia das tonsillas e amygdalites recidivantes não se encontram em relação de causa e effeito; são, ao contrario, symptomas de valor clinico equivalente que se manifestam juntos ou isolados, correndo ambos por conta da diathese exsudativa.

Em crianças com tendencia a hyperplasia dos orgãos lymphoides, uma alimentação mal orientada e superabundante apressa o desenvolvimento desse phenomeno. Pode existir nesses casos, *ab-initio* — como symptoma da diathese — propensão especial para anginas.

Quando, feita a amygdalotomia, não se modifica

a alimentação, continúam a apparecer reiteradamente affecções catarrhaes e a hypertrophia das amygdalas reconstitue-se num anno; si, porém, depois da operação, é corrigido o regime viciado, não reapparece a hypertrophia; a tendencia a anginas continúa, mas a receptividade, gradativamente, diminue.

O resultado é identico quando se procura obviar sómente as amygdalites; dessa maneira pode desapparecer aos poucos a hypertrophia das tonsillas. Quando esses doentes são transferidos para um bom clima (sanatorio maritimo, etc.), onde novas infecções são menos provaveis, a angina desapparece e não reincide. Assim se arreda um symptoma da diathese, mas a hypertrophia amygdaliana nem sempre se modifica.

No exame de crianças exsudativodiathesicas encontram-se, por vezes, além dos symptomas apontados, efflorescencias cutaneas, affecções catarrhaes periodicas das vias respiratorias superiores, conjunctivite eczematosa ou phlyctenulosa, vegetações adenoides, amygdalites, *lingua geographica* e carie circular dos incisivos superiores.

Só por excepção todos os symptomas da diathese se manifestam simultaneamente num determinado caso; basta, entretanto, um delles para assegurar o diagnostico.

Nalgumas formas (exanthemas chronicos, bronchite asthmatica, asthma) o exame do sangue revela eosinophilia; dahi veiu a denominação de *diathese eosinophilica* preferida por alguns autores.

No *status thymicolymphaticus* a pesquisa hematologica demonstra, ao contrario, lymphocytose.

A causa primordial da diathese exsudativa é ainda desconhecida; as concepções actuaes sobre esse quadro morbido baseiam-se unicamente na experiencia clinica.

Parece, entretanto, firmado tratar-se duma anomalia da composição chimica do meio interno — seja em totalidade, seja, apenas, em parte. E' ainda ignorado o motivo desse desvio que será talvez congenito, sobretudo porque a diathese é hereditaria e familial. O desequilibrio de constituição deve provir do periodo intrauterino, visto como são com frequencia encontradas anomalias constitucionaes em prematuros, isto é, em individuos cuja evolução fetal foi interrompida por um parto precoce. Nada ha, entretanto, de positivo nessa asserção.

Não é possivel, além disso, asseverar si a diathese exsudativa em sua forma actual constitue ou não quadro morbido inteiramente definido e immutavel. Essa duvida é perfeitamente justa; ha quem procure mesmo separar os diversos grupos de manifestações morbidas encontrados nessa diathese, fazendo de cada um delles entidade á parte.

Não acho vantajosa essa subdivisão, pelo menos para o medico pratico. Convém, pois, conservar intacto o bloco de symptomas que enumerámos, tanto mais quanto a therapeutica de todos elles obedece á mesma directriz.

E' o proprio *Czerny* o primeiro a admittir que talvez se descubra no futuro a existencia de varias diatheses englobadas no quadro symptomatico que enfeixou no capitulo da *diathese exsudativa.*

Encontra-se frequentemente na literatura medica estrangeira (ingleza, americana, franceza) e mesmo na allemã, referencias á *diathese uratica* (*arthritismo*) e á *lithemia.* Alguns symptomas desses estados pathologicos são por nós incorporados á diathese exsudativa; outros, interpretados como manifestações nervosas (neuro-arthritismo); outros, emfim, não passam de perturbações morbidas do apparelho gastrointestinal.

A *diathese uratica* e a *lithemica* englobam uma mistura estranha de symptomas: exanthemas e enanthemas diversos, manifestações nervosas do coração, diarrhéa, obstipação, vomitos, appendicite, catarrho vesical, defluxo do feno, enurese, etc. Ha, entretanto, um phenomeno commum a essas crianças: são todas individuos pertencentes a familias em que frequentemente se encontram manifestações morbidas dependentes de desvio do intercambio nutritivo — diathese urica, obesidade, calculos vesicaes, diabete, etc.

Prognostico — Toda molestia num exsudativo-diathesico (duração, virulencia, tendencia a recidivas, etc.) é sempre menos benigna do que em individuos de constituição normal.

Além do prognostico do accidente momentaneo, interessa-nos a previsão do futuro desses doentes. E' muito razoavel que os paes duma criança portadora de exanthema chronico, ou apresentando reiteradamente accessos de asthma, etc., queiram saber qual será a marcha da molestia.

Regra geral, as manifestações diathesicas, aos poucos, declinam e, na grande maioria dos casos, desapparecem totalmente antes da puberdade. Resquicios apenas — antigas manchas da cornea, como consequencia de phlyctenas, otite média chronica, configuração especial do rosto filiada a vegetações adenoides, etc. — não se podem modificar e recordam para sempre a diathese da infancia. As conclusões dos pediatras não podem ir além; mas, alguns clinicos (*Strümpell, O. Müller,* etc.) fazem depender da diathese exsudativa certos estados morbidos do adulto: asthma bronchial, hydrorrhéa nasal recidivante, eczemas, urticaria, defluxo do feno, edema de *Quinke,* derrame seroso periodico nas articulações (intumescimento articular intermittente), crises de colica ("asthma intestinal"), hemicrania (filiada talvez a processos exsudativos intracranianos), além disso, as variadas manifestações vago e sympathicotonicas do tubo gastrointestinal e do apparelho circulatorio (ulcera gastrica, obstipação espasmodica, arterioesclerose juvenil, etc.).

Tratamento — Deve procurar corrigir as lesões do momento e dominar a tara congenita. Não quero dizer com isso que julgo obrigatorio atacar systematicamente symptomas insignificantes da diathese; "seria um absurdo esquecer a criança em attenção a um signal de diathese exsudativa" (*Czerny*).

Tendo-se em vista a disposição neuropathica, por

vezes concomitante, é em certos casos prejudicial qualquer tratamento fastidioso e, não raro, adiavel. Uma therapeutica aggressiva convenceria, apenas, a criança de que ella se acha gravemente enferma, prejudicando-lhe o bom humor.

Os exanthemas chronicos serão tratados nesses casos com a *pasta de zinco alcatroada* (1 a 5%). A pelle se torna aos poucos macia, o prurido diminue e desapparece a hyperhemia; a intertrigem crustosa da fossa poplitea e das articulações do punho só retrocede com o emprego de raios X. Nessas manifestações exanthematicas os raios ultravioletas constituem reforço importante a que, quando possivel, sempre convem recorrer.

Quando ha prurigem e estrophulo, procura-se descobrir qual é o alimento responsavel pela erupção; não raro, ovos, peixe e certas fructas são a causa determinante. Naturalmente o alimento considerado nocivo deve ser afastado da dieta. Si não se consegue descobrir o motivo do prurido, tenta-se mitigal-o com applicações de luz ultravioleta. A não ser isso, a therapeutica não passará da regulamentação do regime alimentar.

Os exanthemas dos exsudativodiathesicos e concomitantemente tuberculosos melhoram com o emprego duma pomada contendo *calomelanos* ou *iodeto amarello de mercurio.* (1)

Muito mais simples é prender a criança na cama, amarrando-lhe as mãos, de um lado e do outro, ás grades do leito. Sobre a face applicam-se, dias a fio, compressas humidas com *agua boricada* ou *acetato duplo de aluminio.* Assim as crostas se desprendem, desapparecem os edemas, a hyperhemia e cicatrizam os pontos excoriados.

As curas balneares não trazem proveito algum

---

(1) Rp.

Calomelanos via humid. parat.	0,1
Lanolina amer.	10,0

Rp.

Hydrargyr. oxydat. flav. v. h. p.	0,1
Lanolina	āā
Vaselina amer.	10,0

aos exanthemas chronicos. Banhos de salmoura podem peorar a situação; banhos de mar acompanham-se de eliminação das camadas superiores da pelle, podendo ser beneficos.

O catarrho das mucosas exige cuidadoso tratamento local e geral (vide pag. 232); além disso, prescreva-se a therapeutica dietetica a que já nos referimos e, si possivel, cura balnear. Crianças habitando grandes cidades e filhos de proletarios devem ser remettidos, durante algumas semanas, para o campo, praias ou região florestal, libertando-se, por esse tempo, da poeira e da fuligem. Assim desapparecem as manifestações catarrhaes chronicas e, durante mezes, os doentes não se "resfriam". No começo do inverno as lesões voltam e, dahi por deante, repetem-se a miudo, de sorte que, na primavera do anno seguinte, a remessa dos doentes para colonias de férias se faz de novo indispensavel.

A fim identico se destinam as estações balneares da *Allemanha Central;* ahi são menos os banhos de salmoura do que a estadia ao ar livre que explicam os beneficos resultados therapeuticos (vide tambem á pag. 235).

A dietetica presta grande auxilio ao tratamento da hyperplasia dos orgãos lymphoides. Mais do que tudo, evite-se que seja a criança submettida a inuteis processos de tratamento e a operações cirurgicas que se acompanham, por vezes, de phenomenos de choque seguidos de morte immediata.

A *therapeutica dietetica* da diathese exsudativa procura modificar aos poucos as condições pathologicas existentes e reconstituir a composição dos tecidos, tornando-a normal.

Em linhas geraes, a alimentação é a mesma para todos os casos. Si, porém, a criança vinha recebendo dieta unilateral, prescrevam-se, transitoriamente, alimentos de composição diversa dos até então empregados. Tres mezes depois, passa-se de novo á dieta commum.

Quando a intensidade dos symptomas diathesicos

se explica directamente pela monotonia da dieta, as melhoras serão evidentes, logo após a mudança. Os paes da criança oppõem, via de regra, ao novo regime incrivel resistencia, porque se acham, quasi sempre, convencidos de que não se possa prescindir da "dieta fortificante".

O numero de rações alimentares será pequeno, evitando-se cuidadosamente superalimentação. Permitta-se que a criança coma até saciar-se; mas, as refeições serão limitadas a 3 ou 4 por dia. Além disso, organiza-se a dieta de tal maneira que, mesmo grandes volumes de alimento encerrem pequeno valor calorico.

Diminua-se o volume do leite e da manteiga; prohiba-se a administração de ovos; carne pode ser permittida á vontade.

A lista de alimentos será organizada, mais ou menos, da seguinte maneira:

pela manhã — (7 a 8 horas) — café com leite (em partes eguaes; ao todo 200 grs. approximadamente), pão e marmelada.

almoço — (meio dia) ervas e batatas á vontade, fructas cozidas, carne ferventada a que se addicionam cevadinha, sagú, etc. Além disso — carne, peixe (15 a 20 grs. mais ou menos) e fructas.

merenda — (4 horas) — como pela manhã.

jantar — papa de cevadinha feita com agua e 100 a 200 grs. de leite, pão com carne, ou fructa cozida como ao almoço.

Pesagens successivas deverão verificar que a criança não augmenta nem diminue de peso. Si o doente emmagrece, reforça-se o valor calorico das rações.

Com uma alimentação organizada dessa maneira os diathesicos melhoram; não engordam, mas tornam-se musculosos; os exanthemas cutaneos e o catarrho das mucosas diminuem; não se desenvolve o *status lymphaticus* e, si já existe, desapparece aos poucos. Ao mesmo tempo, melhora o aspecto pallido e balofo do doente; a esplenomegalia retrocede. Somente a hypertrophia das amygdalas (palatina e pharyngea) costuma não se modificar.

Algum tempo depois, pode ser alterada a lista dos alimentos. Dá-se, uma a duas vezes por semana, pudim, omeléte ou qualquer outra coisa que a criança coma com prazer. Permittam-se 1 a 2 ovos por semana, desde que as manifestações cutaneas com isso não peorem. Em dois casos seremos forçados a nos afastar desse regime:

a) quando a criança recebeu até então uma dieta "fortificante", constando quasi exclusivamente de leite, manteiga e ovos. Nessas condições, supprima-se o leite durante dois a tres mezes, substituindo-o por chá fraco ou café de malte, aos quaes se junta pequena quantidade de leite (algumas colheres das de chá). Os azotados serão ministrados em forma de carne.. No mais, a alimentação continuará predominantemente vegetal. Tres mezes após, volta-se á dieta já anteriormente aconselhada;

b) tratando-se de crianças alimentadas até entao com hydratos de carbono, sem gordura e albuminoides, dá-se durante algum tempo uma dieta opposta á usada até áquelle momento: alimentação rica em albumina e gordura, inclusive carne, ovos, leite e manteiga.

E' muito commum verificar-se que são dadas aos diathesicos grandes doses de oleo de figado de bacalháo. Para crianças gordas, superalimentadas, essa medicação só terá desvantagens; mas, para doentes alimentados anteriormente com hydrocarbonados é, sem duvida, recommendavel. Sua associação ao *creosoto* (1 %) — 3 vezes ao dia, uma colher das de chá, após as refeições — é vantajosa para as crianças com catarrho das mucosas e para aquellas que, além de exsudativodiathesicas, forem tuberculosas.

Quando ha rhinopharyngite e vegetações adenoides, a therapeutica dietetica deve ser alliada a um tratamento local por especialista. Não interessa descrever aqui a technica da operação, mas discutir quando se deve agir cirurgicamente e o que ha a fazer ao lado da intervenção.

Nos casos ligeiros, o tratamento da rhinopharyngite se limita a lavagens do nariz e pincelagens da pharynge (vide pag. 235). Desde que se consiga desingurgitamento da mucosa, melhora a situação; a operação pouco adeantaria em casos dessa natureza. Em crianças de mais de 12 annos, não convem intervir; é preferivel esperar, porque a atrophia espontanea se fará. Mesmo abaixo dessa edade, só se opera quando a respiração nasal estiver muito compromettida, quando apparecer otite média aguda ou symptomas de surdez, finalmente quando começam a se modificar a fala e a expressão physionomica do doente. E' preciso prudencia em indicar a operação radical ou mesmo simples adenotomia porque suas consequencias (hemorrhagia post-operatoria, infecção da ferida, septicemia, etc.) podem ser gravissimas.

Em casos de hypertrophia chronica intervem-se quando as amygdalas attingem tamanho consideravel, perturbando a articulação da palavra e a respiração buccal, ou ainda quando apparecem otite média, surdez, abscessos amygdalianos e quando as tonsillas augmentadas se mostrarem muito anfractuosas, surgindo periodicamente elevações febris devidas á formação de focos bacterianos nas cryptas da glandula.

Nesses casos é preferivel praticar a tonsillotomia em vez de tonsillectomia. Os limites da indicação operatoria devem ser tambem aqui bastante precisos. Em crianças acima de 12 annos, prefiro, como já disse, esperar a atrophia espontanea das tonsillas palatinas. Quando as amygdalas, embora não muito grandes, mostrarem superficie demasiado irregular, a operação é vantajosa, mas unicamente como solução ultima para o problema. Muitas vezes basta desobstruir os nichos contaminados: introduz-se nas anfractuosidades um pedaço de algodão enrolado numa sonda, embebido em *agua oxygenada*, em solução a 1% de *nitrato de prata*, ou em *solução de Mandl* (vide pag. 237). Assim se provoca artificialmente irritação aguda da mucosa, seguida de eliminação dos focos de pús contidos nas cryptas.

Diabete saccharino

Diabete é na infancia affecção rara; pode, entretanto, ser observada até em crianças de tenra edade e, por vezes, da mesma familia. O diabete, a principio, passa quasi sempre despercebido, até que uma molestia infecciosa (sarampo, tosse convulsiva, etc.) aggrave a situação e induza ao diagnostico. Grandes abalos psychicos podem egualmente peorar o decurso dessa affecção.

Os symptomas aqui observados são identicos aos encontrados no adulto — sêde intensa, polyuria, cansaço e emmagrecimento, apesar do grande appetite. A's vezes, manchas pegajosas encontradas nas vestes, produzidas pelo assucar da urina, suscitam na familia a desconfiança dessa grave desordem de intercambio.

Diagnostico — Confirmada a suspeita de glycosuria, torna-se indispensavel fiscalizar permanentemente a urina e os alimentos a serem dados ao doente. A percentagem de albumina e hydratos de carbono das rações deverá ser meticulosamente dosada (tabellas de *Schall* e *Heisler*). Estabeleça-se qual o volume urinario emittido em 24 horas, qual a taxa de glycose nelle contida; faça-se, além disso, diariamente a pesquisa qualitativa da acetona e do acido diacetico. A intensidade da acidose, eventualmente existente, orienta-nos sobre a quantidade de *bicarbonato de sodio* necessaria para alcalinizar a urina. Para isso basta, em regra, quando existe pequena acidose, administrar 10 grs. do sal; si a acetonuria é intensa, são indispensaveis 20 a 30 grs. de *bicarbonato.*

O *prognostico* do diabete na infancia é muito pouco favoravel. Nalguns casos o decurso é benigno, facto que infelizmente constitue excepção. As mais das vezes, a molestia termina pela morte em curto prazo.

Tratamento — Regrar a dieta no que se refere ao

volume total de alimentos e á taxa de albuminoides. E' preciso ter sempre em vista que o organismo perde pela urina certa quantidade de calorias. Esse *deficit* será levado em conta na avaliação da quantidade total de alimentos a administrar.

Primeiramente calcula-se (fazendo uso de tabellas: vide pag. 9) a quantidade de carne, ovos, leite (queijo) que cada dia deve ser permittida. A isso se junta certa porção de legumes. A taxa restante de hydratos de carbono não ultrapassará a quantidade maxima de 100 grs. por dia (pão, batatas e aveia em floccos, etc.). As restantes calorias ainda necessarias serão suppridas por gordurosos (manteiga, banha, toucinho).

Baseados nesses principios, estabeleceremos uma lista de alimentos orientada, mais ou menos, pelo seguinte eschema:

pela manhã: pirão de farinha de aveia (20 a 30 grs. de aveia em floccos, com 10 grs. de manteiga).

1ª. *merenda*: um ovo frito (30 grs.) em 20 grs. de manteiga ou, em vez disso, 30 grs. de pão fino com 20 grs. de manteiga e uma fatia de presunto; ou ainda, uma omeléte com 20 grs. de manteiga.

almoço: 200 grs. de caldo de carne com 20 grs. de aveia em floccos; além disso, 100 a 150 grs. de espinafre, ervilhas ou couve flôr, vagem picada ou erva analoga (com manteiga, crême de leite, naturalmente sem farinha). Dão-se ainda 50 grs. de carne de vitella ou de vacca cozidas, almondegas, bife á milaneza com batatas (50 grs.) fritas na manteiga.

2ª *merenda*: uma chicara de chá adoçado com saccharina, ou café de malte com uma colher das de sopa de nata de leite.

jantar: ovos como ao almoço, pão com carne, ou novamente ervas e pirão de aveia em floccos. E' preciso fugir á superalimentação; além disso, evite-se a suppressão repentina dos hydratos de carbono que se pode tornar muito perigosa. Os hydrocarbonados serão gradativamente restringidos, diminuindo-se a sua quota de 2 em 2 ou de 3 em 3 dias, dando-se em vez de aveia em floccos, batatas e pão — uma porção de gordurosos de valor calorico equivalente.

Em logar do assucar, empregue-se saccharina; substitua-se o pão commum por pão branco fino, pão de *gluten* ou de *aleuronat*. Alguns doentes supportam bem lactose e leite. Caso necessario, prescreva-se leite caseinado ou leitelho. O proprio assucar de fructas é, ás vezes, bem tolerado; naturalmente começa-se por cautelosas tentativas. A quota liquida para matar a sêde constará de agua mineral alcalina.

Frequentemente, consegue-se com essa alimentação dominar a glycosuria. Chegando a esse ponto, conserva-se, algum tempo, a mesma dieta; depois, augmenta-se, aos poucos, a dose de hydrocarbonados para sondar a quantidade desse ou daquelle hydrato de carbono que o doente melhor supporta.

Quando, dessa maneira, não se consegue vencer a glycosuria, é preciso gradativamente reduzir os albuminoides á custa dos quaes, por vezes, se forma assucar. A reducção não deverá ultrapassar o limite de 1,0 gr. por kilo de peso; em casos graves, mesmo com essa dieta, não é possivel attingir o objectivo visado. Para isso seriam necessarias ainda maiores restricções da taxa albuminoide. Nessa emergencia, e em casos de diabete benigno, sempre que peora o estado geral, nos soccorreremos da prescripção da dieta exclusiva de verduras durante um dia, recurso que muitas vezes nos dá bons resultados. Os hydratos de carbono serão permittidos exclusivamente sob forma de hortaliças; as albuminas, somente como gemma de ôvo; gorduras á vontade.

A dieta constará mais ou menos do seguinte:

pela manhã: uma chicara de caldo de carne com gemma d'ovo.

1ª. *merenda*: salada com molho de gemma d'ovo, manteiga, oleo ou toucinho.

almoço: ervas cozidas em 200 cc. d'agua approximadamente, um pouco de manteiga, ou gemma de ovo.

2ª. *merenda*: uma chavena de chá adoçado com saccha-

rina ou — caso a criança acceite — uma tassa de caldo de carne com gemma d'ovo.
jantar: como pela manhã.

Essa dieta vegetariana será mantida dois a tres dias a seguir, ou então, prescripta uma vez por semana.

Antes, ou logo após essa tentativa, pode-se recorrer ao regime pela aveia: dá-se, durante um dia inteiro, de duas em duas horas e em pequenas doses, pirão ou mingáo de aveia em floccos — 100 a 150 grs. cozidos em agua e sal. Depois, junta-se manteiga (approximadamente 80 grs. por dia) e, si possivel, duas a tres gemmas d'ovo ou 100 grs. de albumina vegetal (*roborat*, ou preparado analogo).

Emquanto a urina se mantiver acida, dá-se *bicarbonato de sodio* (10 grs. por dia). Essa indicação é muito recommendavel quando existirem signaes de acidose. Nessa hypothese, as doses de *bicarbonato* serão muito maiores — 60 a 80 grs. por dia.

Sempre que a acidose é consequencia da suppressão precipitada dos hydratos de carbono, dá-se como alimento aveia pura e como bebida — agua, chá, succo de limão e cognac (30 a 50 grs.).

Quando a acidose se installa apesar da ingestão de hydratos de carbono (complicação frequente quando o diagnostico passou até então despercebido) o recurso consiste em reduzil-os energicamente.

Em casos de coma diabetico experimente-se o emprego de injecções intravenosas ou intraperitoneaes de *bicarbonato de sodio* em solução a 5% ou de *levulose* a 8 ou 10% (1).

Nalguns casos de coma apparece sobre o tronco e membros um exanthema caracterizado por manchas do tamanho de uma lentilha ou de uma cereja.

Diabete insipido

A causa determinante permanece, ás mais das ve-

(1) **Nota**: O emprego da *insulina* está infelizmente rodeado de certos perigos que, por emquanto, a fazem pouco recommendavel á pratica diaria.

zes, obscura (lesões da hypophyse, do mesencephalo, etc.).

Esses doentes apresentam sêde intensissima; bebem, por vezes, enorme quantidade de agua (6 a 10 litros por dia). O volume urinario mantem-se na proporção da quota liquida ingerida. O peso especifico da urina é baixo — 1001 a 1002.

As crianças emmagrecem; a pelle se torna secca, pouco elastica e descamante. Prisão de ventre é frequente. Os doentes se revelam irritadiços e impacientes; procuram vehementemente beber agua; alguns chegam até a ingerir, ás escondidas, a propria urina.

Ha crianças que possuem o máu habito de beber doses excessivas de agua; no diabete insipido o phenomeno tem outra causa. Primeiramente naquella hypothese o volume ingerido nunca attinge proporções que se observam nesse ultimo caso; além disso, a sêde desapparece logo que se remetta a criança para uma casa de saúde, collocando-a desse modo em novo ambiente, tratada por meios suggestivos e pedagogicos.

Nos casos de diabete insipido consegue-se, ás vezes, reduzir a volume normal as grandes porções d'agua ingerida; mas, não raro, apparecem desordens resultantes dessa abstinencia forçada: dôres de cabeça, paresthesias nos dedos, etc.

A' medida que decresce o volume da urina, sóbe o peso especifico. E' facil fazer nesses doentes experiencias de concentração urinaria, prescrevendo dieta secca. Esse facto nos permitte concluir que os rins são capazes, nesses casos, de concentrar a urina; portanto a causa da affecção não está na dependencia de desordens na faculdade de concentração renal.

São, entretanto, sempre transitorias as melhoras que se podem obter. Si o doente deixa o hospital, reapparece a sêde insaciavel e começa, então, a ingerir novamente grande quantidade d'agua.

O *prognostico* não é muito grave. O coração continúa vigoroso, apesar das formidaveis porções d'agua ingerida e que uma vez absorvida, deve ser eliminada pelos rins.

Quando a molestia se installa em tenra edade, a eliminação da grande quantidade de azoto e agua pela urina perturba o desenvolvimento normal da criança.

O tratamento dietetico (alimentação achloretada, etc.) não dá bom resultado. Injecções de *hypophysina* fazem evidentemente diminuir o volume urinario, mas só logo após a sua applicação. *Cesol* não produz effeito algum.

Affecções da glandula thyreoide

A hypertrophia isolada dessa glandula, sem symptomas collateraes, é rara em quasi toda a *Allemanha*. No começo da puberdade encontra-se, ás vezes, nas meninas augmento da thyreoide que se pode tornar bastante consideravel.

Nalgumas localidades da *Allemanha,* em certos districtos com especialidade, o bocio é frequente, caracterizado — ora por tumor duro, bocelado, tomando metade do orgão ou apenas o seu isthmo; ora por uma excrescencia cystica, tensa.

Via de regra, o bocio não incommoda o doente; outras vezes, comprimindo a trachéa, produz, perturbações respiratorias. Raramente vem associado a symptomas thyreotoxicos: olhos intensamente brilhantes, suores profusos, tachycardia, excitação nervosa, etc.

Tratamento — Fricções locaes com *iodovasogen;* por via buccal, administra-se *iodo* em doses minimas: diariamente uma gotta da *tintura* em um copo d'agua ou um comprimido de *di-iodyl Riedel* (uma tabléte contém 0,003 de *iodo*). Essa medicação faz, em regra, diminuir o volume da glandula, melhorando, ao mesmo tempo, os symptomas geraes.

Convem tentar sempre esse tratamento. Accidentes provocados pelo *iodo* como, ás vezes, têm sido observados no adulto, não se encontram na criança. Si essa medicação não dá resultado, restam-nos então poucos recursos. Quando as perturbações respiratorias resultantes da compressão da trachéa augmentam, somos obrigados a recorrer á intervenção cirurgica. Nos casos de manifestações thyreotoxicas, dá-se, á noite, quando os symptomas morbidos periodicamente se intensificam, 0,5 de *brometo de sodio* e applicam-se, durante 1 hora, antes da criança se deitar, envoltorios humidos. Dessa maneira o somno se torna mais longo e calmo.

Molestia de Basedow

Mesmo em logares em que o bocio é frequente, costuma nas crianças ser rara a molestia de *Basedow*. Verifiquei na literatura pouco mais de 100 casos descriptos. A's vezes, essa desordem se origina logo após uma intensa excitação. Nem o *iodo,* nem os diversos preparados de glandula thyreoide dão bons resultados therapeuticos. Com *brometo de sodio,* repouso e envoltorios humidos consegue-se acalmar os symptomas de excitação que tanto incommodam o doente.

Thyreoidite

Inflammação aguda da glandula thyreoide pode apparecer, embora raramente, no correr de certas molestias infecciosas (escarlatina, grippe, etc.).

Tratamento — No começo, envoltorios frios; mais tarde, compressas quentes.

Molestias do sangue

Logo depois do primeiro anno de edade, o numero de hematias ultrapassa ainda 5 milhões (5.890.000, segundo *Gundobin*). Taxas abaixo desse numero são encontradas nas anemias, nas leucemias, na polyarthrite rheumatica, na diphtheria e em molestias chronicas febris. Taxas acima do numero normal existem em casos de *morbus caeruleus* e nas diarrhéas violentas, com intensa eliminação d'agua (concentração do sangue).

A percentagem de hemoglobina nas crianças dessa edade oscilla normalmente entre 80 e 90%. Nas anemias, leucemias, chlorose e nas infecções chronicas— a taxa é mais baixa; torna-se mais elevada nos casos de *morbus caeruleus.*

O numero de globulos brancos varia de 7 e 11.000. Quanto mais tenra a edade da criança, mais elevada a taxa leucocytaria. A distribuição percentual para cada especie de leucocyto é, mais ou menos, a seguinte:

	Lymphocytos	Formas de transição	Neutrophilos	Eosinophilos
no 1º anno	51 %	12 %	28 a 34 %	4 %
do 2º ao 3º anno	53	5—7	35	4—5
do 3º ao 4º anno	48	8	36	4
do 4º ao 6º anno	43	8	46	3
do 8º ao 10º anno	34	8	53	4
do 12º ao 14º anno	30	8	60	2

Como é sabido, os globulos brancos se subordinam a dois systemas fundamentalmente diversos: as formas granulosas se constituem na medulla ossea, sendo subdivididas, de accordo com suas propriedades tintoriaes, em *neutrophilos* (polymorphonucleares ou polynucleares), *eosinophilos* e *basophilos* (*Mastzellen* — labrocytos). Os granulocytos provêm dos myelocytos, grandes cellulas granulosas, mononucleares que, por sua vez, são oriundas dos *myeloblastas.*

A' classe dos leucocytos pertencem tambem os *monocytos* (formas de transição e grandes mononucleares).

Do segundo systema de globulos brancos fazem parte os *lymphocytos,* cujos pontos originarios são o baço e os ganglios lymphaticos.

As fontes de origem dos globulos brancos podem ser lesadas em muitos estados pathologicos; as infecções se traduzem frequentemente por alterações radicaes do quadro hematologico normal — ora com augmento do numero de globulos (leucocytose), ora com diminuição (leucopenia). A's mais das vezes, nas molestias infecciosas esse augmento attinge, com determinada predilecção, certa variedade de globulos brancos.

Leucocytose neutrophila — é observada sobretudo nas suppurações (empyema, appendicite, osteomyelite, etc.), na pneumonia, meningite cerebro-espinhal epidemica, polyarthrite rheumatica, parotidite epidemica, nos casos graves de diphtheria, escarlatina, no periodo de incubação do sarampo, etc.

Leucopenia neutrophila — apparece no periodo exanthematico do sarampo, no typho abdominal, poliomyelite anterior, rubeola, etc.

Eosinophilia — verifica-se nos casos de escarlatina, nas verminoses, exanthemas cutaneos da diathese exsudativa, asthma bronchial, colite mucomembranosa, etc.

Lymphocytose — é frequente na coqueluche, na lues, no estado thymolymphatico e em certas perturbações das glandulas de secreção interna.

Plasmazellen-lymphocytose — é observada na rubeola e no sarampo após o periodo febril.

As maiores alterações na percentagem dos globulos brancos são possiveis quando a lesão morbida perturba sua fonte de formação, como acontece nas leucemias.

Leucemia lymphatica

Essa variedade de leucemia é rara na infancia, não se conhecendo sua causa originaria. Ella surge, ás vezes, logo após uma molestia infecciosa (coqueluche, diphtheria, etc.) sem que se possa affirmar que com a mesma esteja em relação.

A leucemia se installa em prazo relativamente curto, fazendo-se acompanhar de symptomas muito variaveis.

Na maioria dos doentes os ganglios lymphaticos augmentam rapidamente de volume; formam-se na região submaxillar, atraz do esternoclidomastoideo, na axilla, na fossa supraclavicular, nos flancos thoracicos, na virilha, etc., tumores ganglionares indolores, moveis, podendo attingir o tamanho de uma avellã; mesmo os ganglios peribronchicos e o thymo adquirem proporções consideraveis, como se verifica pela percussão (zona de massicez paraesternal); além disso, o exame radiologico denuncia sombras muito caracteristicas. Aos poucos, nota-se apparecimento de dyspnéa, estase circulatoria na face, ectasia venosa visivel principalmente sobre o peito. O baço cresce muito; o figado augmenta de volume, embora não tão pronunciadamente. Nas autopsias encontram-se hypertrophiados os folliculos intestinaes, os ganglios retroperitoneaes e as placas de *Peyer;* emfim, intumesce todo o systema ganglionar, chegando a se constituir tecido lymphatico em logares onde normalmente não existe. Os ossos passam a conter medulla vermelha ou vermelho-acinzentada semeada aqui e alli de inclusões lymphaticas, nodosiformes, rodeadas de tecido myeloide. Constitue-se, como se vê, hyperplasia geral do systema lymphatico.

Embora raramente, podem ser assignaladas manifestações leucemicas na pelle, hyperplasia das glandulas lacrimaes, augmento bilateral e symetrico das salivares. Em casos excepcionaes apparecem tumores lymphaticos, frequentemente de côr esverdeada, situados nos ossos chatos do cranio, nas costellas e corpos vertebraes. Em vista do matiz verde que apresentam, deu-se a essa variedade de neoplasia a denominação de "chloroma".

Aos symptomas de compromettimento do tecido lymphatico, juntam-se, sem demora, hemorrhagias; apparecem pequenas manchas de purpura, ás vezes, hemorrhagias gengivaes e epistaxe. Da mesma maneira que no escorbuto do lactente, as hemorrhagias das gengivas na leucemia surgem preferentemente em individuos na phase da segunda dentição, com particularidade nos pontos onde os dentes estão prestes a romper. Dá-se logo a seguir necrose das amygdalas e das gengivas, acompanhada de queda dos dentes. Nesses casos o máu halito é intenso. Em muitos doentes predomina tendencia á diathese hemorrhagica, passando a segundo plano a esplenomegalia e o augmento dos ganglios lymphaticos.

Os doentes se tornam, sem demora, anemicos e profundamente pallidos, mesmo quando as hemorrhagias não são violentas.

O decurso das leucemias é agudo; nalguns casos chega a ser tempestuoso, victimando o doente por hemorrhagias inestancaveis. Em alguns casos observa-se remissão passageira no decurso da molestia quando se obriga o doente a absoluto repouso e se inicia tratamento immediato. A's vezes, as manchas hemorrhagicas começam a diminuir; mas, em curto prazo, de novo, reapparecem precipitando os acontecimentos.

O ponto capital na classificação de um determinado caso de leucemia prende-se á pesquisa hematologica.

O exame encontra diminuido o numero de globulos vermelhos e a taxa de hemoglobina; existe franca pecilocytose, anisocytose, polychromasia, sendo encontrados tambem normoblastas e megaloblastas.

São, além disso, do maximo valor as alterações que se observam nos globulos brancos. Seu numero augmenta enormemente, chegando até a 100.000 e mais por mc.; nalguns casos, sua taxa é normal, ou mesmo sub-normal. Muito caracteristica é a forma da leucocytose: na leucemia lymphatica dominam os lymphocytos que chegam até 90%. Em regra, esse augmento se refere sobretudo aos pequenos lymphocytos. E' commum, principalmente quando a molestia peora, crescer a taxa dos grandes lymphocytos. Em contraposição, diminue o numero das cellulas granuladas — neutrophilos, eosinophilos e basophilos. Nesses casos sempre se encontram no sangue peripherico cellulas pathologicas, principalmente myelocytos neutrophilos e eosinophilos. Sua presença não implica modificação do diagnostico de "leucemia lymphatica". Pelo mesmo mechanismo se explica a apparição na torrente sanguinea de globulos vermelhos nucleados e polychromaticos: em consequencia da hyperplasia dos focos lymphaticos medullares, toda a medulla soffre intensa irritação, inclusive os pontos onde são constituidas as formas leucocytarias myeloides. Assim fica comprehendido o apparecimento no sangue de elementos cuja evolução ainda está incompleta (myelocytos). O numero de formas myeloides diminue, em regra, com o evoluir da molestia, porque o tecido lymphatico que invade a medulla acaba por destruir o tecido normal ahi existente.

Febre, sopros cardiacos, hemorrhagias cerebraes associadas a convulsões e manifestações apoplectiformes — são frequentes na leucemia. Pouco tempo antes da morte, apparecem movimentos respiratorios lentos e profundos.

Diagnostico — Quando no exame de um doente se encontra esplenomegalia e infarctamento dos ganglios lymphaticos, requeira-se immediatamente a pesquisa hematologica. Em toda molestia de caracter hemorrhagico, mesmo em casos de purpura apparentemente simples, é sempre de bom aviso pensar em leucemia. Quando não se encontra acima do normal o numero de leucocytos, pode tratar-se mesmo assim de leucemia (aleucemia). A predominancia absoluta dos lymphocytos sobre as formas granuladas indica o caminho a seguir no diagnostico que, debaixo de qualquer ponto de vista, tem grande valor.

Em primeiro logar impede a emissão de um prognostico benigno, como é natural num simples caso de purpura; a confirmação do diagnostico de "leucemia" implica em verédicto absolutamente infausto.

Leucemia myeloide

Em opposição ás lesões do systema lymphatico, essa forma de leucemia se caracteriza por grandes alterações do myeloide. A divergencia essencial entre as duas formas da affecção reside nas differenças desvendadas pelo exame hematologico. Na leucemia myeloide os lymphocytos passam a segundo plano, predominando os elementos que se originam na medulla ossea: leucocytos granulosos — neutrophilos, eosinophilos e basophilos. A contagem global dos leucocytos attinge a 100.000 e mais por mc.

Ao lado de cellulas granuladas, cuja evolução já está concluida, encontram-se numerosos elementos em periodo de formação — myelocytos, myeloblastas e formas atypicas. Os myelocytos apresentam frequentemente aspecto de metamyelocytos, quer dizer, cellulas precursoras dos leucocytos neutrophilos e basophilos, elementos que se caracterizam pelo facto de possuirem nucleo chanfrado, isto é, com uma reintrancia.

Nos casos agudos, de máu prognostico, quando se precipita violentamente a marcha da molestia e, sobretudo alguns dias antes da morte, rareiam os elementos granulosos de evolução incompleta, apparecendo em seu logar — como signal de exgottamento do poder genetico — formas ainda mais imperfeitas: myeloblastas, cellulas volumosas de aspecto lymphoide, protoplasma basophilo e nucleo volumoso, possuindo ou não granulações extremamente pequenas (*leucemia myeloblastica*). O sangue peripherico revela a serie myeloide em todas as suas phases evolutivas. A apparição de grandes mononucleares, cellulas de transição (pertencentes ao systema myeloide), as chamadas formas de *Rieder,* myeloblastas com nucleo grande e anormalmente lobulado — tornam ainda mais complicado o quadro hematologico. Não é fixa a maneira como nesses casos se comportam os eosinophilos e os labrocytos (*mastzellen*): ora são encontrados em grande porção, ora desapparecem absolutamente do sangue peripherico. O numero de hematias diminue; a taxa hemoglobinica é tanto mais baixa, quanto mais prolongada a molestia. Apparecem aqui, mais do que na leucemia lymphatica, numerosissimos normoblastas e cellulas polychromaticas, facto que se prende a irritação do tecido myeloide (inclusive do erythroblastico). Quando a anemia é intensa, surgem tambem megaloblastas.

O exame anatomopathologico encontra hyperplasia geral do tecido myeloide, não só na medulla como em pontos onde normalmente não existe.

A medulla ossea apresenta-se nesses casos vermelho-acinzentada ou amarellada. O baço augmenta enormemente de volume e sua polpa se transforma em tecido myeloide; no figado e ganglios lymphaticos podem surgir formações da mesma natureza. A grande extensão que assumem, ás vezes, as neoformações na leucemia lymphatica, não são encontradas na variedade myeloide.

A evolução clinica dessa forma de leucemia, pondo de parte lesões anatomicas typicas e o aspecto caracteristico do quadro hematologico, é identica á da leucemia lymphatica. Hemorrhagias são tambem aqui frequentes, accidente, não raro, precoce e que, numa progressão crescente e tempestuosa, conduz muitas vezes á morte sem que haja tempo para se manifestarem esplenomegalia e hyperplasia dos ganglios lymphaticos.

Quando no periodo inicial não apparecem hemorrhagias e nem se acha a pelle demasiadamente descorada, é o abahulamento do ventre, produzido pelo baço duro e volumoso indo até ao umbigo que provoca a consulta medica. Na leucemia myeloide a esplenomegalia é muito mais accentuada do que na lymphatica; naquella hypothese o proprio figado se mostra, muitas vezes, augmentado. A hyperplasia dos ganglios lymphaticos é aqui, via de regra, menos pronunciada do que na forma lymphatica, podendo mesmo nalguns casos falhar completamente.

Febre e desordens cardiacas são frequentes na leucemia myeloide.

Diagnostico — A esplenomegalia, presente na maioria dos casos, faz suspeitar logo affecção do sangue. Deve-se pensar primeiramente em leucemia myeloide sempre que for insignificante, ou faltar mesmo infarctamente ganglionar. Symptomas de diathese hemorrhagica podem estar ligados tanto á leucemia lymphatica como á myeloide. O exame hematologico nos permitte diagnosticar essa ultima especie de leucemia, quando encontramos no sangue grande excesso das variadas formas de leucocytos granulosos e muitos erythroblastas, raros na variedade lymphatica.

Tratamento — A therapeutica das leucemias é sempre empreza ingrata. A's vezes, obtêm-se remissões e melhoras notaveis com o emprego da radiotherapia (*raios X*) e administração de *benzol.* Sob a acção dessa therapeutica as hemorrhagias das mucosas, ás vezes, desapparecem e o quadro hematologico se approxima do normal; mas, em poucas semanas, não raro em poucos dias, tudo peora e não tarda muito o exito letal.

Mesmo assim, é aconselhavel tentar a radiotherapia, desde que o estado geral do doente não se encontre muito compromettido.

Pode-se experimentar o *benzol* (10 gottas em mucilagem de aveia; applicação diaria em clyster); logo que começar a diminuir o numero de leucocytos, suspenda-se a medicação. Com isso a taxa leucocytaria baixa, por vezes, ao normal; infelizmente, porém, dentro em breve augmenta de novo. A repetição do tratamento não surte effeito.

Além desses recursos, ainda nos resta a medicação arsenical. Sua technica será descripta no tratamento da diathese hemorrhagica e da purpura.

Diatheses hemorrhagicas

I

A hemophilia, forma hereditaria de diathese hemorrhagica, é affecção frequente em familias que, devido a casamentos consanguineos durante varias gerações, não recebem elementos estranhos. Decadencia physica e dissolução de costumes parecem favorecer o apparecimento da diathese, cuja verdadeira causa é entretanto desconhecida. A dyscrasia, transmittida á descendencia pelos membros femininos da familia, deixa-os, porém, illesos. A desordem acommette as crianças do sexo masculino, sem que todas fiquem entretanto sujeitas ás suas manifestações.

A therapeutica dos accidentes hemophilicos é identica á aconselhada para a diathese hemorrhagica. Irradiações do baço (raios X) ultimamente recommendadas não dão bons resultados; no mais, o tratamento se limitará a conselhos geraes. E' mister evitar, o mais possivel, que se casem moças descendentes de familias nessas condições.

II

Sob varias denominações são ainda conhecidas na criança outras especies de diathese hemorrhagica: no lactente a *melena;* em crianças acima dessa edade, a molestia de *Werlhof,* a *purpura,* etc.

O quadro symptomatico das hemorrhagias da diathese ora nos dá impressão de individualidade morbida á parte, ora constitue complicação de outras molestias. Serão encorporadas á *purpura symptomatica* as hemorrhagias que apparecem em casos de leucemia e nas mais variadas infecções (meningite cerebroespinhal epidemica, lues, tuberculose, influenza, typho, escarlatina, septicemias, etc.). Esse genero de purpura não será tratado aqui.

A *diathese hemorrhagica idiopathica,* considerada por *Glanzmann* como individualidade morbida definida, pode ser divida em:

A. — Purpura vasogenica

Essa forma começa por symptomas geraes de infecção: febre, dôres de cabeça, mal-estar, lingua saburrosa, perturbações, ás vezes, tão pouco intensas que podem passar despercebidas.

A individualização dessa variedade de purpura baseia-se na disposição especial das hemorrhagias cutaneas; notam-se numerosas petechias que oscillam entre o tamanho de uma cabeça de alfinete e o de uma lentilha; surgem, por vezes, suffusões cuja extensão pode ter superficies muito maiores (*purpura simples*).

As hemorrhagias surgem de preferencia junto ás articulações dispondo-se commummente de maneira symetrica. Não raro, as mucosas são egualmente lesadas (*purpura hemorrhagica*). Certas vezes, as lesões cutaneas vêm acompanhadas de exanthemas bolhosos e pruriginosos; ora surgem bolhas e hemorrhagias concomitantemente, ora a hemorrhagia apparece, apenas, no centro da ampolla. São frequentes edemas cutaneos circumscriptos, dispostos symetricamente no dorso das mãos.

As dôres e o derrame articular que nesses casos podem apparecer, explicam a antiga denominação de *peliose rheumatica*. Essas manifestações articulares da diathese são benignas, transitorias, nunca acompanhadas de complicações cardiacas e nada têm de commum com o rheumatismo articular agudo.

Certos casos de hemorrhagia associados a fortes crises de colica, vomitos e signaes de invaginação intestinal foram descriptos por *Henoch* sob a denominação de *purpura abdominal*.

Purpura fulminante é uma forma de diathese hemophilica que se acompanha de hemorrhagias graves, de origem septicemica e que rapidamente produzem a morte.

Prognostico — E' infausto na *purpura fulminante* e na de *Henoch;* nas outras variedades muito bom, salvo quando a molestia vem seguida de nephrite ou quando os phenomenos hemorrhagicos se tornam chronicos. Mesmo as formas benignas demonstram grande tendencia a recidivas.

Diagnostico — Já ficou dito que em todo caso de purpura é indispensavel examinar cuidadosa e repetidamente o sangue para excluir, em primeiro logar, a hypothese de leucemia. Na purpura simples o quadro hematologico é quasi normal; as plaquetas sanguineas são encontradas, entretanto, em numero superior ao physiologico; de 200 a 300 mil, que é a taxa habitual, passam a 400 e 500 mil. Continuam normaes a coagulação sanguinea e o lapso de tempo que duram as hemorrhagias por picada feita na polpa digital.

As plaquetas, elementos aos quaes está directamente filiada a coagulação do sangue, originam-se com grande probabilidade dos megacaryocytos alojados na medulla ossea.

O augmento numerico das plaquetas na purpura vasogenica pode ser interpretado do seguinte modo: quando uma toxina chega ao sangue peripherico anniquila ahi grande quantidade de plaquetas; essa destruição é compensada por superproducção de novos elementos, salvo quando for tão abrupto o decurso da molestia que roube ao organismo sua força de reacção.

A substancia toxica, além de destruir as plaquetas, compromette os capillares sanguineos que se dilatam a tal ponto que as malhas de suas paredes acabam deixando extravassar o sangue.

B — Purpura myelogenica

(*Molestia de Werlhof; morbus maculosus*)

Essa variedade de purpura está ligada a lesão da medulla ossea. As plaquetas sanguineas são nesses casos destruidas em seu ponto de origem, sendo desconhecida a causa do phenomeno. A purpura de *Werlhof,* que não está na dependencia de molestias infecciosas, apparece abruptamente, sem symptomas premonitorios; surgem nesses casos inesperadamente minusculas hemorrhagias cutaneas, semelhantes ás da purpura vasogenica; mas, ao lado disso, apparecem grandes suffusões sob a pelle, no tecido subcutaneo e na musculatura. Nos espaços comprehendidos entre os grandes derrames encontram-se dispersos numerosos e pequenos pontos hemorrhagicos, de sorte que o aspecto do tegumento lembra o "couro do leopardo".

As hemorrhagias da purpura myelogenica não apresentam disposição symetrica; qualquer traumatismo, mesmo sem importancia, provoca sua apparição. Simples compressão do estethoscopio sobre a pelle ao auscultar-se o doente pode determinar formação de suffusões; a pressão das vestes produz hemorrhagias em estria (*vibices*); ás vezes, as malhas das meias fazem surgir hemorrhagias cutaneas cuja disposição é a exacta impressão da trama do tecido sobre a pelle.

Não ha febre no decurso da molestia de *Werlhof;* quando apparecem modificações da temperatura, são devidas á presença dos grandes derrames sanguineos. E' frequente surgirem tambem hemorrhagias nas mucosas da gengiva e do nariz, hemorrhagias renaes e intestinaes sem que sobrevenham outras complicações (mencionadas na *purpura de Henoch*). Em muitos casos existe esplenomegalia.

Para o diagnostico dessa especie de purpura veja-se o que ficou acima descripto sobre a *purpura vasogenica*. Na separação das duas formas serve-nos de guia principalmente o exame hematologico (na variedade myelogenica encontra-se grande reducção do numero de plaquetes — 30.000 e menos).

Prognostico — A purpura myelogenica resulta provavelmente de desordens na medulla ossea; é portanto comprehensivel que se perturbe nesses casos a formação dos globulos vermelhos. A purpura de *Werlhof* não passa, por vezes, dum symptoma de leucemia.

O decurso da molestia, caracterizado por intermittencias e recrudescencias, é essencialmente chronico.

Mesmo nos periodos de melhora, mantem-se aquem do normal a taxa das plaquetas; quando seu numero desce abaixo de 20.000 surgem hemorrhagias.

Tratamento — Na purpura vasogenica procura-se diminuir a permeabilidade das paredes dos vasos capillares, administrando ao doente preparados de *calcio* e corrigir a excessiva dilatação vascular prescrevendo *adrenalina*:

Rp.

Chloreto de calcio secco...	10,0
Licôr ammoniacal anisado..	2,0
Gomma arabica..........	2,0
Agua destillada...........	200,0

Dar de 2 em 2 horas uma colher das de chá.

Rp.

Sol. de adrenalina a ... 1:1000

Applicar 3 a 4 vezes ao dia 0,5 cc. por via subcutanea.

Nos casos de purpura myelogenica a therapeutica visa sobretudo corrigir as desordens funccionaes da medulla ossea:

Rp.

Sol. de *Fowler*..............	āā
Hydrolato de hortelã........	10,0

Dar 3 vezes ao dia 5 gottas; augmentar gradativamente até 20 por vez; depois voltar lentamente á dose primitiva.

Rp.

Arsacetina................	0,05
Assucar..................	0,5

Uma vez por dia, uma dose.

Rp.
Solarson "*Bayer*" em empollas a 1,2
Applicar, um dia sim outro não, 1/2 ampolla por via subcutanea

Nos casos de purpura de *Henoch* recommendo tentar ainda:

Rp.
***Sulfato de atropina*........... 0,01 : 20,0**
Tres vezes ao dia, 5 a 10 gottas.

Quando ha grande augmento do baço é, em casos excepcionaes, vantajoso extirpal-o. A's vezes, depois da operação desapparecem as hemorrhagias e cresce o numero de plaquetas; entretanto, mesmo nessa hypothese, sua quantidade nunca attinge a taxa normal.

Grande perigo para esses doentes constituem hemorrhagias inestancaveis do nariz e da gengiva. Para dominal-as é, por vezes, preciso lançar mão successivamente de todos os methodos de que despomos: tamponamento com algodão molhado em *adrenalina, coaguleno* em pincelagens ou em injecções subcutaneas (0,5 por vez), *clauden,* ou succo da glandula thyreoide que facilmente se obtem numa clinica cirurgica onde estrumectomias são frequentemente praticadas.

Nas epistaxes violentas pode dar bom resultado o antigo processo de tamponamento com *perchloreto de ferro.*

Applicam-se, ao mesmo tempo, por via subcutanea, 10-20-40 cc. de *gelatina* Merck, ou uma grande dose de *soro antidiphtherico* ou *soro normal de cavallo* (via intramuscular). Muitas vezes surtem effeito injecções de 10 a 20 cc. de *sangue humano.*

Technica: puncciona-se a veia do braço de um adulto e, logo após, injecta-se na criança por via subcutanea o sangue obtido.

Podem tambem ser vantajosas injecções intravenosas de 5 a 10 cc. de *chloreto de sodio* ou de *coaguleno* em solução a 10%.

Anemias

"Anemia" é um diagnostico vago de que muito se abusa e que frequentemente não tem razão de ser, visto como, feito o exame do sangue, a taxa de hemoglobina se revela normal ou pouco abaixo disso. Trata-se portanto de "anemia apparente". Outras vezes, a ischemia da pella se explica por distribuição normal do sangue na rede circulatoria (angioespasmos).

A causa desse phenomeno pode ter varias explicações. Muito frequentemente trata-se de crianças da classe proletaria, mal alimentadas e morando em casas de pessimas condições hygienicas. Filhos de familias abastadas apresentam-se, ás vezes, pallidos, quando superalimentados com ovos e leite.

Si um desses factores nocivos actúa por muito tempo, installa-se então, aos poucos, anemia verdadeira.

Ao lado dos pseudoanemicos existem, mais raramente, casos de anemia filiados, como é natural, a diversos motivos. Alguns desses doentinhos já se revelam hypoemicos no primeiro anno de vida, desordem que se prolonga depois por mais tempo.

O exame revela, com frequencia, hemorrhagias cutaneas, musculatura flaccida, panniculo adiposo abundante, sopros cardiacos accidentaes, hypoglobulia, hematias de evolução incompleta circulando no sangue peripherico, diminuição da taxa normal de hemoglobina, augmento do numero dos globulos brancos. Si o doente apresenta tendencia a hyperplasia dos orgãos lymphoides, encontram-se, além desses symptomas, esplenomegalia e augmento do figado (*anemia pseudoleucemica de Jaksch,* forma de anemia que se declara, ás vezes, em crianças até o 2° ou 3° anno de vida).

A causa das anemias pode ser—alimentar, constitucional ou infecciosa, exs: parto prematuro, superalimentação com leite, infecção por tuberculose, lues etc.

(veja-se o mesmo capitulo nas — *"Perturbações morbidas do lactente"*, pag. 187).

Em crianças de mais edade, as anemias vão apparecendo aos poucos. A pallidez se torna cada vez mais intensa, associada a fadiga e inappetencia; o panniculo adiposo continúa espesso e a face se conserva bochechuda.

O descoramento do tegumento cutaneo se intensifica cada vez mais; a pelle, com matiz amarello de feno, torna-se muito delgada e mesmo pequena pressão sobre ella exercida faz apparecer hemorrhagias no tecido subcutaneo; ás vezes, espontaneamente se formam extensas suffusões. As mucosas onde, com facilidade, se encontram pontos hemorrhagicos, tornam-se tão anemicas quanto a pelle. O pulso faz-se rapido e a ausculta do coração verifica existencia dum ruido de piorra com sopros systolicos funccionaes. Si a desordem é antiga, podem surgir edemas malleolares e pretibiaes.

As alterações no quadro hematologico são, por vezes, muito accentuadas: a taxa hemoglobinica pode baixar até 10% ; as hematias descem a 1 milhão; o numero de leucocytos chega a 1000 ou até menos por mc. O exame microscopico do sangue revela, logo á primeira vista, grande escassez de cellulas; as hematias são pouco numerosas, mas relativamente grandes e ricas de hemoglobina. Nalguns casos são encontrados microcytos, pecilocytos, cellulas polychromaticas, hematias nucleadas e megaloblastas. Como se vê, o quadro hematologico muito se assemelha ao da anemia perniciosa no adulto. Na criança existem, entretanto, symptomas que não se encontram na anemia perniciosa: ligeiro augmento do baço, infarctamento de ganglios lymphaticos, febre, etc.

Esses symptomas, embora frequentes, são por vezes transitorios; sua presença faz pensar, á primeira vista, num processo purulento insidioso, adstricto a um ganglio lymphatico qualquer, ou filiado a uma endocardite ulcerosa, etc.

Não existe provavelmente verdadeira anemia perniciosa na infancia.

Pouco tempo antes da morte, começam a apparecer no sangue peripherico globulos vermelhos a que falta a capacidade de vehicular oxygenio; dessa maneira, installa-se, aos poucos, intensa "falta de ar".

Em certos doentes o decurso clinico é semelhante ao que acabámos de descrever; mas, falta-lhe a reacção medullar, não se encontrando no sangue signaes de regeneração: anisocytose, pecilocytose, polychromasia e hematias nucleadas. Não ha portanto phenomenos de irritação da medulla ossea; está extincto o poder regenerador (*anemia aplastica*).

Por vezes, a anemia vem acompanhada de accessos recidivantes de ictericia. Nessa hypothese, encontram-se tambem esplenomegalia e urobilinuria. Esses casos receberam a denominação impropria de "ictericia hemolytica"; mas, seria preferivel denominal-os *anemias congenitas hemolyticas.* A ictericia pode, entretanto, ser ligeira ou não existir mesmo; oscilla tambem o volume do baço. A intensidade da anemia diverge de caso para caso. O exame hematologico revela, além de microcytose — polychromasia, anisocytose e elevado numero de plaquetas. Existe diminuição da resistencia das hematias quando, num tubo de ensaio, postas em contacto com uma solução hypotonica de *chloreto de sodio* (0,45 até 0,7%).

Tratamento — Nos casos em que ha hypertrophia dos ganglios lymphaticos, esplenomegalia e febre devese suspeitar existencia de processo septicemico. Confirmada essa hypothese, podem ser tentadas injecções de *collargol.*

Granuloma maligno

(*lymphogranulomatose; Sternberg*)

Essa especie de granuloma e algumas outras affecções de aspecto clinico semelhante são, em regra, enfeixadas num só capitulo sob a denominação de "*pseudoleucemia*" (molestia de *Hodgkin*). Os symptomas geraes encontrados são os mesmos da leucemia. Existem, entretanto, de caso para caso, grandes differenças anatomopathologicas (lymphocytoma, lymphosarcoma e granuloma). Essas affecções são felizmente raras. O granuloma é de todas a mais frequente e por isso faremos aqui breve enumeração de seus symptomas clinicos. No que se refere ás outras modalidades consultem-se obras especiaes de hematologia (*Naegeli,* etc.).

Symptomatologia — Nos casos de granuloma encontra-se grande augmento de volume dos ganglios lymphaticos, sobretudo dos da região do pescoço, onde em primeiro logar apparece a hypertrophia. Os ganglios infarctados são moveis e indolores, podendo attingir até o volume de uma avellã. Verifica-se, além disso, augmento pouco accentuado do baço e do figado. Existe febre pouco elevada, mas de typo muito caracteristico; a curva thermica, apresentando oscillações, constitue verdadeiras ondas (febre remittente chronica). A diazo-reacção de *Ehrlich* é positiva.

O exame do sangue revela, em regra, hyperleucocytose, augmento do numero dos neutrophilos, formas de transição e eosinophilos. Não ha symptomas de diathese hemorrhagica. A marcha da enfermidade é lenta; a morte se dá finalmente por exgottamento.

Tratamento — Raios X e arsenico. Os resultados obtidos são, entretanto, transitorios.

Chlorose

Nas meninas de 13 a 14 annos, periodo de transição para a puberdade, já se podem encontrar os primeiros signaes de chlorose: tonteiras, zumbidos no ouvido, syncopes, gastralgias, somnolencia. A ausculta revela ruido de piorra e sopros cardiacos funccionaes. E' muito frequente, além de descoramento da pelle e das mucosas, presença de *fluor albus.* O panniculo adiposo é, em geral, bastante espesso.

Os caracteres iniciaes da puberdade é que nos fazem, nesses casos, suspeitar tratar-se de chlorose: desenvolvimento dos seios, dos pellos pubianos, apparecimento da menstruação, etc.; além disso, encontram-se no exame hematologico elementos que apoiam o diagnostico: queda da taxa hemoglobinica até 60%, numero normal ou subnormal de hematias, pecilocytose e indice colorimetrico baixo.

Therapeutica — E' vantajoso prescrever medicação ferruginosa (pilulas arsenicaes de *Blaud,* etc.).

Affecções do systema nervoso

Molestia de Heine-Medin (1)

(*Poliomyelite anterior aguda*)

Casos esporadicos de poliomyelite são frequentes durante todas as estações. Nesses ultimos vinte annos têm sido assignaladas, repetidas vezes, epidemias bastante extensas. A *Suecia* principalmente, mas tambem a *Allemanha* e a *America do Norte,* vêm sendo assoladas por successivas invasões dessa infecção.

O agente etiologico é ainda desconhecido; entretanto, já se conseguiu transmittil-o experimentalmente a animaes. Ignora-se ainda qual a porta de entrada habitual do *viro;* mas, suppõe-se que a invasão se dê, como em outras molestias microbianas, atravez do annel de *Waldeyer* na pharynge, indo ter ao systema nervoso por intermedio das vias lymphaticas. A transmissão se faz directamente; ás vezes, porém, um individuo sadio serve de intermediario. A infecção é mais frequente em crianças de edade escolar, mas até lactentes podem ser contaminados.

O periodo de incumbação é de 5 a 10 dias.

Symptomas — A molestia começa, como qualquer infecção com—febre, mal-estar, ligeiras manifestações catarrhaes do apparelho respiratorio, hyperhemia da pharynge, infarctamento dos ganglios lymphaticos da nuca. Frequentemente manifestam-se tambem perturbações do apparelho digestivo (vomitos, diarrhéa, etc.). Em poucos dias o doente melhora e já pensamos, por

(1) *Heine* orthopedista em *Cannstatt* (1840); *Medin* pediatra em *Stockholmo.*

vezes, em permittir que se levante quando somos surprehendidos pela presença de paralysia de uma, ou de ambas as pernas. Quem, desde o inicio, observa a molestia, pode notar presença de forte hyperesthesia, tachycardia, suores profusos e erythemas cutaneos; o exame do sangue revela leucopenia.

A phase febril dura 10 a 15 dias; mas, a temperatura não se eleva muito. As paralysias são flaccidas, a musculatura hypotonica, os reflexos tendinosos desapparecem; a sensibilidade se conserva normal, sendo negativo o signal de *Babinski*. As paralysias se installam rapidamente e, em poucos dias, attingem o maximo de extensão. Depois melhoram aos poucos, chegando em certos casos quasi a desapparecer. Alguns musculos se mantêm, entretanto, definitivamente lesados, atrophiam-se e apresentam reacções de degeneração. Os membros não são atacados com egual intensidade, em toda sua extensão; ha sempre lesão de determinados musculos que constituem funccionalmente um grupo á parte: na perna os peroneiros; na coxa, os quadricepes; no braço, o deltoide. A atrophia dos musculos paralysados vem seguida de contractura dos antagonistas.

E' muito variavel a extensão das paralysias que acommettem ora uma perna, ora ambas; ás vezes, um braço e as pernas, outras sómente os membros superiores. Nalguns casos a paralysia ataca os musculos do abdome, do thorax, do hombro ou mesmo os que ficam sob o dominio do nervo facial, do motor ocular commum, do motor ocular externo, do hypoglosso e do accessorio de *Willis*. Pode acontecer mesmo que a paralysia se limite aos territorios dos nervos do cranio; não raro, observa-se paralysia circumscripta ao dominio do nervo facial. Casos graves apresentam, ás vezes, o typo da chamada *paralysia de Landry*, cujo decurso é caracterizado por invasão ascendente e progressiva da lesão que, começando nas pernas, attinge no proximo dia os braços, depois os musculos do abdome e da nuca; finalmente é atacado o proprio diaphragma. Essa marcha violenta é felizmente rara. A forma meningitica, do mesmo modo que a meningite cerebroespinhal, caracteriza-se por notavel rigidez da nuca e opisthotono. A variedade ataxica é pouco commum e, em regra, só diagnosticavel em periodo de epidemia; o mesmo se pode dizer da *forma bulbar* e *pontina* (paralysia exclusiva do facial), assim como da *forma cerebral* ou *encephalitica* na qual o germe invade o cerebro, produzindo paralysias espasticas (*polioencephalite*).

Relativamente frequente é a *forma polyneuritica*: o doente accusa dores no percurso dos nervos, sobretudo á pressão ou com movimentos passivos.

O viro da poliomyelite fixa-se ás pontas anteriores da parte cinzenta da medulla, principalmente ao nivel da intumescencia cervical e da lombar. A propria substancia branca medullar é, em parte, lesada, tanto assim que ahi se encontram edema, hyperhemia, agglomerações de hematias e de globulos brancos, phenomenos que podem desapparecer em curto prazo. Esta circumstancia explica nesses casos a regressão parcial das paralysias; a destruição das cellulas ganglionares e das fibrillas nervosas é, entretanto, definitiva. Os exames anatomopathologicos feitos mais tarde verificam atrophia da ponta anterior da parte cinzenta da medulla.

O *prognostico* é máu porque as paralysias nunca desapparecem por completo. A poliomyelite transforma a criança, na maioria das vezes, em um invalido. Nos casos recentes pode-se predizer, com relativa segurança, regressão pelo menos parcial das paralysias. Nos primeiros mezes que succedem á infecção as melhoras se vão lentamente operando; depois de um anno não pode haver mais esperanças de regressão. Aos poucos se constituem, então, o pé equino, chato ou arqueado, as lordoses, as subluxações, etc.

Diagnostico — A paralysia espinhal infantil differencia-se da forma cerebral da poliomyelite pelos espasmos do membro lesado e exaggeração dos reflexos tendinosos.

As paralysias post-diphthericas são facilmente reconheciveis por sua localização typica no véo do paladar, nos musculos oculares e pelo frequente desapparecimento do reflexo patellar.

Na *dystrophia muscular progressiva,* ao contrario da poliomyelite, as lesões são, em regra, symetricas, invadindo os musculos da nuca e os escapulo-humeraes; os reflexos patellares se conservam presentes, emquanto a musculatura da coxa não estiver de todo destruida.

Tratamento — Aconselha-se, em primeiro logar, repouso. Administra-se *urotropina* (3 vezes ao dia, um comprimido), ou *salicylato de sodio* (3 vezes ao dia— 0,5). E' provavel que esses medicamentos tenham acção deleteria sobre o germe da poliomyelite. Duas semanas depois do inicio da infecção, a febre declina; convem, então, fazer massagens nos membros paralyticos, faradizal-os empregando correntes brandas e aconselhar movimentos activos dentro do banho. Para evitar a posição equina dos pés, applicam-se desde cêdo apparelhos gessados, abrangendo toda a perna (faz-se uma abertura na parte anterior do apparelho, de sorte que o membro fique, por assim dizer, collocado numa gotteira). Os pés, formando angulo recto com a perna, permanecerão bem fixados á gotteira de gesso. Na occasião do banho e da massagem o apparelho poderá ser facilmente retirado.

Esse tratamento deve durar um anno; depois não é mais possivel obter melhoras; recorra-se então a processos orthopedicos que visam corrigir os erros ainda existentes.

A poliomyelite é de notificação obrigatoria.

Encephalite aguda

A encephalite aguda ataca de preferencia crianças de tenra edade podendo apparecer mesmo antes do parto (*encephalite fetal*).

Trata-se de affecção muito rara que se manifesta autonomamente, ou como accidente no correr de certas infecções (septicemia do recemnascido, sarampo, influeneza, coqueluche, pneumonia, etc.).

A encephalite pode constituir tambem manifestação cerebral da poliomyelite (polioencephalite), ou de lues (meningoencephalite, vide pag. 222).

Symptomas — Os casos agudos começam, em geral, por manifestações morbidas muito graves: convulsões, vomitos, desassocego ou somnolencia, rigidez da nuca, estrabismo, desvio forçado da cabeça e dos olhos que convergem para o lado onde fica o fóco de inflammação. A febre, irregular e atypica, dura alguns dias, ou mesmo semanas. As convulsões ora são clonicas e generalizadas, ora se limitam a simples repuxões de certos grupos musculares — um lado da face, metade do corpo, uma perna, um braço, etc. Depois dos accessos convulsivos apparece, não raro, intensa flaccidez de quasi todo o membro, ou se installa, ao contrario, accentuado espasmo dos musculos que entraram em movimentos convulsivos. Em muitos doentes só se observa um accesso; noutros, as convulsões se repetem e em casos graves podem durar horas ou mesmo dias inteiros (*status eclampticus*). No periodo agudo, os reflexos tendinosos se mostram, por vezes, diminuidos; outras exaggerados. O signal de *Babinski* está presente; a sensibilidade, normal; bexiga e recto funccionam bem, salvo quando ha completa perda de sentidos.

Nos primeiros dias, regra geral, o diagnostico não pode ser feito, sobretudo porque convulsões em crianças constituem symptoma cuja significação varia muito. Em casos tão obscuros só aos poucos se torna evidente a encephalite. Nota-se, então, rigidez cada vez mais intensa dos membros, clono dos pés e reflexos tendinosos exaggerados.

As paralysias, sobretudo as da face, até certo ponto retrocedem. Essa tendencia é restricta e está longe de attingir a extensão habitual ás paralysias da poliomyelite. Depois installa-se em curto prazo o *periodo definitivo* acompanhado de varias consequencias: hemiplegia ou monoplegia espastica, associadas a certas anormalidades da intelligencia, propensão á epilepsia symptomatica, etc. Assim se opera o decurso da molestia si os focos encephaliticos ficam alojados na zona motora.

Quando as lesões si fixam nas chamadas *zonas mudas cerebraes* mantem-se a inicial perturbação dos sentidos, a deficiencia de reacção a excitações externas; aos poucos apparecem symptomas de *idiotia* mais ou menos intensos de caso para caso. Encontram-se ainda reflexos tendinosos exaggerados, signal de *Babinski* positivo e, não raro, estrabismo e espasmo permanente dos membros que, por vezes, só se tornam evidentes quando a criança chora ou faz movimentos activos. Commummente existem tambem manifestações epilepticas. Em casos raros, sobretudo em criança de tenra edade, a encephalite, quando benigna, pode passar despercebida. Muitos casos de epilepsia "genuina" nada mais são do que resquicio de encephalite que acommetteu a criança no primeiro anno de vida tendo passado despercebida.

O exame anatomopathologico encontra, no periodo agudo, inflammação da massa encephalica; os cortes ahi revelam numerosas e pequenas hemorrhagias (*encephalite com hemorrhagias punctiformes*). As lesões inflammatorias são extensas, ou limitadas a pequenos focos; ás vezes, existe, apenas, um pequeno ponto inflammado. Aos poucos as lesões agudas são substituidas por cystos ou nucleos de porencephalite e mais tarde por esclerose. Ao mesmo tempo observa-se ao longo do feixe pyramidal, degeneração nervosa descendente. E' a circumvolução central do cortice cerebral que mais frequentemente apresenta essa inflammação; o mesencephalo e a parte posterior do cerebro podem ser tambem acommettidos. As formas que se acompanham de polioencephalite localizam-se de preferencia na substancia cinzenta, nas vizinhanças do terceiro, ou do quarto ventriculo e do aqueducto de *Sylvio*.

O *prognostico* é sombrio, mormente quando se leva em conta a possibilidade de sobrevirem para o futuro paralysia cerebral infantil, epilepsia e idiotia.

Diagnostico — No periodo inicial é difficil affirmar si se trata de meningite ou de encephalite. A decisão nos é, ás vezes, fornecida pela puncção lombar: na encephalite o liquido espinhal nada revela; na meningite apresenta os caracteres anteriormente descriptos. No lactente tem grande valor verificar-se a maneira como se comporta a molleira que na encephalite se mostra normal; mas, na meningite é abahulada e tensa (excepções vêm indicadas no capitulo sobre meningite cerebroespinhal). Convulsões hemilateraes falam em favor de lesão em foco, phenomeno que se pode observar tambem na meningite e em casos da chamada "*déviation conjuguée*".

Essas convulsões não devem ser confundidas com as que, ás vezes, apparecem em consequencia de hyperthermia; essas ultimas só se manifestam quando a temperatura sobe rapidamente, e além disso não se reiteram. Em crianças de tenra edade é preciso pensar em convulsões eclampticas. E' a presença ou ausencia de signaes de espasmophilia que nos guiam na differenciação desses casos. Convulsões como symptoma de encephalite vêm acompanhadas de febre durante muitos dias, o que não acontece na epilepsia.

Tratamento — Bolsa de gelo na cabeça, compressas humidas frias cobrindo o rosto e a testa. Quando ha febre intensa durante muitos dias, é vantajoso empregar banhos refrescantes (começando com 35°, baixar a temperatura gradativamente até 28°; duração — 15 minutos). Para dominar as convulsões empregam-se clysteres de *chloral* (0,5 a 1,0); quando, depois disso, não apparecem melhoras, experimente-se uma sangria.

No periodo de inconsciencia, é preciso cuidado em dar alimento ao doente que facilmente se engasga.

Paralysia cerebral infantil

Terminada a phase aguda da poliomyelite, constitue-se, aos poucos, o quadro clinico da chamada *paralysia espinhal infantil;* de maneira analoga apparece, como resquicio de encephalite, *paralysia cerebral in-*

fantil. A essa modalidade de paralysia empresta-se clinicamente, pelos seguintes motivos, valor de individualidade morbida:

I — porque a *paralysia cerebral infantil* nem sempre é consequencia de encephalite, podendo estar presa a uma variada serie de outras affecções: *a*) encephalite fetal e subsequente porencephalia ou microcephalia; *b*) traumatismo obstetrico (rupturas da tenda do cerebello); *c*) em edade mais avançada, hemorrhagias cerebraes em certos casos de diathese hemorrhagica e coqueluche; *d*) embolias e thromboses, como consequencia de lesão cardiaca;

II — porque muitos doentes só são examinados num periodo em que já se definiu o quadro typico da paralysia; o motivo occasional está de tal maneira afastado que não é possivel descobril-o.

De ordinario divide-se a *paralysia cerebral infantil* em — *a*) forma hemiplegica espastica; *b*) forma diplegica espastica. Até certo ponto, essa classificação está de accordo com a etiologia: a primeira variedade se filia, em regra, a uma molestia infecciosa que acommetteu o doente nos primeiros annos de vida; nos casos da forma diplegica as paralysias se originam antes do parto, ou são consequencia directa de traumatismo obstetrico.

I — *Hemiplegia espastica*

Nesses casos é invadido, apenas, um dos hemispherios cerebraes, sendo as lesões unilateraes: paralysia do braço, da perna e no dominio do facial do mesmo lado.

Acommettidos são unicamente o ramo inferior e o medio do facial. E' simples verificar esse facto quando a criança ri, chora ou mostra os dentes. Si o doente distende a lingua (desvio para o lado são) observa-se que o hypoglosso foi tambem attingido. Estrabismo é frequente.

Nos membros encontra-se certa rigidez muscular perturbando suas funcções motoras; não se trata propriamente de parese. A metade direita do corpo é muito mais frequentemente attingida do que a esquerda.

Os symptomas de rigidez se mostram sempre mais intensos no membro superior do que no inferior; além disso, todos os musculos não são acommettidos pela paralysia com a mesma intensidade; existem, pelo contrario, lesões preferenciaes de certos grupos musculares sobretudo dos flexores. Disso resulta attitude obrigatoria e caracteristica da metade do corpo lesado: a perna se mantem ligeiramente flexionada no joelho; o pé, torcido para dentro, toca o sólo, apenas, com a ponta; durante a marcha, projectado para a frente, arrasta-se pelo chão descrevendo um arco de circulo convexo para fóra. O braço, curvado no cotovello, permanece levantado em abducção permanente (como si fosse uma aza). Todos os movimentos feitos pelo pé são reflexamente acompanhados pelo braço (*syncinesia*). A capacidade funccional dos membros fica reduzida ao minimo, sobretudo porque os espasmos se intensificam quando o doente tenta movimentar-se (*espasmos de intenção*). Em certos casos nota-se tremor inicial sempre que o doente esboça um movimento (*tremor de intenção*); noutros apparecem *movimentos ataxicos,* contracções abruptas e aos arrancos (movimentos choreicos) ou demasiado lentos, desordenados e associados a forte flexão dorsal dos dedos (movimentos athetosicos).

Os reflexos tendinosos se mostram exaggerados; o signal de *Babinski* positivo; não raro, encontra-se clono do pé. A sensibilidade se mantem normal e a excitabilidade electrica dos musculos não se modifica. A principio não ha atrophias musculares que com o tempo, aos poucos, apparecem. O desenvolvimento dos membros paralyticos fica atrazado (em espessura e comprimento); além disso, manifestam-se ahi, perturbações trophicas; a pelle se torna fria e cyanotica.

Nos casos de hemiplegia espastica podem apparecer perturbações da intelligencia, anormalidades de caracter associadas á epilepsia symptomatica (sobre a extensão das lesões anatomicas, vide o capitulo da *encephalite*).

Prognostico — é máu; esses individuos se conservam invalidos por toda a vida. Alguns apprendem a andar muito tardiamente; outros são atoleimados, muitos idiotas, a todos ameaça o perigo de epilepsia.

Tratamento — Não existe medicação capaz de modificar sensivelmente o fóco da molestia. Banhos mornos prolongados podem amenizar a rigidez dos musculos; movimentos passivos retardam a ancylose das articulações, preparando-as para um tratamento orthopedico efficaz. Nos casos associados á epilepsia prescreva-se *bromo* (vide o capitulo sobre epilepsia).

Nisso se resumem as poucas possibilidades de auxiliar o doente.

II — *Diplegia espastica*

A diplegia espastica se filia a processos de encephalite durante a gravidez e a traumatismos no acto do parto (vide: *Perturbações morbidas do lactente*, paginas 60 e 64). Essas lesões são funestas principalmente para o encephalo de prematuros, ainda em periodo de formação (*triade de Little* — parto prematuro, dystocia, asphyxia — vide: *Perturbações morbidas do lactente*, pag. 274).

A intensidade dos symptomas clinicos varia de accordo com a extensão e o ponto sobre que fica assente a lesão cerebral. Em todos os casos encontra-se de ambos os lados intensa rigidez muscular, phenomeno que se transforma, aos poucos, em completo estarrecimento. Este symptoma caracteristico da molestia de *Little* apparece mesmo em individuos de tenra edade.

Ao mudar as fraldas a mãe estranha que a criança retese as pernas tão fortemente. Quando se levanta a cabeça desses doentes, elles encolhem automaticamente os membros inferiores; devido ao intenso espasmo dos musculos adductores, que se distendem como cordas, não se consegue sinão imperfeitamente separar uma da outra as suas pernas. Postos os doentes em posição vertical, collocam-se nas pontas dos pés e cruzam as pernas. Quando, muito tardiamente, apprendem a andar, caminham nas pontas dos pés e durante a marcha, para mudar o passo, projectam uma perna para a frente emquanto arrastam a outra. Nos membros inferiores, os espasmos são sempre mais pronunciados do que nos superiores; ás vezes, a rigidez é tão intensa nos braços como nas pernas; em casos muito graves, a hypertonia invade toda a musculatura. Ha doentes que apresentam accentuada flaccidez dos musculos da parte superior do corpo e, assentados numa cadeira, retesam as pernas para frente, mas o tronco sem forças dobra-se sobre si mesmo.

Com uma serie tão variada de perturbações motoras o desenvolvimento das faculdades de equilibrio (estar de pé, andar, etc.) se retarda; ha doentes que nunca apprendem a ficar de pé; passam toda a vida — infelizmente, por vezes, longa — mettidos na cama.

Nalguns casos as funcções intellectuaes se desenvolvem normalmente; em regra, porém, existe debilidade mental ou evidente idiotia. Muitos desses doentes são pronunciadamente microcephalicos.

Antes do prazo physiologico, no 5º ou 6º mez de vida, fecham-se as fontanellas, signal de máu presagio sobre o valor das funcções intellectuaes e de provavel idiotia para o futuro.

Outros symptomas podem ainda manifestar-se: exaggero dos reflexos tendinosos, estrabismo, nystagmo, perturbações da dicção (bradylalia, dysarthria), athetose e epilepsia symptomatica.

Idiotia, imbecilidade, debilidade mental

Da mesma maneira que na paralysia cerebral infantil, os casos de idiotia não estão sempre presos á uma só causa etiologica. Assim como na paralysia cerebral infantil, a idiotia pode ser consequencia das mais variadas lesões do encephalo (encephalites, meningites, dystocia, excepcionalmente traumatismos, etc.).

A idiotia é, por vezes, symptoma concomitante de certas affecções — myxedema, cretinismo, mongolismo, etc. — resultando de perturbações do funccionamento de certas glandulas de secreção interna.

A inferioridade intellectual é aqui frequentemente hereditaria; resulta duma tara de familia (lues, alcoolismo, etc.). Quando os progenitores são normaes, uma anamnese cuidadosa descobre, não raro, nos avós ou em collateraes da familia, molestias mentaes—idiotia, pronunciada tendencia á criminalidade ou, pelo menos, anormalidades de caracter. Quando já existe defeito familial, o casamento consanguineo pode representar papel importante na etiologia da desordem.

Muitas vezes, porém, faltam-nos pontos de apoio para interpretar a origem do mal; a idiotia apparece em certos casos, esporadicamente em familia apresentando longa serie de filhos sadios; pode até acontecer que varias crianças oriundas de paes em optimas condições de saude se revelem idiotas.

Certo gráu de debilidade intellectual, ou mesmo de imbecilidade pode manifestar-se em individuos que no primeiro anno de edade foram sujeitos a convulsões espasmophilicas.

Crianças idiotas são, em regra, levadas ao medico nos tres primeiros annos de vida; mais tarde, não se tem occasião tão frequente de as ver. A explicação desse facto é simples: muitos desses doentes são, desde cêdo, internados em institutos adequados; outros occultados pela familia que, aos poucos, se convence da inutilidade de qualquer tentativa therapeutica.

Muitos só mais tarde, ao frequentar a escola, se revelam intellectualmente inferiores; por isso, o medico é com frequencia consultado para doentes dessa categoria.

Certos idiotas apresentam signaes externos de grande importancia para o diagnostico: microcephalia, hydrocephalia, espasmos musculares, paralysias hemilateraes de origem cerebral, indicios da syndrome de *Little*, physionomia myxedematosa ou mongoloide; além disso, observam-se, por vezes, outros signaes de degeneração: lobulo da orelha preso ao cranio, maxillar superior demasiadamente saliente (prognathismo), testa muito inclinada para traz, coloboma da iris, microphthalmia, pés tortos, labio leporino, sobrancelhas cerradas e que se ajuntam na raiz do nariz, dedos supranumerarios ou fusionados, orgãos genitaes atrophiados, etc.

Hyperplasia do annel lymphatico pharyngeo ao lado de dentes adulterados e irregulares são estigmas frequentes de idiotas.

Esses defeitos não surgem, entretanto, obrigatoriamente; muitos dos doentes apresentam apparencia physica absolutamente normal.

A evolução da molestia varia conforme o caso. Grande numero desses infelizes nascem idiotas e já nos primeiros mezes de vida o diagnostico se impõe (vide: *Perturbações morbidas do lactente,* pag. 272).

A's vezes, ao nascer a criança é normal; mas, durante o primeiro anno de vida, uma molestia infeciosa qualquer, a principio de apparencia benigna, faz-se acompanhar de convulsões e subsequente lesão cerebral. Nessas condições, é lançado o diagnostico de "*convulsões da dentição*" a que não se dá maior importancia; entretanto, começa a ser verificado que, depois do accidente, a intelligencia não progride ou se evidencia mesmo retrocesso intellectual. Manifesta-se crescente apathia, indifferença pelo meio ambiente, etc. Esse desastre, embóra raramente, pode dar-se mesmo depois do primeiro anno de vida.

Perturbações intellectuaes se manifestam, por vezes, depois de molestias infecciosas (coqueluche, pneumonia, etc.).

* * *

As diversas modalidades de alteração mental encontradas na infancia, podem ser grupadas em tres classes: *idiotia, debilidade mental* e *imbecilidade.*

A *idiotia* constitue o gráu maximo das tres variedades de lesão. Essa desordem da intelligencia é caracterizada por completa ausencia da faculdade de attenção. O doente, a tudo indifferente, permanece inerte na cama — *forma torpida;* falta-lhe toda e qualquer exteriorização de alegria, ou de enfado. Sorri, ás vezes, mas inconscientemente e quasi nunca chora. Não consegue manter a cabeça erecta, ou só o faz tardiamente. Nota-se completa ausencia do sentido da gustação; a sensibilidade dolorosa não é bem desenvolvida. Essas crianças não apprendem a falar; muito tarde e, ás vezes, nunca conseguem dominar os reflexos da micção e evacuação; por isso, urinam e defecam sem dar signal algum que advirta a enfermeira.

Muito mais incommodos são ainda para a familia os *idiotas do typo versatil ou agitado*. Nelles a molestia vem associada a constante irrequietude. Essas crianças espernegam, gritam, movimentam-se sem parar e se mostram permanentemente possuidas de verdadeira furia de destruição.

A todos os idiotas é commum uma physionomia aparvalhada, deficiencia de movimentos mimicos expressivos, supersecreção salivar e certos movimentos automaticos (balanço monotono do tronco para deante e para traz, etc.). Os do typo hypercinetico caracterizam-se pelo facto de revelarem extraordinaria semceremonia em face de pessôas que lhes são inteiramente estranhas.

Debilidade mental é uma forma branda de idiotia. Os doentes são passiveis de aproveitamento, embora apresentem progresso intellectual mais vagaroso do que individuos normaes. Essas crianças apprendem a andar e a falar mais tarde do que de ordinario; só depois de grande trabalho educativo se tornam "asseiadas' (ás vezes, sómente no 4° ou 5° anno de vida). A um leigo pode passar despercebido esse ligeiro gráu de debilidade intellectual, porque na execução de trabalhos materiaes os doentes se podem revelar normaes; é na escola que se patenteiam as falhas incontestaveis. Esses individuos se mostram invariavelmente máus alumnos; incapazes de concentrar a attenção e o pensamento, nunca apprendem a calcular. Em regra, só com auxilio de professores particulares e lições em casa conseguem, a custo, acompanhar as classes de alumnos da mesma edade. Sobre elles pesa continuamente a necessidade de remessa para uma escola de debeis mentaes. Não raro, além de defeitos intellectuaes, apresentam absoluta incomprehensão por certos principios de ethica: "gazeteiam" a escola, mostram pendor especial pela mentira, são inclinados a excessos de colera, á crueldade para com os animaes, á masturbação, etc. Manifestações nervosas (pavor nocturno, somnambulismo, etc.) são nelles frequentes. Por vezes, as amygdalas hypertrophiam; a esse phenomeno se procura attribuir, infelizmente sem razão, o máu aproveitamento na escola e os defeitos de intelligencia. A hyperplasia dos orgãos lymphoides da pharynge é, apenas, manifestação concomitante e frequente em individuos intellectualmente inferiores; mas, não tem com esse defeito ligação causal. E' por isso inutil retirar as amygdalas e as vegetações adenoides na esperança de melhorar a actividade mental.

*

* *

Denominam-se *imbecis* as crianças cujo valor intellectual fica entre *idiotia* e *debilidade mental.* O limite para baixo é constituido por individuos que não podem propriamente ser taxados de idiotas; para cima pelas crianças que, apezar do reforço das lições particulares, não conseguem acompanhar na escola a classe correspondente á sua edade. Ha, portanto, grandes oscillações de gravidade nas manifestações morbidas e na maneira pela qual se exterioriza a imbecilidade. Certos imbecis comprehendem e executam tudo o que se lhes diz como si fossem individuos normaes de edade equivalente; mas, apezar de seus 4 ou 5 annos, ainda não falam; emittem sons mal articulados, comprehendidos, ás vezes, somente por pessoas da familia com elles em contacto muito intimo.

O *diagnostico* de imbecilidade é, muitas vezes, difficil, sobretudo em casos pouco accentuados (debilidade mental). Acho prudente, em duvida, retardar o juizo definitivo e esperar que a criança comece a frequentar a escola. Só assim se verifica si o doente consegue competir com individuos normaes ou se candidata á "escola auxiliar". O veredicto do professor é nesses casos de grande importancia. As crianças que fazem parte das chamadas "escolas auxiliares" não passam, em maioria, de imbecis. Em todas ellas a memoria é falha; com grande difficuldade apprendem a lêr e a escrever; nada conseguem decorar e fracassam completamente nas aulas de arithmetica; além disso, cansam-se depressa, são distrahidas, sendo nulla ou muito imperfeita a faculdade de attenção.

Ao lado da anamnese, o exame clinico encontra os variados symptomas a que já anteriormente nos referimos. Só assim se firma o diagnostico em casos duvidosos.

A nossa decisão, apoiada em todos esses factos, não é difficil. Não devemos entretanto esquecer que, por vezes, surdez ou defeitos de visão nos podem induzir a um falso diagnostico de inferioridade intellectual.

Em todos esses casos é indispensavel mandar fazer a reacção de *Wassermann.*

Melhora da insufficiencia intellectual só é possivel nos doentes com myxedema. No mongolismo, no cretinismo e em qualquer outra forma de idiotia, falha qualquer tratamento. Em todos os casos é necessaria continua observação medica que assegure diagnostico exacto, indispensavel para aconselhar frequencia da "escola auxiliar", afastamento passageiro dos estudos, tentativa de tratamento curativo-pedagogico, etc.

Encephalite epidemica

Em 1917 *Ekonomo* observou em *Vienna,* pela primeira vez, essa curiosa affecção. Dessa epoca em deante, verificou-se intensa diffusão da molestia por toda a *Europa* e pela *America do Norte.* A coincidencia do apparecimento da encephalite e da grippe epidemica (1918 a 1919) fez pensar numa relação de parentesco entre ellas (*grippe cerebral*); entretanto, é pouco provavel que exista ligando as duas infecções qualquer affinidade etiologica.

No começo da invasão apparecem symptomas que se notam tambem na grippe: abatimento, dôres nos membros, cephalalgia, febre alta, seguida, alguns dias depois, de temperaturas mais baixas. Nesse meio tempo vão surgindo outros symptomas peculiares á molestia.

Alguns doentes são dominados, durante muitos dias, por profundo somno (molestia do somno, encephalite lethargica); em outros manifestam-se movimentos choreicos que só divergem dos da *chorea minor* pelo inicio abrupto, por convulsões nos musculos do tronco e dos membros, mais violentamente agitados do que os da face e pelo apparecimento frequente de perturbações funccionaes nos musculos oculares; além disso, notam-se depois outras manifestações a que mais tarde faremos allusão. Menos frequentes são perturbações athetosicas e myoclonicas, caracterizadas essas ultimas por contracções rapidissimas dos musculos dos membros, da face, do abdome e da bacia. Ao contrario do que se verifica nos movimentos da chorea, as contracções musculares na encephalite não cessam durante o somno.

A's mais das vezes, manifestações convulsivas não apparecem isoladas; a ellas se juntam perturbações funccionaes dos musculos oculares (ptose, nystagmo, diplopia); além disso são frequentemente observadas paralysia do nervo facial, dysarthria e perturbações dos phenomenos da deglutição.

Os reflexos tendinosos nada apresentam de caracteristico: por vezes desapparecem, outras se mostram exaggerados ou normaes. A puncção lombar fornece, via de regra, um liquido perfeitamente limpido. Raramente encontra-se positivo o signal de *Kernig*. Suores e erythemas ephemeros podem ser verificados em certos casos.

Nalguns doentes o viro ataca a substancia cinzenta da medulla, produzindo symptomas de myelite (paralysias); pode acontecer tambem que ao lado da infecção poliomyelitica appareçam symptomas de polioencephalite.

Prognostico — Em certos casos dá-se cura completa dentro de algumas semanas; noutros a molestia segue a marcha e o typo da paralysia de *Landry*, terminando pela morte; num terceiro grupo, emfim, installam-se lesões nervosas graves e definitivas:

a) *Agrypnia post-encephalitica* — Uma ou mais semanas depois da infecção, começa a apparecer em convalescentes de encephalite interessante perturbação do somno: o doente não consegue dormir; permanece em vigilia horas a fio. Muitos se mostram intensamente irritados durante a noite; pela madrugada, aos poucos, se acalmam; dormem, então, durante a manhã, mas espaço de tempo que não compensa as horas perdidas durante a noite. Essa anomalia do somno pode durar muitos mezes. Não é possivel modificar esse estado pathologico mesmo com narcoticos, emprego de envoltorios hydrotherapicos, banhos mornos calmantes, etc. Tudo que faz augmentar a temperatura do doente (banhos muito quentes, injecções de leite, infecções accidentaes) melhora, ás vezes, esse estado de insomnia;

b) em alguns casos a encephalite vem acompanhada de *choréa chronica*.

c) noutros apparecem *alterações psychicas* associadas a um estado hypomaniaco especial. Os doentes se mostram commummente em ligeiro estado de excitação e bom humor; mas, com a mesma facilidade do riso lhes vêm as lagrimas. Elles são dominados por um constante prurido de emprehendimento, mas sem intenção determinada; tornam-se distrahidos, voluveis e procuram propositalmente irritar as pessôas que os rodeiam. Numa palavra, manifestam-se accentuadas alterações de caracter; além disso, verifica-se frequentemente agrypnia nocturna.

d) ainda um grupo de doentes mostra alterações muito particulares, designadas por *Hofstadt* "*syndroma amyostatico*": em primeiro logar, nota-se evidente rigidez muscular que difficulta todos os movimentos, inclusive os da lingua. A criança conserva o tronco curvado para a frente; ha em sua physionomia qualquer coisa que lembra a rigidez de mascara; quando caminha ou faz uma rapida volta, nota-se tendencia á propulsão. Ao lado disso ,encontra-se tremor de grandes excursões, sobretudo nos membros superiores.

Como se vê, o quadro symptomatico da encephalite lethargica varia extremamente.

O *prognostico* é difficil de se estabelecer; o *tratamento* dos mais problematicos.

O resultado final deve ser em todos os casos augurado com a maxima prudencia.

Convulsões

Quer no lactente, quer em crianças de mais edade, convulsões se manifestam com extrema facilidade.

Convulsões espasmophilicas são encontradas nos primeiros mezes de vida; mas, podem surgir até o 3° anno em crianças com desenvolvimento atrazado como consequencia de perturbações chronicas de intercambio nutritivo ou de rachitismo grave.

Uma forma especial de "eclampsia tardia" tem sido observada na segunda infancia; esses casos são, porém, raros tendo praticamente pouca importancia.

O *phenomeno do facial* indica, em crianças depois do primeiro anno de vida, ter existido espasmophilia no lactente. Seu mechanismo etiologico em individuos de edade mais adeantada não está bastante esclarecido. Na maioria das vezes, o phenomeno é interpretado como indicio de neuropathia; mas, pode ser tambem encontrado na espasmophilia, sobretudo durante o inverno. O signal de *Chvostek* pode surgir egualmente no correr da diphtheria e sobretudo em casos caracterizados por paralysias post-diphthericas.

Ainda sob outro ponto de vista a espasmophilia do lactente é importante: facilita-nos interpretar as convulsões das crianças acima de dois annos de edade.

Em primeiro logar, acho indispensavel esclarecer si a espasmophilia do lactente é ou não prenuncio de epilepsia. Não ha provas nesse sentido; pelo que se apurou até hoje, convulsões espasmophilicas não constituem signal precoce de lesão comicial; trata-se de uma manifestação morbida fundamentalmente diversa. O lactente espasmophilico não tem maior probabilidade do que qualquer outro individuo de se tornar epileptico; quando isso acontece, as affecções são concomitantes ou successivas, não tendo entre si ligação causal.

Em segundo logar, pergunta-se si as convulsões do primeiro anno de vida podem occasionar perturbações duradouras. A resposta é affirmativa; grande parte das crianças trazidas ao medico por debilidade mental e ligeira imbecilidade soffreram, no primeiro anno de vida, de convulsões espasmophilicas. Na historia pregressa de neuropathas e enureticos encontram-se com frequencia convulsões espasmophilicas, sem que tenham occasionado lesões cerebraes; frequentemente, trata-se até de individuos altamente intelligentes.

Existe ainda uma forma de convulsões que convem mencionar: *convulsões febris.* Essa denominação é facilmente explicavel: o accidente apparece no inicio de molestias febris, no momento em que a temperatura sobe rapidamente; essa manifestação constitue para o lactente o que é para o adulto o calefrio. Phenomenos convulsivos são encontrados principalmente em individuos nervosos apresentando anomalias cerebraes (idiotia, microcephalia). Nada se sabe, entretanto, de positivo sobre a sua natureza. E' caracteristico o facto de apparecerem no momento em que a temperatura passa abruptamente de normal a grandes elevações. As ascensões gradativas da temperatura, ou febre continua mesmo elevada não provocam seu apparecimento. Em predispostos toda molestia febril pode começar por um ataque de convulsões; nesses casos não é muitas vezes facil differençal-as das da epilepsia. Justamente a circumstancia do ataque apparecer no momento da ascensão thermica deve merecer particular attenção (vide — o capitulo sobre epilepsia).

Em individuos propensos, é vantajoso applicar, a fim de prevenir convulsões, logo que apparecer febre — banhos longos, refrescantes, envoltorios frios humidos, ou dar um pouco de *pyramidon* (0,2) para impedir a ascensão subita da temperatura.

Em terceiro logar mencionemos as *convulsões symptomaticas* que apparecem durante a evolução de certas molestias organicas do cerebro e das meninges: encephalite aguda, hemorrhagia cerebral, meningite serosa, purulenta, epidemica, tuberculosa e no correr de certas affecções cerebraes, anomalias do encephalo, alterações pathologicas resultantes de encephalite ou de hemorrhagias cerebraes (formação de cicatriz, etc.).

Nessa ultima hypothese, as convulsões acommettem um só ou mais de um membro atacado anteriormente de paralysia espastica; outras vezes, as convulsões iniciando-se em um delles, espalham-se no correr do ataque pelo resto do corpo (*epilepsia jaksoneana*).

Convem aqui accentuar especialmente que nem vermes intestinaes, nem a erupção dentaria são causa sufficiente para motivar accessos convulsivos.

As convulsões symptomaticas, muito frequentes nas meningites, são mais communs do que qualquer outra forma e constituem, debaixo do ponto de vista pratico, ao lado das da epilepsia, a parte mais importante de todo esse capitulo (sobre as *convulsões cholericas — Wutkraempfe* — vide o capitulo seguinte).

Epilepsia

A epilepsia pode manifestar-se sob diversas formas:

I — *Grande ataque epileptico* — os doentes caem repentinamente, sem um gemido, ou dando um grito perdem os sentidos; logo a seguir tornam-se cyanoticos e retesam os musculos. A's contracções tonicas do inicio, succedem-se convulsões clonicas dos membros e dos musculos da face. Durante o ataque o doente morde a lingua; nota-se grande abundancia de secreção salivar, abolição do reflexo pupillar, emissão involuntaria de urina e de fézes. As convulsões abrandamse aos poucos, succedendo-se respiração estertorosa e somno profundo durante algumas horas. Depois do accesso o doente ignora completamente o que se passou (*amnesia*).

Em alguns casos os ataques são precedidos de signaes premonitorios (*aura*): vomitos, colicas, irrequietude, medo inexplicavel, etc. O doente tem a vaga sensação de que qualquer coisa o ameaça. Nesse momento, alguns assentam-se no chão; outros, amedrontados, correm para a casa, ou se encolhem a um canto antes que se desencadeie a catastrophe. Muitas vezes, os paes notam, horas antes do accesso, sua approximação. Nesses dias o doente se revela transtornado e irritadiço; tem o rosto hyperhemico e só quer estar deitado (*manifestações premonitorias*).

II — *Pequeno ataque epileptico* — Variam muito suas modalidades e frequencia. Commummente simulam ligeiras syncopes que duram poucos momentos. O doente, de subito, deixa a cabeça pender para a frente, cambaleia como si estivesse ebrio, dá ás tontas alguns passos para deante ou para traz. Em muitos casos, os accessos são tomados por travessura ou sestro; por vezes o doente torce o rosto para um lado em ligeiras convulsões, parecendo fazer caretas. Ha crianças que abruptamente interrompem os brinquedos e param, absortas, com o olhar vago; ás vezes, caem-lhes os objectos das mãos.

Revestindo-se das mais variadas formas, os accessos apparecem uma ou mais vezes em 24 horas. Ha casos em que são muito frequentes (30 a 40 por dia).

As chamadas convulsões de *Salaam* constituem pequenos accessos epilepticos de forma especial — as crianças, em meio dos folguedos, assentam-se ao solo e caem para frente, dobrando-se sobre si mesmas (*fecham como um canivete*).

III — São de grande valor no diagnostico, embora raros em crianças, os equivalentes epilepticos; sem duvida, muitos casos de vagabundagem e "gazeta" da escola que, por vezes, a propria criança não sabe justificar, nem explicar como se deram, não passam de "ausencias epilepticas".

O decurso da molestia é muito variavel; ás vezes, ha grandes intervallos livres de accessos, phenomeno, aliás, commum e typico da epilepsia infantil. Via de regra, apparece na mais tenra edade um ou mais accessos; depois sobrevem um largo espaço de tempo durante o qual nada se nota. Nessa hypothese, ninguem pensa mais nos antigos accessos epilepticos do lactente, quando, duma feita, tudo se reaviva, apparecendo ataques typicos. Os accessos se amiudam quando o doente chega á edade escolar e sobretudo quando se desenvolvem os primeiros caracteres da puberdade.

E' importante conhecer esse decurso da epilepsia que deu motivo a se pensar que a espasmophilia constituisse della um prenuncio. Ficou, porém, pouco a pouco demonstrado que as convulsões tomadas por espasmophilicas nada mais eram sinão accessos epilepticos.

Por vezes, a epilepsia começa no primeiro anno de vida, installa-se de modo definitivo, de maneira que os accessos se succedem ininterruptamente até á primeira infancia. Em muitos desses doentes, a frequencia dos grandes ataques diminue com o correr dos annos, ou então se tornam gradativamente mais brandos. A's vezes, os symptomas epilepticos experimentam evolução inversa: aggravam-se progressivamente e, de quando em quando, se fazem tão amiudados que se constitue verdadeiro *status epilepticus*.

Frequentemente os epilepticos se transformam, aos poucos, em idiotas; nessas condições, faz-se indispensavel remettel-os para um sanatorio adequado. Por fim, ha casos em que a epilepsia só apparece mais tarde (na edade escolar, ou ao iniciar-se a puberdade). Nessa hypothese ella pouco differe da do adulto.

A forma do ataque varia muito; por vezes, num doente grave os accessos, aos poucos, se vão abrandando; outras, num caso de epilepsia, durante muitos annos branda, ou num doente apresentando, apenas, um equivalente epileptico, podendo mesmo ter passado despercebido — de repente, tudo se transforma manifestando-se ataques violentos e amiudados.

Raramente a epilepsia infantil deixa de vir seguida de complicações. Entre as mais graves convem salientar desordens das funcções intellectuaes, muito communs na epilepsia que começa em tenra edade e nos casos acompanhados de numerosos e pequenos ataques. Quando existem accessos esporadicos, não são raras as perturbações da intelligencia, mas nunca tão frequentes como nos doentes acommettidos de pequenos e numerosos accessos.

Symptomas de neuropathia (irritabilidade, tendencias aggressivas, accessos de cholera, crueldade excessiva, humor versatil, espasmos da glotte, enurese, pavor nocturno) são muito frequentes nos epilepticos.

O *prognostico* é sempre duvidoso. Existem, é verdade, numerosos casos em que o tratamento pelo *bromo* domina os symptomas epilepticos, sobretudo em crianças de tenra edade atacadas de pequenos accessos; não obstante, esses doentes continuam epilepticos e a cada momento os ataques podem reapparecer. Essa ameaça aggrava muito o prognostico; além disso, quando a therapeutica pelo *bromo* não dá resultado, as esperanças de melhora são quasi nullas.

O *diagnostico* só deve ser feito depois de longa observação do caso; nunca, por um só accesso, sobretudo quando não observado directamente por nós, devemos emittir opinião definitiva.

O nosso veredicto resultará da verificação de signaes epilepticos em parentes, ou em membros da familia da criança; sobretudo á regularidade com que se apresentam os grandes ataques devemos emprestar grande valor. E' preciso observar principalmente si os accessos se repetem com intervallos regulares (uma vez no mez, de tres em tres mezes, etc.). Essa periodicidade mais ou menos certa differencia o ataque epileptico das *convulsões febris* sempre variaveis em sua apparição; somente quando a criança apresenta febre e, de modo caracteristico, no momento da ascensão rapida da temperatura irrompem as convulsões (vide pag. 371).

(Sobre o diagnostico differencial entre epilepsia e espasmophilia — vide: *Perturbações morbidas do lactente,* pag. 270).

As convulsões que acompanham certas molestias cerebraes (meningite, encephalite) difficilmente se confundem com as epilepticas.

Os accessos cholericos (*Wutkraempfe*) das crianças neuropathicas caracterizam-se por gritos violentos; quando não se lhes faz a vontade, atiram-se por terra, "tomam o folego" durante o choro e, nesse momento, surgem convulsões que, bem examinadas, não se confundem com as epilepticas.

Nem o pavor nocturno, nem a enurese constituem estigmas de epilepsia.

Grandes difficuldades diagnosticas podemos encontrar na differenciação entre hysteria e epilepsia, cujos symptomas lembram de perto estigmas hystericos do adulto. Esse facto constitue particularidade muito peculiar á epilepsia na infancia. Quem acompanha durante muito tempo crianças apresentando manifestações nervosas cuja natureza parece hysterica, chega, quasi sempre, á conclusão de que se trata indubitavelmente de epilepsia. Os phenomenos descriptos sob a denominação de "narcolepsia" não passam, em geral, de symptomas epilepticos.

Tratamento — Durante o ataque, evite-se cuidadosamente que a criança se fira. Administra-se-lhe um clyster de *chloral* (0,5 a 1,0). Para previnir accessos futuros recorra-se ao *bromo*. Prescreva-se, por exemplo, *mistura nervina* (1) ou *brometo de sodio* (10,0: 150,0). Algum tempo depois, é preferivel receitar o sal em natureza, encarregando os proprios paes de fazer a solução em casa; dessa maneira barateia-se a medicação. Doentes até tres annos tomarão diariamente 3 grs.; dahi em deante, tantos grs. quantos annos conta a criança, sem ultrapassar comtudo 6 grs. em 24 horas.

A medicação pelo *bromo* deve ser intensificada até que o doente se manifeste francamente somnolento ou mesmo um pouco vascillante quando caminha. Logo que se denunciam esses signaes, diminue-se progressivamente a dose até que elles desappareçam. E' conveniente iniciar a therapeutica num sanatorio. A's vezes a mudança de meio influencia beneficamente os accessos que deixam de se manifestar durante uma a duas semanas, mesmo sem tratamento bromurado.

Depois de administrar *bromo* durante tres semanas, recorra-se ao *sedobrol* em comprimidos ou em solução (durante 3 mezes, ao almoço e ao jantar, misturado á sopa).

A acção do *bromo* é, sem duvida, mais energica quando concomitantemente se prescreve alimentação pouco salgada.

Nos casos em que a medicação pelo *bromo* não dá resultado, podemos tentar o *luminal* (á noite — 0,1; em crianças de mais edade — 0,2, ou mesmo 0,3 grs. por vez). Devido á acção cumulativa dessa droga, suspenda-se a medicação de tres em tres dias.

Nota (1)

Rp.

Brometo de potassio........	**8,0**
Brometo de sodio	**ãã**
Brometo de ammonio	**4,0**
Agua destillada q. s. ad......	**200,0**

O *leite xifal* (fabricado pelo Instituto sorologico saxonico, *Dresden*) sinão faz desapparecer os accessos, torna-os menos intensos e frequentes.

Finalmente, resta-nos um recurso: a therapeutica *opio-bromada*: dá-se *opio* em doses crescentes, depois interrompe-se a medicação e administra-se. no intervallo, *bromo* em grandes porções. Em muitos casos esse processo é coroado de exito.

Rp.

Opio puro	0,2
Saccharose	6,0

Divida em XX papeis. Dar um 3 vezes ao dia.

Depois augmenta-se na formula gradativamente a dose do opio (0,4 ; 0,8; 1,2 ; 1,6 ; 2,0).

As crianças supportam bem esta ascensão lenta das doses de *opio;* não se tornam somnolentas, nem tão pouco apresentam prisão de ventre. A principio, os accessos não diminuem; podem mesmo tornar-se mais intensos. Quando se interrompe, porém, o *opio* e se inicia a administração do *bromo,* os ataques desapparecem logo, caso a tentativa dê bom resultado. O *bromo* será prescripto do seguinte modo:

Rp.

Brometo de potassio	30,0

Dividir em 30 papeis. Dar 5 vezes ao dia uma dose

Meningites

I) **Meningite tuberculosa** (já foi tratada anteriormente: pag. 211).

II) **Meningite serosa** pode apparecer no primeiro anno de vida, em casos de perturbações agudas de intercambio, espasmophilia, sarampo, coqueluche, pneumonia, typho, pharyngite, etc.

Muitas vezes, a affecção começa violentamente como si fosse uma meningite purulenta: febre, convulsões, estrabismo, perturbação da intelligencia, rigidez da nuca, signal de *Kernig,* hypertensão da fontanella (em lactentes). Alguns casos são fataes; outros se curam totalmente; outros emfim, deixam como resquicio perturbações nervosas definitivas: hydrocephalia chronica, atrophia do nervo optico e gráves desordens da intelligencia.

A meningite serosa começa, por vezes, insidiosamente, á maneira de um tumor do encephalo (vomitos, tonteiras, perturbações do equilibrio, cephaléa, estase papillar, etc.). Esses casos podem vir seguidos de cura completa, ou acompanhados das lesões permanentes já mencionadas; exito letal é raro.

O diagnostico se baseia na puncção lombar: o liquido extrahido é claro, jorrando abruptamente, com grande pressão, no acto operatorio. O exame microscopico encontra raros lymphocytos; ás vezes, constitue-se, em 24 horas de repouso, um coagulo em forma de teia de aranha. E' frequente encontrar-se tambem algumas bacterias; mas, em tão pequena quantidade, que, muitas vezes, é mais provavel tratar-se de contaminação do liquido pelas manipulações operatorias.

As meningites serosas resultam da invasão do liquido cephalo-racheano por bacterias pouco numerosas e quasi destituidas de virulencia, ou são producto de irritação occasionada por toxinas que até ahi vão ter.

Prognostico — O apparecimento de meningite serosa no correr de qualquer das molestias mencionadas constitue sempre complicação grave.

Tratamento — Capacete de gelo; reiteradas puncções lombares.

III — **Meningite purulenta.**

Infecções agudas (pneumonia, pleuriz, pericardite purulenta, arthrites, polyserosite, coqueluche, sarampo, etc.) são o ponto de partida mais commum das meningites purulentas.

Affecções pyogenicas — otite media, phlegmões partindo das glandulas do pescoço, furunculose do couro cabelludo, erysipela, ou mesmo affecções benignas (um simples defluxo, etc.) podem acompanhar-se de meningite. Esse accidente é commum em lactentes.

As meningites purulentas são tanto mais frequentes, quanto mais tenra a edade da criança. A invasão começa, via de regra, abruptamente, denunciando-se por vomitos, convulsões, grande desassocego, choro continuo e tristonho. Mesmo em crianças de mais edade a invasão meningea pode começar inesperadamente, depois dum simples defluxo; de ordinario, porém, a molestia é precedida das infecções agudas a que acima nos referimos. O doente é acommettido de intensa somnolencia que rapidamente caminha para um estado soporoso.

O exame clinico encontra — reflexos tendinosos exaggerados, rigidez da nuca, signal de *Kernig* e de *Brudzinsky* positivos; depois surgem convulsões e espasmos permanentes nos membros e, finalmente, dá-se a morte. O decurso dessa affecção é sempre violento; o exito letal opera-se, no maximo, em 10 dias.

A's vezes, não se encontra em lactentes hypertensão da fontanella. Nessa edade o decurso da molestia é dos mais variados. Ha casos em que os symptomas meningiticos disfarçados passam despercebidos e o resultado do exame anatomopathologico constitue surpreza de autopsia.

Em regra, a puncção lombar fornece grande quantidade de liquido purulento, com pressão acima do normal; raramente, o liquido é escasso. Seu aspecto turvo exclue immediatamente a possibilidade de meningite tuberculosa; mas, a differenciação entre meningite cerebroespinhal epidemica e meningite purulenta, cujo quadro clinico é, por vezes, nos dois casos, absolutamente identico, só pode ser feito depois do exame microscopico do pús.

O mais frequente dos germes determinantes é o pneumococco, sobretudo quando a meningite vem logo após uma affecção das vias respiratorias superiores, como complicação de defluxo, lues congenita e coqueluche. Em segundo logar vêm o estaphylococco, o estreptococco, o bacillo da influenza, o pyocyanico (casos de otite), o typhico, os paratyphicos, etc. A's vezes, é tal a quantidade de bacterias encontradas no liquido cephalo-racheano que os preparados microscopicos nos dão impressão de cultura pura.

Prognostico — sempre máu.

Tratamento — Repetidas puncções lombares baixam a pressão intracraniana fazendo melhorar a cephaléa. Ao lado disso, prescreva-se *hydrato de chloral* e bolsa de gelo sobre a cabeça; sangue-sugas collocadas sobre a apophyse mastoide ou reiteradas sangrias procuram corrigir a hyperhemia cerebral.

Medicamentos — aconselham-se injecções intralombares de *optochina* em solução a 1% (5 cc.), applicação de sôro anti-pneumococcico ou estreptococcico, de accordo com o resultado do exame bacteriologico e *urotropina* em grandes doses.

IV — **Meningite cerebroespinhal epidemica**

Do grupo das meningites purulentas convem separar a cerebroespinhal epidemica que apresenta certas particularidades clinicas e prognosticas muito peculiares; além disso, o resultado do exame bacteriologico e anatomopathologico nos conduz nesses casos a conclusões muito especiaes.

Essa forma de meningite, produzida pelo meningococco intracellular de *Weichselbaum,* apparece esporadicamente ou em verdadeiras epidemias. A rigidez da nuca nessa modalidade de meningite é, quasi sempre, muito accentuada; além disso, a inflammação das meninges cerebraes se extende regularmente ás da medulla. Ao contrario das outras, essa variedade de meningite tem prognostico relativamente menos sombrio.

A transmissão é directa: faz-se do individuo doente ao são, provavelmente por intermedio de "portadores de bacillos". Crianças abaixo de 6 annos, sobretudo lactentes, são muito susceptiveis á infecção (vide: *Perturbações morbidas do lactente,* pag. 239).

Os doentes de meningite cerebro espinhal epidemica apresentam frequentemente intensa hyperplasia do apparelho lymphatico; por conseguinte, ou os portadores do *status lymphaticus* são mais sensiveis á infecção, ou a hyperplasia dos orgãos lymphoides apparece secundariamente como consequencia della.

Symptomatologia — A molestia começa por symptomas vagos: defluxo, mal-estar, molleza nas pernas e nos braços, dôr de cabeça, por vezes, calefrio e herpes labial; logo após, perturba-se rapidamente o estado geral, installando-se a rigidez da nuca, signal caracteristico dessa infecção. Opisthotono tão accentuado como aqui nunca se vê em casos de meningite tuberculosa, ou mesmo purulenta. Desenvolve-se, ao lado disso, forte hydrocephalia, produzindo em lactentes abahulamento das fontanellas e alargamento das suturas cranianas. A tudo isso se juntam, para completar o cortejo symptomatico, os seguintes symptomas: signal de *Kernig,* de *Brudzinky,* photophobia, hyperesthesia da pelle, superacusia, tremor, estrabismo, convulsões, somnolencia, interrompida de quando em quando por um grito estridente. Verifica-se, ás vezes, apparecimento de ligeiros exanthemas, dermographismo e intumescimento das articulações. As perturbações da intelligencia são relativamente raras e, quando existentes, podem melhorar no correr da molestia. Frequentemente, notam-se diarrhéa e vomitos. Dignos de registo são o augmento dos ganglios lymphaticos (micropolyadenite) e ligeira esplenomegalia. Muitos casos vêm acompanhados de hemorrhagias.

O decurso da molestia é muito variavel: alguns casos evolvem tempestuosamente, terminando pela morte em poucas horas e em meio de convulsões ininterruptas; na maioria das vezes, porém, a marcha é mais longa, fazendo-se acompanhar de febre inconstante, não raro, com fortes remittencias. Esses casos, em duas a tres semanas, terminam pela morte. Por vezes, a febre declina, os symptomas morbidos se abrandam, com excepção da rigidez da nuca. Por fim, as crianças se restabelecem. Em certos casos, o decurso apresenta evolução semelhante á que acabámos de referir; mas, quando a cura já parece certa, aggravam-se repentinamente os symptomas de meningite, seguidos logo da morte. Por fim, observam-se casos nos quaes os periodos de melhora e de recrudescencia se alternam durante varios mezes.

A maioria das vezes, a cura é parcial; a affecção deixa como traços indeleveis de sua passagem perturbações nervosas permanentes: surdez, hydrocephalia chronica, idiotia, etc. Mesmo após as formas abortivas, a surdez não é rara. Por vezes, nessa hypothese, sem que a criança se tenha mostrado doente, apparece surda de um dia para outro. Esses casos, via de regra, só podem ser reconhecidos e diagnosticados em periodo de epidemia.

Diagnostico — Mesmo prescindindo de puncção lombar, é possivel estabelecer com bastante segurança a identidade da affecção. A maneira abrupta do inicio da invasão exclue a hypothese de meningite tuberculosa. A invasão subita, sem que tenha havido qualquer outra infecção, afasta, embora sem absoluta certeza, a possibilidade de meningite serosa ou purulenta. Grande hyperesthesia e intensa rigidez da nuca corroboram o diagnostico de meningite epidemica. Si o caso já data de algumas semanas, podemos duvidar muito da hypothese de meningite purulenta que, no maximo em 10 dias, mata o doente.

A absoluta segurança do diagnostico se baseia, porém, na puncção lombar, que fornece pús espesso e no qual, além de grande numero de leucocytos, são encontrados diplococcos intra e extracellulares de forma caracteristica.

Tratamento — Bolsa de gelo sobre a cabeça. E' vantajoso obscurecer o quarto e aconselhar silencio absoluto; alimentação ligeira, rigorosos cuidados hygienicos, visto como se trata, via de regra, de molestia bastante longa. Puncções lombares reiteradas (de 3 em 3 dias) são recommendaveis. Em casos de marcha benigna o liquido racheano, aos poucos, clareia diminuindo nelle o numero de bacterias.

Medicamentos — *Urotropina* em grandes doses (3 a 5 vezes por dia 0,5). Essa droga tomada por via buccal apparece em quantidade notavel no liquido cerebroespinhal; além disso, conforme as necessidades, pode-se prescrever *hydrato de chloral* e *codeina*. Banhos longos e quentes produzem grande allivio.

O sôro antimeningococcico é frequentemente injectado no espaço racheano, logo após a puncção lombar (*Jochmann, Kolle-Wassermann*). Retira-se certa quantidade de liquido, adapta-se a agulha a uma seringa com 10 a 20 cc. de sôro aquecido e injecta-se-o lentamente no espaço racheano. Logo após, dispõe-se a criança em decubito dorsal de modo que a cabeça fique mais baixa do que a bacia. Procura-se, dessa maneira, facilitar a diffusão do medicamento.

O sôro antimeningococcico é obtido de cavallos nos quaes tenham sido feitas successivas injecções subcutaneas ou intravenosas de meningococcos mortos, vivos ou de extractos encerrando varias raças de meningococco.

Neuropathia

Os primeiros indicios de irritabilidade nervosa podem ser verificados no lactente. Esses individuos assustam-se facilmente, têm somno leve, havendo, ás vezes, insomnia, irriquietude e superexcitabilidade á acção da luz e de ruidos.

Aos poucos, não só augmenta a intensidade desses phenomenos, como apparecem novas perturbações. Não raro, os doentes são trazidos ao medico porque sua apparencia é doentia; apresentam intensa pallidez, pelle amarellada, frequentemente olheiras, pés e mãos frias. A bôa irrigação das mucosas, ao lado do exame hematologico, exclue a hypothese de anemia. Existe, apenas, repleção defeituosa dos vasos cutaneos, consequencia de um desequilibrio angioneurotico a elles especial. Quando se despe uma dessas crianças para o exame medico, chama a attenção o rubor que repentinamente lhes invade o peito, facto que de sobejo mostra a facilidade com que nellas se movimentam os vasos da pelle. Passando-se o cabo do martello percutor sobre a pelle do doente (pesquisa do dermographismo) surge logo uma estria rubra, saliente ou uma lista ischemica como consequencia da contracção espastica dos capillares. A's perturbações vasomotoras periphericas associam-se frequentemente palpitações e tonteiras. O pulso é variavel; no começo do exame costuma ser muito rapido; além disso, é directamente influenciavel pelos movimentos respiratorios.

A tara neuropathica assume em certas crianças importancia extraordinaria, dando, ás vezes, motivo a accidentes muito graves; já se tem observado numerosos casos de morte subita occasionada por motivos insignificantes. Essas crianças podem, em determinadas condições, cair fulminadas em consequencia de parada abrupta e irreparavel do coração. Por conseguinte, qualquer intervenção cirurgica em individuos dessa categoria—applicações electricas na cura da enurese, amygdalotomia, etc.—só devem ser praticadas quando absolutamente inadiaveis e sempre na presença de mais de um medico. Essa medida de prudencia é tanto mais justa quando á neuropathia venha associado o *status lymphaticus*.

A disposição de espirito desses doentes é muito instavel: choram mais facilmente do que individuos normaes e excitam-se ao extremo quando qualquer coisa lhes apraz. As mais das vezes, são desassocegados e travessos; existem, entretanto, graves neuropathas em que predominam phenomenos depressivos.

Erros educativos aggravam muito a irritabilidade do doente. Os paes, via de regra, consideram seus filhos excepcionaes e particularmente talentosos; procuram, por isso, cultivar, á sua maneira, a intelligencia da criança, em logar de refrear a precocidade de seu desenvolvimento. Esses doentinhos não raro se mostram prematuramente bem comportados e sisudos; mas, o amadurecimento prematuro vem sempre acompanhado de perturbações de seu desenvolvimento physico e intellectual.

Nesses casos, desordens gastro-intestinaes são mais frequentes do que quaesquer outras. A excitação ao sair para a escola e o afressuramento com que ingerem o café da manhã criam o vomito matutino habitual, a que se junta anorexia nervosa que os paes procuram vencer e compensar enriquecendo a alimentação com leite, ovos, manteiga, preparados albuminoides, etc. Isso traz, porém, resultado inverso ao desejado.

A's vezes, a neuropathia se exterioriza por outro symptoma: apparece *incontinencia alvi* subita sempre que a criança está na espectativa de qualquer cousa que lhe vae desagradar.

"Dôres vagas" são frequentes nos neuropathas e, não raro, provocam consulta medica: pontadas do lado, nas costas, dôres peri-umbilicaes, cephalalgia, etc. A' colica peri-umbilical já nos referimos em capitulo anterior (pag. 48). Esses doentes accusam, muitas vezes, dôr de cabeça supraorbitaria, cujo motivo mais commum é a *asthenopia nervosa*. Elles podem apresentar ainda outra variedade de dôr de cabeça que, de preferencia, se localiza na testa ou nas temporas, manifestando-se no correr dos trabalhos escolares: a criança sae de casa bem disposta, vae para a escola, mas o esforço de attenção durante os trabalhos e, em parte, a alta temperatura das salas de estudo, fazem surgir cephalalgia. Muitas dellas se queixam, ao se levantarem, de dôres de cabeça, manifestação frequente sobretudo nos casos de diathese exsudativa, acompanhados de catarrho rhinopharyngeo chronico.

Por vezes, é uma pharyngite com ligeira inflammação dos seios frontaes que produz a cephalalgia; em certos casos, o motivo é indirecto: o mal provém de insomnia e elevações vesperaes da temperatura. A criança não dorme bem durante a noite e no dia seguinte levanta-se cansada e com cephalalgia.

O diagnostico de pharyngite chronica não pode ser baseado somente em dôr de cabeça e elevações thermicas; terá de receber confirmação por um exame local: encontra-se catarrho na parede posterior da pharynge, cuja mucosa se mostra coberta de granulações; além disso, a vóz é nasalada.

Em certos neuropathas a temperatura se eleva com facilidade. A's vezes, a simples caminhada até o consultorio medico faz subir o thermometro a 37,5 ou mesmo a 38°. E' preciso não esquecer essa possibilidade para, nesses casos, não attribuir a "febre" a uma causa infecciosa. Ao lado dos neuropathas com "labilidade thermica", existem outros que, mesmo em repouso, apresentam temperatura constantemente acima de 37° (a temperatura rectal ultrapassa 37,5). Trata-se nesses casos de uma particularidade individual (hyperthermia habitual).

As dôres do lado se explicam nalguns casos pelas chamadas *zonas de Head*: territorios dispostos em cinta, onde a pelle apresenta hyperesthesia espontanea, ou á pressão.

Para pesquisar as *zonas de Head* passa-se levemente sobre a pelle do tronco as costas de uma espatula de metal. No ponto supersensivel a criança accusa maior pressão ou se queixa mesmo de que a espatula a fere. O doente deverá indicar com o dedo o ponto onde começa essa sensação. Repetindo-se a operação de cima para baixo e vice-versa delimita-se a largura da zona de hyperesthesia. As faixas de *Head* apparecem, em geral, no tronco em região comprehendida entre as mamillas e os ossos iliacos.

E' pouco provavel que ellas appareçam em doentes que não sejam neuropathicos (tuberculose, etc.).

Em individuos nervosos perturbações do somno são frequentes. Muitos não conseguem dormir á noite e durante o dia seguinte se mostram somnolentos; noutros o somno é agitado — sonham alto, apresentam phenomenos de somnambulismo, pavor nocturno, etc.

Já foi anteriormente assignalado que a enurese é frequente em neuropathas.

Nos casos com perturbações do somno, erros educativos representam papel de grande importancia porque aggravam sensivelmente a situação.

Para que a criança durma a mãe conta lendas e historias extravagantes. O resultado disso é que o seu thema, continúando a preoccupal-as, reapparece-lhes em sonhos. Em individuos de mais edade as excitações dos trabalhos escolares perturbam-lhes a calma. Em geral, os maleficios da escola são exaggerados pelos paes; pode acontecer, é verdade, que no final do periodo escolar, na phase em que são mais intensos os trabalhos e mais activo o esforço intellectual, aggravem-se os symptomas nervosos, sobretudo quando no inverno a criança permanece dias inteiros presa em casa.

O exame somatico verifica nos neuropathas uma serie de estigmas caracteristicos: tendencia a dermographismo, exaggero dos reflexos patellares, diminuição dos cutaneos (reflexo plantar) e dos reflexos das mucosas (reflexo do vomito, da cornea), tremulação das palpebras quando a criança de pé mantem os olhos fechados (signal de *Rosenbach*), phenomeno de *Chvostek*, etc. Os neuropathas são, em regra, magros e franzinos; o tegumento cutaneo é pallido e pouco espesso; ha extraordinaria vivacidade; movimentos choreiformes são nelles frequentes. Durante a consulta é singular como sabem queixar-se dos males que os affligem, como si fossem pessôas adultas.

Diagnostico — Mesmo quando ha evidente tara neuropathica, não se dispensa um exame minucioso para afastar a eventualidade de molestia organica do systema nervoso. O máu aspecto do doente, as dôres no flanco, ás vezes, elevações thermicas, levantam suspeita de tuberculose. Não se deve, por isso, prescindir da reacção de *Pirquet*. Sendo positiva, precisamos excluir cuidadosamente a possibilidade de infecção tuberculosa em evolução.

Tratamento — Não existe therapeutica causal da tara neuropathica; é, entretanto, possivel corrigir os symptomas de nervosismo; uma educação bem conduzida pode reduzil-os ao minimo. E' lamentavel que a disciplina desses doentes fique obrigatoriamente confiada aos paes, em regra, tão neuropathas como os filhos; pessôas nervosas são, nessa hypothese, justamente os peores educadores. Por conseguinte, em casos graves, retire-se a criança da casa paterna, mantendo-a, pelo menos transitoriamente, num sanatorio adequado. Si isso não é possivel, procura-se por outros meios arredal-a do contacto da familia. Os *jardins de infancia* são para isso muito proveitosos; ahi o doente, em companhia de crianças da mesma edade, brinca sem se cansar intellectualmente. Quando se trata de individuos de mais edade, evite-se que empreguem o tempo livre da escola em leituras; esses intervallos devem ser dedicados exclusivamente a folguedos e desportos ao ar livre.

Os filhos "unicos" constituem as maiores victimas desses erros de educação. O dia inteiro estão em contacto com os paes e pessôas adultas; para o doente essa convivencia se transforma numa constante apprendizagem, por assim dizer, uma escola sem férias. Antes de sair para as aulas recebem lições particulares em casa, para que possam galgar os primeiros postos na classe; além de tudo, estudam musica. Os paes procuram com esse processo de cultura intensiva, tornal-os superiores ás outras crianças. Essa sobrecarga de trabalho intellectual não tarda a produzir perturbações nervosas. E' claro que o medico terá de modificar tudo isso si quizer tratar com bom exito os seus doentinhos.

E' preciso regular meticulosamente o regime alimentar dos nervosos. Processos dieteticos que no adulto influenciam e modificam o nervosismo, não exercem sobre as crianças beneficio algum. Mais do que tudo, devemos fugir de superalimental-as com leite, ovos e preparados fortificantes especiaes, porque uma dieta nessas condições nada mais faria do que aggravar o estado do doente (vide pag. 34).

Para combater a irrequietude e normalizar o somno agitado empregue-se, de preferencia, uma medicação hydrotherapica moderada: pela manhã e á tarde, um envoltorio humido (uma hora, a 18°). As historias e lendas phantasticas, contadas á noite antes de dormir, serão supprimidas. Durante alguns dias, dá-se 0,25 a 0,5 de *hydrato de chloral* ou de *brometo de sodio*. Assim o doente se habitua, muito depressa, a adormecer rapidamente. Uma a duas semanas depois, supprima-se o narcotico. O pavor nocturno desapparece, ás vezes, desde que se obrigue a criança a dormir com outra pessôa que não seja aquella com que até então passava as noites. As dôres do lado serão *"curadas"* com um sinapismo ou simples pincelagens de *iodo;* as dôres de cabeça desapparecem friccionando-se sobre a testa *vaselina mentholada* a 1% e dando-se internamente *tintura de quina composta* (3 vezes ao dia, 15 gottas).

Quando, no fim do anno escolar, o cansaço intellectual augmenta, é vantajoso dar-lhes férias um pouco antes das outras crianças. Justamente para esses casos é preciso muito criterio em firmar attestados medicos, porque, via de regra, os paes procuram libertar a criança da escola com o fito unico de sobrecarregal-a de lições de musica, de linguas, etc.

Para que os neuropathas descancem convenientemente é aconselhavel augmentar-lhes as férias iniciando-as uns 8 dias antes de terminado o anno lectivo. Durante o inverno, os phenomenos nervosos. em geral, augmentam; nalguns casos, torna-se novamente positivo o signal do *Chvostek.* Nessas condições, convem prescrever *oleo de figado de bacalháo phosphorado* (3 vezes ao dia, uma colher das de chá) ou *pilulas de Blaud* (3 vezes ao dia, duas pilulas); no verão os doentes dão-se bem no campo, em colonias de férias; banhos de salmoura, estações maritimas, etc., são tambem vantajosos.

Gagueira

Gagueira é uma perturbação motora de origem nervosa dependendo em parte de suggestão (vide — hysteria), em parte da associação de neuropathia a certos defeitos na capacidade de articular a palavra. Essa perturbação mais frequente no sexo masculino do que no feminino se caracteriza por interrupções na emissão das palavras, ou das syllabas; o phenomeno vem concomitantemente associado a movimentos accessorios e rythmados das mãos e das pernas. O doente se interrompe deante de certa classe de consoantes, sobretudo (em consequencia da barreira especial dos labios e do véo palatino) antes das explosivas — p, b, t, d, g e tambem h; menos um pouco deante das fricativas v, w, f, l, ch, j, s, ch (como x, em *xadrez*). O gago procura alongar a duração das consoantes em prejuizo do tempo das vogaes.

Quando a criança está só, quando cochicha, ou canta — melhoram os phenomenos de gagueira; na escola, com a timidez, o abatimento moral e a vergonha dos collegas, tudo peora.

Tatarismo é uma perturbação da palavra caracterizada pela substituição de certos sons por outros, ou por sua mutilação. O tatibitate troca, emquanto o gago repete os sons.

No *baralhamento* syllabas ou palavras inteiras são adulteradas ou supprimidas, porque o doente fala demasiadamente rapido.

Hysteria

A hysteria da infancia é, por assim dizer, monosymptomatica; faltam aqui os multiplos "estigmas" hystericos do adulto; mas, a vehemencia e o exaggero com os quaes na criança se patenteia, ás vezes, esse estado pathologico, permittem, não raro, diagnostical-o ao primeiro olhar.

Entre as causas da hysteria, ao lado da disposição hereditaria, representam papel importante—a educação e o meio em que vive a criança. A excitação determinante é, em geral, um traumatismo physico ou psychico, por vezes, de minima intensidade. Não raro, a simples vista dum doente com dança de *S. Guido* produz em varios alumnos da mesma classe choréa imitativa; o contacto com um gago pode provocar gagueira num hysterico; um susto é capaz de criar nelle mutismo durante mezes; intubação, no decurso de uma infecção diphtherica, traz como consequencia voz de cochicho durante muito tempo; uma phlyctena da cornea faz surgir espasmo palpebral durante semanas. A coqueluche vem acompanhada nesses doentes de tosse espasmodica durante muitos mezes; inflammação unilateral e dolorosa de ganglios do pescoço produz — um torcicollo hysterico; a um ferimento de pouca importancia seguem-se paralysia e contractura de um membro inteiro.

A mais interessante e bizarra das manifestações hystericas é, sem duvida, a *abasia astasia*: o doente não pode andar e nem estar de pé; mas, deitado, executa com as pernas, sem difficuldade, toda sorte de movimentos.

As lesões hystericas apresentam nesses doentes a propriedade de se manifestarem reiteradamente num ponto anteriormente atacado. No territorio do apparelho digestivo podem ser encontrados — vomito hysterico matutino, cardioespasmo, falsos tumores do ventre e *incontinentia alvi;* na hysteria do apparelho urogenital enquadra-se a maior parte dos casos de enurese, de pollaciuria, etc. Convulsões hystericas são muito raras na criança.

Acima de certa edade preponderam no sexo feminino as manifestações hystericas; quanto mais nos approximamos da puberdade, tanto mais cresce nas meninas o impulso de se fazerem interessantes chamando a attenção para si.

O exame somatico revela, apenas, symptomas neurasthenicos.

O *prognostico* — é bom. O estado hysterico cede com facilidade; mas, não se pode garantir que mais tarde nesse ou noutro ponto, não venham surgir manifestações hystericas de outra especie, sobretudo quando uma influencia nefasta exercida pela mãe nervosa, etc., continua a prejudicar o doente.

Tratamento — Sempre que for possivel, sobretudo quando os paes são francamente hystericos, é preciso retirar a criança do meio em que tem vivido, remettendo-a para sanatorio adequado.

O tratamento directo das manifestações hystericas varia de caso para caso.

Muitas vezes, consegue-se com o methodo de "assalto" ou de "surpreza" curar o doente: uma unica faradização basta, nalguns casos, para dominar um torcicollo ou um caso de mutismo; a introducção da sonda gastrica faz desapparecer duma só vez um vomito que se repetia ha mezes; basta uma pincelagem da garganta para applacar a tosse convulsiva hysterica, etc.

Para certos casos é preferivel, ao contrario, o methodo do "*desprezo systematico*": quanto menos attenção se presta aos movimentos choreicos imitativos ou á gagueira hysterica, quanto menos se fala nisso, tanto mais depressa desapparecem as desordens.

Falhando esse resurso, é preciso remetter o doente para um sanatorio especial. O afastamento do meio habitual (onde, não raro, intencionalmente oppõe-se ao medico invencivel resistencia) é um poderoso "traumatismo psychico" que domina, muitas vezes, as manifestações hystericas. Em institutos especiaes essas crianças, tratadas intensamente com os variados recursos da physiotherapia (massagens, banhos, luz ultravioleta, gymnastica, etc.) para convencel-as de que estão sendo medicadas com energia, restabelecem-se com rapidez. O medico deverá examinal-as diariamente e, depois de cada pesquisa, affirmar energicamente, para fins suggestivos, que vão melhorando.

Tumores do encephalo

O *tuberculo cerebral* é de todos os tumores do encephalo o mais frequente nas crianças. As neoplasias não produzem, ás vezes, symptoma algum; frequentemente constituem surpreza de autopsia.

Os tumores cerebraes (não raro cysticos) que se acompanham dos symptomas classicos de compressão, localizam-se, de preferencia, na região pontina e no cerebello, em zonas difficilmente accessiveis. A neoformação apparece no seio da propria massa encephalica, de sorte que, mesmo quando se opera, o prognostico é pessimo.

Os symptomas compressivos iniciaes são — vomitos, tonteiras e dôres de cabeça. A principio, pensa-se naturalmente em meningite tuberculosa; muito cêdo porém, o exame do fundo do olho desvenda estase papillar. Em crianças de tenra edade, percutindo-se o cranio, encontra-se um "som de panella rachada" que se explica pelo afastamento progressivo das suturas interosseas. Mais tarde manifestam-se, conforme a localização, symptomas de irritação e paralysia, por vezes, grande obesidade, perturbações da intelligencia, bradycardia, respiração typo *Cheyne-Stokes,* cegueira por atrophia do nervo optico e finalmente exito letal.

O decurso varia; em certos casos o doente resiste muitos mezes.

No começo o *diagnostico* é difficil. Para ganhar tempo na observação do doente, fazem-se pirquetizações repetidas e manda-se praticar a reacção de *Wassermann.*

O *tratamento,* desde que não haja possibilidade de intervenção cirurgica, é inteiramente infructifero. Aconselham-se *fricções mercuriaes* (em series de 6 semanas); nos intervallos dá-se *iodeto de potassio* (diariamente 0,5), *iodtropon* ou *iodglidin* (3 vezes ao dia, um comprimido). Para os vomitos e a dôr de cabeça recommendam-se *codeina* e *chloral.* Puncções lombares repetidas melhoram a supertensão intracraniana. As puncções devem ser feitas cautelosamente porque já se tem observado morte subita no momento da operação.

Hemorrhagia cerebral

Pode sobrevir no decurso da coqueluche e da diathese hemorrhagica (leucemia). As hemorrhagias decorrem, ás vezes, sem symptomas typicos. Quando localizadas na zona motora, acompanham-se de signaes analogos aos da paralysia cerebral infantil.

Thrombose

Sob a forma de thrombose dos seios venosos pode ser encontrada nas septicemias e affecções do ouvido. A thrombose vem acompanhada de febre alta, perda dos sentidos, convulsões, respiração typo *Cheyne-Stokes* e, sobretudo, symptomas de estase: edema sobre as apophyses mastoides, quando se trata de thrombose do seio transverso; edema com propulsão do globo ocular e das palpebras na thrombose do seio cavernoso.

Embolias

Occorrem nas molestias infecciosas e em lesões cardiacas no periodo de desequilibrio. As embolias vem acompanhadas de paralysias, que se podem restabelecer, mas parcialmente.

Paralysias periphericas (portanto independentes de lesão cerebral ou medullar) são raras em crianças acima de um anno.

Apparecem sob a forma de lesão post-diphtherica ou de paralysia do nervo facial a "frigore" (consequencia de resfriados) ou no decurso de suppuração do ouvido medio. No primeiro caso é, ás vezes, recidivante.

Tratamento — applicações electricas.

Dystrophia muscular progressiva

Essa dystrophia é familial ou hereditaria. Tratase de uma affecção rara, de marcha chronica. Essa desordem começa insidiosamente entre o 3° e o 5° anno de vida atacando de preferencia individuos do sexo masculino. Os doentes apresentam andar bamboleante, motivado pela asthenia dos musculos gluteos medios e lordose cada vez mais accentuada. A atrophia, sempre symetrica, começa typicamente na raiz dos membros e nunca pelas extremidades distaes (mãos, pés). Lesados os musculos da anca e da coxa (*typo Duchenne-Griesinger*) a atrophia se torna muito evidente nos gluteos, *quadriceps femoris* e adductores da coxa. Nas pernas, em consequencia de augmento do tecido adiposo e conjunctivo, constitue-se uma pseudohypertrophia. Com a atrophia do *quadriceps* desapparece, aos poucos, o reflexo patellar.

Quando é lesada a cinta escapular e a musculatura do braço (*typo Landouzy-Déjérine*), a atrophia é sobretudo bem visivel na parte interna do grande peitoral, pequeno peitoral, *latissimus dorsi, serratus anterior major,* rhomboide e cucullar, emquanto o deltoide e a musculatura do antebraço apresentam pseudohypertrophia analoga á das pernas. Como resultado da atrophia as omoplatas se afastam do tronco parecendo a elle appensas como si fossem azas; os braços, como pingentes, oscillam flaccidos junto ao thorax emmagrecido.

Não se encontra nos musculos reacção de degeneração, nem contracções fibrillares.

E' typica a maneira pela qual se comportam essas crianças quando levantam do chão um objecto: para se pôrem de pé, apoiam as mãos sobre as coxas e "trepam ao longo das proprias pernas" até se collocarem em posição vertical.

O *diagnostico differencial* deve afastar a hypothese de luxação bilateral das articulações coxo-femuraes, affecção congenita e que se faz patente muito mais cêdo do que a atrophia muscular; além disso, é preciso pensar na possibilidade de *coxa vara* (exame radiographico) e numa espondylite incipiente. Nesse ultimo caso, para evitar a dôr, a criança anda muito cautelosamente, notando-se, ao lado disso, pronunciada lordose da columna. A's vezes, para levantar um objecto do chão, o doente executa os mesmos movimentos caracteristicos dos casos de atrophia muscular progressiva. Na espondylite os reflexos tendinosos se exaggeram, sendo tambem positiva a reacção de *Pirquet.*

O *prognostico* é máu. Com o correr dos annos os doentes são transformados em completos invalidos. Em regra morrem de uma pneumonia intercorrente.

Tratamento: *Ut aliquid fiat,* massagens, electrotherapia, banhos.

Affecções renaes

Nephrites são affecções resultantes de processos inflammatorios renaes. *Glomerulonephrite* aguda diffusa, caracterizada por lesão glomerular, consequente á acção de toxinas bacterianas, é na infancia de todos os processos renaes o mais importante.

Em contraposição ás nephrites, denominam-se *nephroses* as nephropathias decorrentes de lesões puramente degenerativas do epithelio dos canaliculos urinarios.

A *albuminuria das pyrexias* é uma forma ligeira de nephrose, sendo tão frequente quanto as molestias agudas infecciosas. Nessa variedade de nephrose existem, em regra, albuminuria de pouca intensidade e, ás vezes, cylindruria. A lesão anatomica por isso responsavel é uma tumefacção turva (albuminosa) do parenchyma renal.

E' importante conhecer essa variedade de albuminuria e leval-a em conta no diagnostico differencial; não raro, pyelites com pequena albuminuria são falsamente interpretadas como *"albuminuria febril"*.

A's vezes, encontra-se nas crianças hematuria simples, durante 3 a 4 dias, sem motivo apparente, phenomeno que céde por completo sem intervenção therapeutica de especie alguma.

Certos casos de appendicite vêm seguidos de hematuria com cylindruria, resultante duma nephrite em focos disseminados (*Anschütz*).

Glomerulonephrite aguda diffusa

Essa forma de lesão renal é commum depois de certas infecções: escarlatina, sarampo, diphtheria, varicella, anginas, affecções da pelle (impetigem contagiosa, sarna, prurigem chronica) e após intoxicação por alguns medicamentos (balsamo do *Perú*, naphthol, essencia de terebenthina, alcatrão). Frequentemente a causa determinante não pode ser desvendada (*nephrite cryptogenica*). Por vezes, descobre-se finalmente que nesses casos infecções estreptococcicas e pneumococcicas representam o motivo occasional. Existe, sem duvida, certa predisposição familial para nephrites.

As glomerulonephrites não surgem no periodo agudo das infecções que as produzem; manifestam-se, muito caracteristicamente, duas a tres semanas depois da invasão microbiana, após um verdadeiro periodo de incubação. A nephrite post-escarlatinosa, por exemplo, declara-se, na terceira semana depois do inicio daquella molestia. Esse facto explica por que nos exames anatomopathologicos nunca são encontrados nos rins os germes productores da affecção; provavelmente não são directamente os agentes microbianos, mas suas toxinas responsaveis pela lesão renal.

As nephrites que apparecem logo no inicio das molestias infecciosas nunca são de typo diffuso; nesses casos encontram-se frequentemente, em focos disseminados pelos rins, os agentes productores da lesão (glomerulonephrite aguda em focos disseminados).

Symptomas — Varia muito a maneira pela qual se declaram as nephrites diffusas. Em regra, encontramse no inicio symptomas vagos: inappetencia, cansaço, mal-estar, dôres lombares; alguns doentes apresentam face intumescida, pallidez, edemas nos pés; outros, vomitos, dôres de cabeça, dysuria, urina vermelho-carregada; em casos mais raros, surgem convulsões e amaurose. Muitas vezes é agudo o inicio da molestia. Depois da escarlatina, que commummente se acompanha de nephrite, encontram-se na urina, a principio, hematias, depois cylindros e por fim albumina. Em poucos dias a criança augmenta rapidamente de peso porque retem agua nos tecidos (*pre-edema*); depois surgem francos edemas.

Nas nephrites agudas a urina se faz turva, amarello-escura ou côr de mosto; escasseia (oliguria) ou installa-se anuria. Quando contém sangue em grande quantidade é pardo-carregada, ou mesmo sanguinolenta. O peso especifico, na maoria das vezes, augmenta e ultrapassa 1020; no sedimento são encontrados globulos vermelhos, leucocytos, cellulas do epithelio renal, cylindros hyalinos, granulosos e céreos. Quasi nunca o exame microscopico revela bacterias, nem lipoides e cellulas com degeneração esteatosa, habituaes e peculiares ás nephroses. A reacção é acida; as micções frequentes e acompanhadas de dysuria (tenesmo). As reacções para albumina são fortemente positivas; a dosagem pelo processo de *Esbach* accusa 4 a 5°|°°, ás vezes, mesmo 10°|°°.

Os edemas resultam da eliminação incompleta dos liquidos ingeridos. Em casos benignos são encontrados, apenas, na região malleolar, na face anterior da tibia e na região sacra; nos mais graves generalizam-se (anasarca) tornando-se volumosos sobretudo no escroto, nos grandes labios vulvares, na face e nas palpebras; além disso, apparecem ascite, hydrothorax e derrame pericardico.

As perturbações circulatorias se traem pelo notavel augmento da pressão arterial (em vez de 90, taxa normal, encontra-se elevação até 150 mm. no apparelho de *Riva-Rocci*). Na maioria das vezes existe bradycardia; regra geral, o coração na criança não apresenta no correr das nephropathias desordens tão pronunciadas como no adulto. A ausculta verifica existencia de ligeira accentuação da segunda bulha aortica e reforçamento do choque apexiano.

As perturbações da funcção renal se traduzem por desequilibrio no poder de eliminação da agua, do *chloreto de sodio* e dos alimentos azotados ingeridos (*insufficiencia renal*). Essa retenção vem acompanhada de augmento do *azoto residual* no sangue (o *azoto* é pesquisado depois que se precipita a albumina do sangue; a dosagem feita pelo methodo de *Kjeldahl*). Fica assim perfeitamente explicado nessas condições o perigo de uremia (*uremia de retenção*). O accumulo d'agua e *chloreto de sodio* esclarecem o motivo dos edemas e a possibilidade de uremia eclamptiforme.

O defeito de eliminação nem sempre abrange, com a mesma intensidade, os tres elementos (agua. chloreto de sodio e substancias azotadas). Convem notar que a eliminação de substancias estranhas ao organismo — *lactose, iodo,* etc., se acha egualmente compromettida.

As lesões anatomicas responsaveis por todas essas manifestações morbidas resultam de alterações dos glomerulos renaes, isto é, de lesão preferencial do apparelho vascular (*glomerulite*). O accidente vem acompanhado de desordens circulatorias nas alças glomerulares que soffrem um processo de estenose, antes de attingirem os corpusculos de *Malpighi*. O sangue encontrado na urina provém dos capillares do parenchyma renal e do bacinete, ambos grandemente hyperhemiados.

A ischemia glomerular não é produzida, como até ha pouco se pensava, por hyperplasia do epithelio das capsulas de *Bowman* com sua conhecida disposição semilunar; é antes funccional, consequencia directa de espasmo vascular. A hyperplasia encontrada é secundaria; vem depois da ischemia.

A descoberta da natureza espasmodica da occlusão vascular tem grande valor pratico; assim se comprehende que o espasmo possa ceder, o que seria impossivel caso se tratasse de alteração definitiva dos vasos. Para o restabelecimento completo da integridade vascular é indispensavel, entretanto, que o espasmo não se mantenha por muito tempo; caso contrario, a hyperplasia dentro das capsulas glomerulares toma, aos poucos, tal desenvolvimento que, mesmo cedendo o espasmo, a estrangulação secundaria se encarrega de obturar o vaso definitivamente. A therapeutica deve ter por objectivo vencer, o mais cedo possivel, o espasmo capillar.

As glomerulonephrites terminam, em regra, pela cura. A hypertensão arterial e os edemas retrocedem; a hematuria e a albuminuria declinam e desapparecem. Em tres mezes, mais ou menos, o doente pode estar restabelecido. Si, passado esse tempo, existem ainda globulos vermelhos e um pouco de albumina na urina, mesmo assim não se aggrava o prognostico; essa pequena albuminuria é frequente na convalescença.

Nalguns casos, porém, a molestia se torna chronica; apparecem symptomas de nephrose; quer dizer— á nephrite junta-se uma nephrose com degeneração lipoide; á ischemia das alças glomerulares se allia degeneração do epithelio dos canaliculos urinarios. O exame da urina revela, 6 a 10 semanas depois do inicio da molestia, substancias lipoides no sedimento; além disso, augmentam os edemas. O decurso da nephropathia se prolonga. Por fim a situação pode melhorar, mas á custa de transição para uma esclerose renal secundaria: pouca albumina, cylindros e hematias no sedimento; hypertensão arterial, hypertrophia do ventriculo esquerdo do coração, abundante secreção de urina com baixa densidade.

Algumas vezes, na transição para o estado chronico, passam a predominar symptomas *cardiovasculares*: augmento da pressão arterial e hypertrophia do coração.

A urina contém, então, pouca albumina (1 a 3°|°°), globulos vermelhos, leucocytos e cylindros; ha, além disso, polyuria e nycturia. Não raro, as funcções renaes, apezar disso, conservam-se bôas. Alguns dos doentes accusam, de quando em vez, dôres de cabeça e vomitos; outros parecem sadios, o que não impede, entretanto, que sejam, passados alguns mezes, victimados por uremia aguda.

E' muito frequente combinação de symptomas nephroticos e cardiovasculares.

Diagnostico — A glomerulonephrite se caracteriza por — edemas, hematuria, albuminuria e augmento da pressão arterial.

Pode-se excluir a hypothese de nephrose pura sempre que existir hypertensão e hematuria.

Muitas vezes, examinando-se a criança num periodo em que o augmento da pressão retrocedeu espontaneamente, ha difficuldade em decidir si se trata ou não de glomerulonephrite em focos. Nessa ultima hypothese não se encontram edemas; mas, existem bacterias na urina.

São de máu *prognostico* os casos caracterizados por oliguria, edemas extensos, urina com baixo peso especifico, pressão arterial muito elevada (*perigo de uremia*), sobretudo quando, apezar do tratamento, conserva-se inalterada a hypertensão ou si, depois de melhorada, de novo se installa.

O apparecimento de symptomas nephroticos nos casos de nephrite prolonga o decurso da affecção, mas não aggrava muito o prognostico.

Tratamento — No periodo agudo — edemas extensos, pressão arterial elevada, hematuria abundante, etc. — colloca-se o doente permanentemente no leito. Só com isso obtem-se, não raro, accentuada melhora.

Procura-se, ao mesmo tempo, restringir o trabalho renal prescrevendo, um a dois dias a seguir, completo jejum — suppressão de liquidos e de alimentos. A maioria dos doentes, cujo appetite é nullo, não oppõe a isso resistencia apreciavel.

A sêde é por alguns mal tolerada; com bonbons e pedacinhos de assucar são, entretanto, illudidos com facilidade. Quando falha esse artificio, dão-se ao doente certas fructas assucaradas (maçã, laranjas, etc.), puréia de batatas e mucilagem de aveia.

Numa casa de saúde esse tratamento nunca offerece difficuldades. Os bons resultados dessa therapeutica se traduzem por abaixamento da pressão arterial, melhora dos symptomas uremicos — vomitos, enjôo, dôres de cabeça, tonturas, etc. — e augmento do volume urinario. Si o exito obtido é incompleto, não se conseguindo eliminação total dos edemas, repita-se o jejum 8 dias depois ou aconselhe-se, de preferencia, um dia de dieta assucarada pura. O jejum e esse regime proporcionam ao rim durante esse periodo, completo repouso. O grande trabalho renal consiste em libertar o organismo dos productos finaes do intercambio nutritivo dos albuminoides. Cabe-lhe, além disso, a incumbencia de eliminar agua, saes e sobretudo chloreto de sodio. Será muito vantajoso si o rim durante um a dois dias for desobrigado desse esforço. O repouso pode ser ainda prolongado; para isso, dão-se, nos dias que se seguirem ao jejum, exclusivamente substancias que o não sobrecarreguem: hydratos de carbono e gorduras.

Os dias de dieta assucarada pura são preferiveis aos de jejum; si a abstenção de alimentos é completa, o organismo gasta reservas albuminoides cujos residuos vão pesar sobre o trabalho renal. Evita-se esse inconveniente introduzindo no organismo a quantidade de assucar indispensavel para cobrir suas necessidades alimentares. Dessa maneira, o doente não fica obrigado, para sua manutenção, a gastar reservas albuminoides. O assucar é queimado no organismo, cabendo ao rim, apenas, o trabalho de eliminar a agua resultante desse processo. Esse alimento será regrado, de modo que cada kilogramma de peso do corpo receba 50 calorias por 24 horas (1). Dissolvam-se 150 a 200 grs. de assucar num litro de vehiculo — pela manhã, café ralo; ao meio dia, limonada; á tarde, chá; á noite, limonada gazosa.

Quando de facto ha appetite, permittam-se bonbons de assucar, ou pastilhas de hortelã pimenta.

Immediatamente após a dieta assucarada, a urina pode tornar-se mais sanguinolenta. Esse phenomeno não é signal de máu presagio; considera-se-o antes como ligado ao afrouxamento da constricção dos capillares dos glomerulos.

Prescreva-se regime assucarado quando forem deficientes os resultados obtidos com o jejum (fome e sêde); quando existirem edemas extensos e forem encontrados numerosos elementos figurados na urina; sobretudo, si se notarem signaes prodromicos de uremia (vomitos, cansaço, dôres de cabeça, reflexos tendinosos exaggerados, signal de *Babinski* positivo) ou quando surgir, de facto, um accesso uremico. Em casos graves somos obrigados a indicar semanalmente um dia de dieta assucarada.

Logo após os dias de jejum, a dieta constará de — mucilagem de aveia, pirão de batata, puréia de maçã, arroz cozido com pedaços de maçã, ou com agua, crême de maizena, de polvilho de batata, calda de assucar, fructas cozidas com farinha de sagú, ou de cevadinha, ervilhas, feijão branco e lentilhas. A agua de cocção dos legumes será renovada mais de uma vez, para afastar assim elementos salinos que nella em cer-

(1) Nota: O calculo é facil, sabendo-se que 1,0 de assucar fornece 4,1 calorias.

ta abundancia se encontram dissolvidos. Pode-se dar ainda bolinhos de farinha de trigo, fructa cozida, batata sob qualquer forma, pão sem sal, ao qual se juntam erva doce ou outro condimento para melhorar o gosto, manteiga sem sal (ou mesmo manteiga bem lavada), marmelada, etc. Liquidos — café, chá, limonada, cacáo, adoçados com assucar.

Como se vê, a lista de alimentos pode ser muito variada. Si, apesar disso, se manifesta inappetencia, aconselham-se, apenas, duas refeições por dia. E' indispensavel manter o doente, quanto possivel, ao ar livre.

Eliminados os edemas, inclusive nos logares onde por mais tempo se mantêm (região sacra, face anterior da tibia), não ha mais razão para continuar com dieta achloretada.

Começa-se depois a dar sal, iniciando-se por dois, tres, mais tarde cinco grs. por dia. E' preciso não esquecer que essa quantidade é accrescida á dose por natureza existente nos alimentos. O volume liquido total ingerido em 24 horas pode, aos poucos, ser elevado a um litro, ou mesmo a um litro e 250 grs. (naturalmente conta-se a sopa como liquido; pirão encerra 2/3, fructa e hervas frescas contêm 3/4 d'agua).

Por muito tempo aconselho cautela na dosagem da taxa dos albuminoides, sobretudo nos casos em que houver oliguria, peso especifico urinario baixo e pouco satisfactorio se revelar o resultado da *prova de diluição*. Si a faculdade de eliminação for bôa, pode-se, com cuidado, apesar da baixa densidade urinaria, dar ovos e carne.

Quando, devido a symptomas uremicos, etc., formos obrigados a prescrever um dia de dieta assucarada, começa-se, depois desse periodo, a administrar cuidadosamente 1 gr. de albumina por kilo de peso corporeo (gemma de ovo, depois clara). Quando a urina não soffre alterações, apesar da quota de albumina administrada, pode ser essa então augmentada para 2 ou 3 grs. por kilo. Tres a quatro semanas depois que cedeu a albuminuria, passa-se de novo á dieta commum.

Nos casos de nephrite acompanhados de symptomas nephroticos é preciso mais prudencia na prescripção de *chloreto de sodio* do que na de albumina.

A dieta lactea, outrora tanto em voga nas nephrites, pode cercar-se de grandes inconvenientes; é preciso cautela em prescrevel-a porque o leite encerra não só grande quantidade de albumina, como tambem sal.

Fuja-se, além disso, de eschematizar a alimentação dos nephriticos; é desnecessario alimentar uma criança sem edemas e pressão arterial normal, semanas a fio, com dieta sem sal e sem albumina. Do mesmo modo seria inutil manter na cama doentes cuja urina encerra poucas hematias e ligeiros traços de albumina.

No decurso do tratamento não podemos prescindir de sondar, de quando em vez, a integridade das funcções renaes. Para isso, bastam-nos na pratica, dois processos muito simples — a *prova de diluição* e a *prova de concentração.* A primeira — prova de eliminação liquida — orienta-nos sobre a capacidade da funcção glomerular; a segunda destina-se a medir o poder funccional dos tubos renaes. Aconselho fazer as duas provas conjunctamente.

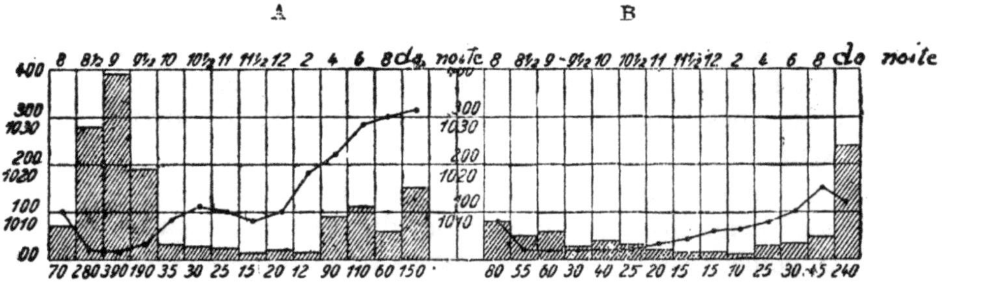

FIG. N. 11 — Provas de diluição e de concentração.

A) mostra um caso com eliminação e concentração normaes—foram administrados 800 cc. d'agua. Essa quantidade, em duas horas, foi inteiramente eliminada.—Na segunda metade do dia a criança recebeu dieta secca. Como signal de boa concentração, nota-se o augmento do peso especifico urinario.

B) mostra um caso com eliminação perturbada (nephrite post-escarlatinosa em declinio); a maior parte da agua ingerida deixa de ser eliminada em prazo normal.

Technica da prova de diluição — A criança deverá urinar pela manhã, ás 7 1/2 horas. Em seguida, com estomago vasio, ingere, no curto prazo que vae das 7 1/2 ás 8 horas da manhã, a quantidade de agua ou de chá que poder supportar. Para crianças abaixo de 10 annos essa quantidade não deve ultrapassar 800 cc.; doentes acima dessa edade podem beber até um litro. Das 8 horas da manhã em deante, o doente deverá urinar de 1/2 em 1/2 hora (a relogio). O volume e o peso especifico de cada micção serão inscriptos á parte, de preferencia, em forma de graphico.

Em individuos sadios a experiencia nos dá o resultado que se vê na figura 11 A. Em 4 horas no maximo, é eliminado todo o volume liquido ingerido. Nos casos de nephrite, a curva de eliminação se comporta diversamente (fig. 11 B).

No dia da experiencia o doente não deve beber mais nada. Comerá, por volta de 10 da manhã, um pedaço de pão branco; ás refeições receberá alimentos seccos. Ao *almoço* — pirão de batatas bem espesso; na *merenda* — pão branco com manteiga ou marmelada; á *noite* — crême de cevadinha.

Até ao meio dia — como ficou dito — a urina será colhida de meia em meia hora; dahi por deante, de 2 em 2 horas. Mede-se tambem a urina emittida de 7 horas da noite á manhã do dia seguinte. Em casos normaes o volume das micções declina com rapidez no correr do dia, augmentando correspondentemente o peso especifico.

Therapeutica medicamentosa — Secundando a dietetica, visam os medicamentos, em primeira linha, eliminar os edemas. Vantajosos são para isso sobretudo os diureticos derivados da *xanthina*:

Rp.
Salicylato de sodio e theobromina....... 3,0: 90,0
Hydrolato de hortelã pimenta q. s. ad... 100,0
Ás colheres de chá (formula para dois dias.)

Quando a *diuretina* não dá bom resultado, tenta-se a *agurina* (0,25 a 0,5; uma a duas vezes ao dia), *euphyllinnatrium* ou *theocina* (duas vezes ao dia, 0,25). Esse ultimo medicamento pode produzir sensação de peso no estomago, enjôo, irrequietude. Para evitar taes inconvenientes prefira-se administral-o com o estomago cheio.

E' difficil combater a persistencia e a abundancia de sangue na urina. Para esses casos prescrevam-se pudins de gelatina ou geléa de mão de vacca; tenta-se, além disso, o *centeio espigado* e uma solução de *hydraste canadense* (5,0: 100,0 — tres vezes ao dia, uma colher das de chá). Quasi sempre tudo isso falha. As applicações de sangue-sugas na região renal (duas de cada lado) podem dar, num caso ou noutro, bons resultados: em 24 horas modifica-se, ás vezes, o aspecto hemorrhagico da urina e, não raro, definitivamente. Quando se notam symptomas de asthenia cardiaca no correr da nephrite — augmento de volume do figado, cyanose, dyspnéa, tosse, bronchite por estase pulmonar — restrinja-se logo a ração liquida e prescreva-se *digital*:

Rp.

Infusão de folhas de digital		0,5: 130,0
Liquor. kal. acetic	**āā**	
Hydrolato de hortelã pimenta		q. s ad. 150,0

Medicação para dois dias.

Em vez disso, pode-se dar, 3 a 5 dias seguidos, um comprimido da *digipurat* ou, duas vezes ao dia, 10 gottas de *digitalysat Bürger,* ou ainda *verodigen*. Ao lado de *digital* prescreva-se tambem *diuretina* (diariamente 0,5).

Em casos graves aconselho — um dia de dieta secca, sangria (100 a 200 cc.) e injecções de *estrophantina* (1/4 de ampolla, por via intravenosa; em crianças acima de 10 annos, 1/2 ampolla). Quando não se consegue applicar o medicamento por esse meio, injecta-se nos musculos a quantidade equivalente de *digital Golasz.*

Si ha prenuncios de uremia, prescreva-se dieta assucarada pura durante 24 horas e, a seguir, abstenção de alimentos albuminoides (veja-se o que vem dito sobre *uremia.*

Quando existir prisão de ventre, receite-se um purgativo: *pó de alcaçuz composto, infusão de senne,* etc. Ao lado de tudo isso, restam-nos as curas balneares.

Não ha infelizmente *medidas prophylacticas* que evitem as nephrites e suas reincidencias eventuaes.

Glomerulonephrite aguda em focos

Essa forma de nephrite origina-se no correr de certas infecções, desde que bacterias penetrem na circulação e encontrem opportunidade de se alojarem no rim. Esse accidente pode manifestar-se em todas as infecções que figuram como causa etiologica da glomerulonephrite diffusa.

Nesse ultimo caso os symptomas de nephrite resultantes da acção de toxinas microbianas sobre o rim apparecem depois de passado o periodo agudo das molestias infecciosas; ao contrario disso a glomerulonephrite em focos é precoce, surgindo no inicio ou no auge da infecção. Sua etiologia se explica do seguinte modo: bacterias isoladas, ou em grupos (nephrite embolica) são arrastadas pela circulação até o rim; como reflexo dessa invasão constitue-se forte hyperhemia. Os capillares dos glomerulos regurgitam de sangue, em opposição ao que se observa nas nephrites diffusas (ischemia capillar). A integridade da parede dos capillares é lesada pelos micro-organismos, dando-se extravasamento sanguineo para dentro das capsulas de *Bowman* e dos canaliculos renaes. Assim se interpreta a intensa hematuria. Necrose de algumas alças capillares ou de todo o corpusculo de *Malpighi* pode ser verificada em consequencia dessa invasão microbiana. Algumas vezes, em virtude das embolias bacterianas (escarlatina de forma septicemica), é de tal modo intensa a reacção do tecido interparenchymatoso que se constitue nephrite *septicemica interstICIAL em focos.*

A differença capital entre a nephrite em focos e a glomerulonephrite diffusa é que no primeiro caso se trata de processo adstricto a pontos determinados, deixando illesa e bem irrigada grande parte do tecido que mantem integra sua capacidade funccional. E' por isso que não apparecem nem edemas, nem hypertensão arterial.

Symptomas — Muitas vezes, a nephrite em focos é descoberta por acaso. Hoje constitue regra examinar-se a urina em toda molestia infecciosa; duma feita, tornam-se positivas as reacções de albumina, facto que nos conduz ao diagnostico de lesão renal.

No sedimento encontram-se globulos vermelhos, leucocytos, cylindros granulosos e bacterias. A quantidade de albumina é pequena, ultrapassando raramente 2 °|°°.

Maior significação do que esses factos positivos tem para o diagnostico differencial a falta de certos symptomas habituaes á nephrite diffusa: augmento da pressão arterial, edemas e oliguria. E' a ausencia delles que permitte separar a nephrite em focos dum caso de glomerulonephrite diffusa.

Prognostico — Não é máu. Vencida a infecção, a nephrite por ella produzida se mantem ainda; mas, algum tempo depois, aos poucos, declina. Ha casos que conservam por longo prazo ligeira albuminuria e hematuria (macroscopicamente imperceptivel). Mesmo assim, não se installam hypertensão arterial, nem outros symptomas de perturbação circulatoria. Nalguns casos a hematuria e a albuminuria persistem por muitos mezes, mas acabam desapparecendo.

As nephropathias descriptas outrora como "pedonephrite" eram provavelmente casos de glomerulonephrite em focos de decurso chronico.

Tratamento — Repouso deve ser prescripção inicial. Contra a bacteriuria tenta-se *urotropina* ou *salol*. Procura-se dominar a hematuria administrando *saes de calcio, gelatina, coaguleno, geléa de mão de vacca.*

Si, com o repouso, não melhoram rapidamente os symptomas urinarios, é inutil prender a criança por mais tempo na cama.

Quando a molestia toma typo da chamada *"pedonephrite"*, dispensa-se qualquer tratamento e permitte-se que o doente frequente a escola.

Nephrose

A maior parte dos casos de nephrose tem origem obscura; frequentemente nos é impossivel precisar a causa etiologica. A's vezes, descobre-se que a molestia veiu precedida duma infecção aguda — sarampo, typho, diphtheria; ou chronica — tuberculose, lues, suppurações prolongadas.

Symptomas — Edemas constituem a parte predominante no quadro morbido. As infiltrações podem tornar-se extraordinariamente volumosas, sempre muito mais avultadas do que nas nephrites. Na urina, a albumina chega até 20, 30 °|°° ou mesmo mais do que isso; a densidade urinaria é muito elevada (1.020, 1.030, ou mais); o volume emittido diminue e, durante mezes, não passa de 300 a 400 cc. por 24 horas. A urina é amarello-turva ou pardacenta; quando em repouso, deixa no fundo do frasco abundante deposito de uratos. No sedimento encontram-se grande quantidade de cylindros, poucos leucocytos e excepcionalmente algumas hematias; além disso, facto caracteristico das nephroses, embora nas crianças nem sempre verificavel — o exame do sedimento revela substancias lipoides com dupla refracção, cellulas epitheliaes com degeneração gordurosa e globulos de gordura extracellulares.

Não existe, porém, hematuria, ou hypertensão arterial, faltando tambem os demais symptomas peculiares ás lesões do apparelho vascular.

No começo da nephropathia, as crianças não apresentam symptoma algum que as moleste; depois, além dos edemas, surgem dôres de cabeça. Não raro, notam-se vomitos e anorexia.

Nas nephroses as alterações histologicas do rim consistem em degeneração lipoide do epithelio dos tubos uriniferos de primeira ordem (tubulos contortos e alça principal). As cellulas epitheliaes intumescem a tal ponto que chegam a obturar o lume dos canaliculos; os glomerulos continuam, entretanto, bem irrigados.

Aos poucos, accentua-se a degeneração gordurosa do epithelio canalicular; além disso, começam a apparecer lesões do tecido conjunctivo (intercanalicular) e se constituem infiltrações parvicellulares. Esses elementos se multiplicam, comprimindo os glomerulos, anniquilando-os lentamente. Em periodo mais avançado, termina a degeneração epithelial e começa a retracção do tecido conjunctivo neoformado que se encolhe acarretando lesão dos glomerulos; finalmente restam, apenas, pequenos trechos do orgão capazes de funcção.

O aspecto macroscopico do rim é caracteristico (*grande rim branco*). As funcções renaes não se acham nas nephroses tão compromettidas como nas nephrites; sómente a capacidade de eliminação d'agua e de *chloreto de sodio* se encontra, ás vezes, profundamente adulterada. Esse facto depende sobretudo de causas extra-renaes, principalmente de uma exaggerada permeabilidade para agua que adquirem os capillares do organismo. O phenomeno pode ser interpretado da seguinte maneira: a degeneração do epithelio renal faz apparecer substancias que, entrando em circulação, lesam a tal ponto os capillares do organismo que os torna facilmente permeaveis de dentro para fóra. Desse modo fica explicada a predisposição para edemas, tão peculiar ás nephroses. A capacidade de eliminação de substancias azotadas, em si inalterada, pode ser compromettida pela secreção urinaria insufficiente. Não se encontra, regra geral, augmento do azoto residual no sangue; não se operam, por conseguinte, phenomenos de uremia de retenção, ou uremia eclamptiforme — apesar da tendencia para volumosos edemas.

O *prognostico* das nephroses está intimamente ligado ao da molestia que lhes deu origem.

A nephrose post-diphtherica é, em geral, benigna; acompanha-se, é verdade, de grande eliminação de albumina e hematuria; mas, não produz edemas e termina pela cura dentro de 2 a 4 semanas.

Quando existe hematuria diagnosticavel macroscopicamente, não se trata de um caso de nephrose, mas de nephrite produzida pela associação de diphtheria e estreptococcia.

No inicio da escarlatina as desordens renaes correm por conta de nephrose; a nephropathia que succede frequentemente na terceira semana de molestia constitue a *nephrite escarlatinosa typica.*

Pondo de parte casos excepcionaes, as nephroses tem, em geral, longa duração. No seu decurso ha periodos em que os edemas são volumosos; outros, em que desapparecem. As infiltrações vêm, por vezes, associadas a derrames nas cavidades serosas: peritoneo, pleura e, não raro, pericardio enchem-se de tal maneira que é preciso punccional-os.

O liquido do derrame é amarello-turvo, de apparencia chylosa (lactescente).

A face intumesce a tal ponto que o doente nem pode abrir os olhos. Os edemas se mantêm inalterados, frequentemente, mezes a fio. Nesse periodo surgem, por vezes, molestias intercorrentes — bronchopneumonia, bronchite, diarrhéa violenta, etc. Excoriações da pelle são frequentes; no ponto ferido inicia-se com facilidade uma invasão erysipelatosa. O tegumento cutaneo se fende em varios pontos e as pequenas fissuras dessoram até que, aqui ou alli, se inicia erysipela. Por fim, a criança vem a morrer apresentando edemas collossaes.

Em certos casos a infiltração começa inesperadamente a diminuir; aos poucos, o doente entra num periodo em que não ha edemas. Depois de completa desinfiltração, patenteia-se o enorme emmagrecimento da criança. Os edemas muito extensos deixam como resquicio estrias brancas nas coxas e no ventre; a face pallida se mantem intumescida. O volume urinario se torna quasi normal, entretanto o exame da urina continúa a revelar albumina, cylindros, etc.

Esse estado de melhora se conserva inalterado algumas semanas; mas, sem motivo claro, recomeça inesperadamente a retenção d'agua; os acontecimentos se precipitam e terminam em pouco tempo pela morte. Grande parte dos doentes consegue, porém, manter-se nesse periodo de desinfiltração; muitos frequentam a escola e dão impressão de sadios; outros são de tal maneira apoquentados e medicados que se convencem da gravidade de seu estado e se comportam como doentes.

Durante muitos annos encontram-se albumina e elementos renaes no sedimento urinario dessas crianças. Muitas dellas acabam escapando á nossa observação; em algumas, a albuminuria e os demais symptomas duram muitos annos, acabam entretanto desapparecendo. E' provavel que se dê em certos casos cura radical; noutros, a albumina reduz-se a traços, mas nunca chega a desaparecer. Aos poucos observa-se nessa hypothese transição para *esclerose renal secundaria* (cirrhose renal).

O *prognostico* é sempre duvidoso, levando em conta o longo decurso da molestia e suas possiveis complicações. Não se deve deixar, entretanto, de acoroçoar a esperança dos paes de vêr esses doentes, mesmo depois de annos, perfeitamente curados.

Diagnostico — Nas nephroses faltam a hematuria e a hypertensão arterial; mas, existem edemas extensos. Nos casos typicos o diagnostico é facil. Quando se encontram substancias lipoides no sedimento urinario, pode-se affirmar, com segurança, existir uma nephrose. Difficuldades apparecem, em regra, nos casos de glomerulonephrite com "tendencia nephrotica". Não pertence ao quadro das nephroses — a intensa hematuria, a hypertensão arterial e a exiguidade da albuminuria.

Tratamento — Na maioria das vezes as funcções renaes permanecem quasi intactas. E' por isso absurdo prohibir certos alimentos, de facto, contraindicados em outras formas de nephropathia; refiro-me sobretudo ao *chloreto de sodio* que, como elemento importante da nutrição, não pode ser, sem prejuizo, afastado por muito tempo da dieta.

No começo do tratamento, principalmente no periodo das grandes infiltrações, pode-se experimentar si uma alimentação achloretada e dieta secca favorecem a eliminação dos edemas; mas, si em 8 dias o desejado effeito não se manifesta, é inutil insistir. Permitta-se, então, dieta com pouco sal, quer dizer, além do contido nos alimentos, dão-se ao doente dois a tres grs. de *chloreto de sodio* por dia.

Emprega-se com vantagem dieta sem sal e restricção de liquidos na phase de incremento dos edemas (periodo de pre-edema). A pesagem diaria é nessa epoca um bom meio de orientação. Desse modo surprehende-se o edema em formação, antes que se faça plenamente visivel; com um regime adequado procura-se evitar que a agua absorvida se fixe aos tecidos. Quando os edemas são antigos, não se alcança grande coisa com a dieta achloretada.

Nas nephroses a faculdade de eliminação dos azotados permanece normal; por isso acho inutil prohibir os albuminoides—carne, peixe cozido (sem sal), ovos e caseina (queijo). Os hydratos de carbono não offerecem nesses casos o menor perigo; no que se refere aos gordurosos, os receios que ainda hoje existem se fundam em principios exclusivamente theoricos.

Não se deve descuidar da fiscalização da quantidade de liquidos ingeridos por esses doentes. No periodo de infiltração dá-se, de preferencia, dieta secca, quer dizer, alimentos em forma de papa consistente (com pouco sal). Permitta-se á criança um volume de liquido correspondente á quantidade de urina segregada no dia anterior. As substancias liquidas serão dadas sob a forma de café, chá, agua acidulada, limonadas, agua mineral e leite. Seja, entretanto, bem accentuado aqui que as abundantes porções de leite antigamente aconselhadas estão hoje banidas por nocivas. Mesmo durante o periodo de desinfiltração não se deve permittir mais de um litro de substancias liquidas por dia.

Nos periodos de intensa diarrhéa emprega-se dieta adstringente; sendo necessario, dão-se, tres vezes ao dia, 3 a 5 gottas de *tintura de opio;* quando ha prisão de ventre, prescrevam-se laxantes (*pó de alcaçuz composto,* etc.) para obter 2 a 3 dejecções por dia, eliminando assim pelo menos parte da agua pelos intestinos.

Antes de tudo, cuide-se de variar a dieta. E' preciso não esquecer que se trata duma molestia chronica produzindo grande emmagrecimento. Gordurosos, hydratos de carbono e albuminoides e até carne podem ser prescriptos sem receio. Serão bem regrados o consumo do *chloreto de sodio* e o volume de liquidos ingeridos em cada nycthemero; além da eliminação d'agua pelos intestinos recorreremos, em casos adequados, á derivação cutanea.

Banhos mornos prolongados (1/4 de hora, 35° C.) são vantajosos em qualquer periodo da molestia. Em certos casos, sobretudo quando a infiltração começa a diminuir, procura-se eliminar a agua contida em excesso nos tecidos alliando um suadouro ás medidas therapeuticas já aconselhadas. Depois do banho, envolva-se a criança num lençol humedecido em agua quente, passando por cima um cobertor de lã. Dá-se, durante o tempo de applicação do envoltorio, chá bem quente ás colheradas. Uma caixa de madeira de construcção especial, munida internamente de lampadas electricas, pode substituir os banhos de luz. No periodo de edemas não aconselho fazer uso dessa therapeutica, que nem sempre dá bom resultado, podendo mesmo tornar-se perigosa (uremia).

Repouso no leito é obrigatorio sempre que existirem edemas extensos. No periodo de desinfiltração, apesar de ligeiro intumescimento na face e nos malleolos, pode-se consentir que a criança se levante; mas, nesse caso, deve-se fiscalizar de perto a quantidade de albumina na urina e o peso do doente. Si, logo que a criança abandona o leito, augmenta de peso crescendo tambem a taxa de albumina na urina, volta-se de novo, ao repouso permanente; duas semanas após, reitera-se a tentativa.

Entre os medicamentos que prestam bons serviços nas nephroses saliento, apenas, a *thyreoidina* (5 a 6 vezes ao dia, um comprimido). Seu mecanismo therapeutico é, nesses casos, desconhecido. Pode-se eventualmente dar ao mesmo tempo *thyreoidina* e *theobromina* (salicylato de sodio e theobromina — 1,0 por dia). No tratamento das nephroses do adulto emprega-se com proveito *uréa* em altas doses (40 a 60 grs. por dia); nas crianças os resultados therapeuticos dessa medicação não estão ainda bem estabelecidos.

Quando falha a acção da *diuretina*, pode-se tentar — *agurina, euphyllina* (2 a 3 vezes ao dia — 0,25) ou *theophyllinnatrium* (nas mesmas doses). O effeito dos dois ultimos diureticos é mais intenso quando empregados por via intravenosa — *euphyllina* (0,25 em 5 cc. de agua), *theophyllinnatrium* (0,25 em 25 cc. de agua) uma injecção de 2 em 2 dias.

Um remedio antigo e que, ás vezes, dá bons resultados é o *calomelanos* — 4 a 5 vezes ao dia — 0,1. Tenta-se cautelosamente essa medicação durante 24 horas.

Infelizmente, regra geral, todos esses medicamentos dão resultados mediocres. Sua acção só é benefica ao iniciar-se a phase de eliminação dos edemas. No periodo de grande infiltração resta-nos, apenas, o recurso da dieta secca, quasi sem sal.

Quando, porém, os edemas começam a declinar, pode-se apressar a sua eliminação por varios meios e processos (suadouros, medicamentos, etc.). Elevando-se as pernas da criança durante algumas horas, parece que se facilita o escoamento da infiltração. A's vezes, é vantajoso recorrer a uma sangria.

Uremia

Edemas e retenção no organismo de substancias toxicas da urina favorecem o apparecimento de uremia.

1) *Uremia de retenção* — Os verdadeiros accidentes uremicos resultam de retenção de productos toxicos. A uremia pode manifestar-se nos casos de insufficiencia renal, sobretudo nas nephrites chronicas, quando se dá no sangue accumulo de azoto residual.

Essa variedade de uremia pode ser *aguda* ou *chronica*: no primeiro caso surgem, de modo mais ou menos abrupto, convulsões seguidas de coma; no segundo, manifestam-se dôres de cabeça pertinazes, enjôo, vomitos, inappetencia, diarrhéa, contracções musculares involuntarias, signal de *Babinski* positivo, reflexos tendinosos exaggerados. O doente se mostra frequentemente abatido e absorto; ora nada mais se nota antes da apparição do ataque, ora esses symptomas se intensificam até que se manifestam convulsões uremicas. Na occasião do accesso a temperatura sobe rapidamente.

II) *Uremia eclamptiforme* — Nesses casos sobrevem edema cerebral. O augmento da pressão intracraniana faz apparecer phenomenos de uremia eclamptiforme.

Essa variedade de uremia não se encontra em casos de nephrite com grandes infiltrações, mas em doentes apresentando, apenas, ligeiros edemas caracterizados por intumescimento da face.

A uremia eclamptiforme é muito menos commum nas nephroses do que nas glomerulonephrites, sobretudo na phase inicial. Não raro o ataque convulsivo é a primeira manifestação clinica evidente da nephrite aguda. Symptomas de intoxicação cerebral (cephaléa, vomitos, bradycardia) constituem prenuncios do accidente. Pouco antes delle exaggeram-se os reflexos tendinosos e augmenta a pressão arterial. No periodo do ataque a bradycardia inicial é substituida por notavel tachycardia; ao mesmo tempo, baixa a temperatura.

Symptomas uremicos, mesmo ligeiros, traduzem peora notavel da nephropathia. Os accidentes uremicos são sempre perigosos, embora, ás vezes, aconteça que, depois do accesso, a nephrite caminhe rapidamente para a cura.

Tratamento — No momento do ataque, faz-se puncção lombar e uma sangria (100 a 150 cc.); emprega-se um narcotico como p. ex. *hydrato de chloral* (1,0 — em clyster) ou *morphina* (0,03 a 0,05 — em injecção). Si fôr necessario, repita-se a dose.

Logo que o doente apresente os primeiros signaes uremicos, prescreva-se dieta assucarada exclusiva durante 24 horas. Esse processo, repetido uma vez por semana, tem acção benefica e, sobretudo, prophylactica sobre accidentes dessa natureza.

Hemoglobinuria paroxystica

Nesses casos apparece abruptamente, á maneira dum accesso, hemoglobina na urina. Essa substancia pode ser encontrada no exame microscopico sob a forma de minusculos crystaes ou de granulos; no sedimento urinario não se revelam cylindros, nem hematias. Só excepcionalmente são eliminados erythrocytos em pequena porção; ligeira albuminuria é a regra.

As manifestações paroxysticas da hemoglobinuria são occasionadas por abaixamento abrupto da temperatura ambiente. Esse accidente vem, por vezes, acompanhado de calefrios e febre. Pode-se provocar artificialmente o accesso mergulhando as mãos do doente em agua refrigerada.

Essa desordem é commum em heredo-syphiliticos. Em todos esses casos torna-se, portanto, indispensavel mandar fazer a reacção de *Wassermann*. Si o resultado for positivo, prescreva-se, então, o tratamento antiluetico; além disso, evite-se que os doentes se exponham inutilmente ao frio.

Albuminuria lordosica

Essa forma de albuminuria é encontrada sobretudo em crianças do sexo feminino, entre 10 e 14 annos de edade.

Symptomatologia — Por varios motivos são trazidos esses doentes ao consultorio medico. Alguns apresentam symptomas vagos — cansaço, pontadas do lado e nas costas, tonteiras, cephalalgia; outros, nada sentem, mas sua apparencia é doentia: sempre pallidos, apresentam olheiras; sua pelle muda de côr á menor excitação. O exame verifica, não raro, tratar-se de crianças magras com musculatura deficiente e crescimento rapido. Algumas dão, pelo contrario, impressão de perfeitamente sadias; muitas são suspeitas de tuberculose, sobretudo quando se verifica existir na familia essa tara. A pesquisa clinica, em regra, não nos offerece ponto de apoio para diagnosticar tuberculose; o exame radiologico, não raro, encontra, apenas, coração "em gotta". A radiographia feita em decubito dorsal, pode revelar, ao contrario, uma imagem cardiaca muito ampla. Sopros funccionaes e estigmas de neuropathia são nesses doentes communissimos (phenomeno de *Rosenbach,* dermographismo, etc.).

Pondo de parte esses pequenos indicios, o resultado do exame é negativo; entretanto, encontra-se albumina na urina. Trata-se de um corpo albuminoide que se precipita, ás vezes depois de curto prazo de espera, pela acção do *acido acetico* e *ferro cyaneto de potassio* (em certos casos só o *acido acetico* é sufficiente). A turvação é, não raro, muito ligeira; por vezes, bastante intensa. A pesquisa de elementos renaes no sedimento urinario é sempre negativa. Exames feitos varios dias a seguir descobrem que a urina da noite e a da tarde não contêm albumina; mas, as reacções praticadas na secreção da primeira parte do dia (até o meio dia) são sempre positivas.

A razão da albuminuria está ligada á attitude da columna vertebral. E' sua posição lordosica quando o doente está de pé que motiva directamente o apparecimento da albuminuria; quando a columna permanece distendida, ou em disposição cyphotica (o que acontece sempre que a criança se deita) não comprime o rim de modo algum. A lordose fica localizada nesses casos no limite de transição entre a parte dorsal e a lombar da columna, emquanto que o curvamento physiologico se faz entre a columna lombar e o sacro. Criando-se artificialmente lordose do tronco, é possivel em individuos sadios provocar eliminação de albumina pela urina. A significação causal da lordose fica bem clara obrigando-se a criança a dormir de barriga para baixo. Nesse caso tambem na urina da noite apparece albumina.

A relação entre lordose e albuminuria pode ser explicada do seguinte modo (*Jehle*): a posição viciosa da columna perturba no rim a circulação sanguinea; não ha eliminação de albumina durante a noite porque, estando a criança deitada, não existe lordose; si o doente se levanta, forma-se logo a curvatura e reapparece a albuminuria. No correr do dia, aos poucos, se adapta a circulação renal á posição lordosica e isso explica a razão por que á tarde não ha eliminação de albumina.

Alguns autores affirmam que a albumina provém unicamente do rim esquerdo, cuja veia renal atravessa a columna e a aorta, sendo comprimida em consequencia da curvatura lordosica.

Diagnostico — Nesses casos a primeira questão a decidir é si se trata ou não de nephrite. Essa duvida fica resolvida desde que se descubra a manifestação cyclica da albuminuria. Ha nephrites que nesse ponto apresentam certa semelhança com a albuminuria lordosica; nellas se encontra uma curva de eliminação que lembra a da albuminuria orthostatica, quer dizer: na estação de pé a albuminuria é mais intensa do que quando a criança está deitada; mas, com reactivos sensiveis, verifica-se que a albumina nesses casos não desapparece mesmo quando a criança permanece no leito durante muitas horas. Quando em certos casos de albuminuria orthostatica são verificados no sedimento alguns globulos vermelhos e raros cylindros não se deve, só por isso, mudar o diagnostico.

O *prognostico* é bom. A cura da albuminuria se opera em alguns mezes; ás vezes, porém, dura um a dois annos, desapparecendo sem intervenção alguma.

Nunca se verifica nesses casos transição para uma nephropathia.

Tratamento — Desde que se possa affirmar não tratar-se de nephrite e que portanto nada ha temer, já é sufficiente para tranquillizar a familia; em vista disso, os paes do doentinho concordam, sem reluctancia, em não submettel-o a tratamentos especiaes. Repouso na cama, dietas energicas, suspensorios para corrigir a lordose, colletes, etc., tudo é desnecessario. Exercicios gymnasticos são permittidos e nalguns casos até vantajosos.

Pyelite

Pyelite é uma affècção das vias urinarias — bexiga, ureteres, bacinete e rins — caracterizada pela presença constante de pús na urina.

Essa lesão do tracto urinario é frequentemente encontrada no sexo feminino, sobretudo no primeiro anno de vida; entretanto, mesmo depois dessa epoca constitue affecção de grande valor clinico, porque pode produzir manifestações morbidas gravissimas durando, por vezes, muito tempo.

A pyelite pode apresentar-se com mais de um aspecto. A's vezes, começa de maneira abrupta com febre alta, calefrio e vomitos. O exame clinico é, nesses casos, absolutamente negativo; de sorte que o diagnostico fica inteiramente em suspenso, emquanto não se pratica o exame microscopico do sedimento urinario. Algumas vezes o doente se queixa de dores na região lombar, pontadas do lado durante a inspiração, colicas, frequente vontade de urinar e evacuar, enurese, etc. A urina turva e acida é frequentemente sanguinolenta. Sua turvação augmenta com a addição de *acido acetico* e *ferro cyaneto de potassio.* O exame microscopico revela numerosissimos globulos de pús, grande massa de bacterias, sobretudo *bacillo coli* e, em casos agudos, hematias e cellulas epitheliaes do tracto urogenital. Não raro encontram-se tambem cylindros e intensa albuminuria. Nesses casos existe antes *pyelonephrite;*

quando se manifestam symptomas de *cystite* — dôres no baixo ventre e intenso tenesmo — trata-se nessa hypothese de pyelocystite.

Nalguns casos, toma a pyelite, desde o inicio, feição de molestia chronica. O ponto de partida é pouco preciso, o decurso muito longo; ora ha febre, ora pequenas elevações thermicas entremeadas, por vezes, de intensos e ephemeros accessos febris. Os doentes (nesses casos sempre crianças acima de dois annos de edade) revelam inappetencia e cansaço; tornam-se muito pallidos, apresentando profundas olheiras. Nessa emergencia é frequente emittir-se um falso diagnostico (anemia, hysteria, tuberculose, etc.). O exame da urina esclarece, entretanto, a situação. Encontram-se tambem aqui corpusculos de pús, embora em menor abundancia do que na pyelite aguda. Além disso, existem no sedimento, em quantidade variavel, bacterias e cellulas epitheliaes da bexiga. A urina, em regra, é acida; menos frequentemente, alcalina.

O *prognostico* — em geral, é bom. Na pyelite aguda, numa semana approximadamente, com tratamento adequado, a febre desapparece. Logo que a temperatura desce ao normal, o doente se sente bem; mas, a pesquisa de pús se mantem por muito tempo positiva. Na forma chronica, os resultados therapeuticos são muito menos efficazes. A's mais das vezes, é necessario trabalho de muitos mezes para que desappareçam da urina os globulos de pús e as bacterias.

Ha ainda a considerar um lado sombrio do prognostico: a pyelite chronica se caracteriza por grande tendencia a exacerbações; ha crianças que, no correr da infancia, são atacadas varias vezes de pyelite grave. E' mesmo possivel que a pyelite das gestantes corra por conta de uma antiga infecção na infancia.

Alguns casos de pyelite chronica podem vir seguidos de hydronephrose.

O *diagnostico* — é facil, desde que se pense na hypothese de pyelite. A razão pela qual tantas vezes a affecção passa despercebida é que muito medico não calcula como é frequente essa molestia na infancia! Desde que se filtre a urina antes de pesquisar albumina, a pequena turvação, insignificante para fazer pensar em nephrite, poderia erroneamente ser interpretada como "albuminuria febril".

A possibilidade de calculo vesical como causa da pyrexia e hematuria deve ser levada em conta, sempre que existir colica muito intensa. E' preciso não esquecer entretanto que, pelo menos na *Allemanha,* casos de calculose vesical em criança são muito raros.

As *lesões anatomopathologicas* encontradas na pyelite são, regra geral, insignificantes: ligeira hyperhemia da mucosa do bacinete, das partes mais elevadas do ureter e dos rins; ás vezes, pequenas hemorrhagias no bacinete com insignificante deposito fibrinoso e minusculos abscessos na camada cortical do rim.

A maneira pela qual se opera nesses casos a invasão das vias urinarias não está ainda bem determinada. E' possivel que os germes responsaveis pela infecção subam da urethra á bexiga e dahi ás partes mais elevadas do tracto urinario; ou então, por intermedio dos vasos lymphaticos que ligam a região cecal ao rim direito, venham ter ao bacinete desse mesmo lado; finalmente ha a possibilidade hematogenica: as baterias uma vez no sangue, iriam ter ao rim e de lá, em caminho descendente, chegariam ao ureter e á bexiga.

Tratamento — Nos casos agudos, repouso na cama, envoltorios humidos, applicação de saccos de areia quente ou thermophoros, dieta fluida, chá de flôres de tilia e, 5 vezes ao dia, 0,5 a 1,0 de *urotropina* (*hexamethylentetramina*). Si em 8 dias a situação não se modifica apesar da *urotropina,* dá-se então salol—5 vezes ao dia 0,25 a 0,5 gr.

A modificação da reacção da urina pode ser de acção muito prompta sobre os symptomas da pyelite. Desse modo procura-se transformar a urina num meio de cultura improprio ás bacterias.

Si a secreção urinaria é acida prescreva-se:

Rp.

Citrato de potassio **5,0: 100,0**

Dar 5 vezes ao dia uma colher das de chá.

Si é alcalina, receita-se uma limonada acidulada:

Rp.

Acido phosphorico a 15 %	ãã 50,0
Xarope de morango	
Agua fervida q. s. ad.	1000

A vaccinotherapia não dá bom resultado. Lavagens da bexiga não são aconselhaveis porque, regra geral, não se trata exclusivamente de cystite (ha invasão do ureter e do bacinete). Só quando, por meio de catheterismo dos ureteres, chegou-se á convicção de que a urina dahi proveniente não contém pús (como nos casos de cystite gonococcica) podem ser vantajosas lavagens da bexiga. Nos casos de pyelite rebelde tenta-se irrigação do bacinete que, em crianças de 8 a 10 annos, podem ser praticadas sem grande difficuldade (para isso uso o cystoscopio da firma *Loewenstein-Berlin,* N. *Ziegelstr.* — vide a technica no livro de *Stoeckel* — Cystoscopia e urethroscopia — 2ª edição *Hirschwald, Berlim*).

Si a pyelite melhora, sobretudo depois da quéda da temperatura, reduz-se á metade a medicação que deve ser, porém, mantida emquanto na urina se encontrar pús e bacterias. No correr do tratamento é conveniente fazer uso de aguas mineraes (*Wildung, Faching* — 1 a 2 vezes por dia, 150 cc.).

Enurese

Enurese é a emissão involuntaria de urina durante o somno, observada em crianças numa edade em que esse facto não pode mais ser considerado physiologico. Em casos normaes crianças acima de um anno pedem para urinar quando sentem disso necessidade. Muitas mães conseguem, antes do fim do 1° anno de vida, ensinar a criança a dar um aviso qualquer quando sente vontade de evacuar ou de urinar. Em regra, porém, só se alcança esse objectivo ao iniciar-se o 3° anno de vida. Muitas vezes tal resultado não é attingido antes do 3°, do 4°, ou mesmo do 5° anno de edade. Em certos casos nada se alcança mesmo depois dessa época.

Enurese é uma desordem commum não só em crianças das classes proletarias, como tambem das abastadas. Em parte a culpa cabe aos progenitores que não sabem educar convenientemente os filhos. Não raro, descobre-se que tambem o pae ou a mãe soffreram da mesma desordem durante a meninice e é por isso que, com facilidade, desculpam o mesmo defeito em seus descendentes.

A enurese pode surgir transitoriamente, como symptoma decorrente de outra molestia (pyelite, nephrites agudas, nephrose no periodo da eliminação dos edemas, diabete saccharino, ou insipido, oxyurose, cystites, vulvo-vaginite, vulvites catarrhaes, etc.). Todas essas affecções são, até certo ponto, accessiveis á therapeutica; sua cura vem seguida naturalmente do desapparecimento da enurese. O tratamento dessa desordem é pouco efficaz em casos de idiotia e imbecilidade.

A enurese pode constituir tambem symptoma de epilepsia nocturna, facto raro em crianças e tem portanto praticamente pouca importancia.

A denominada *myelodysplasia* é um quadro morbido especial que apresenta clinicamente certos pontos de contacto com a enurese; mas, sua causa etiologica se filia a uma lesão anatomica da medulla, isto é, a uma espinha bifida occulta (*Fuchs*). Nesses doentes encontram-se, além disso, numerosos outros estigmas de degeneração — hypertrichose sacral, lipomas na região coccygeana, asymetria da *rima ani* e da *fovea coccygea*, depressões fistuloides no territorio sacrococcygeano, ás vezes, syndactylia, pé fortemente concavo ou chato, perturbações de thermo-sensibilidade no grande pedarticulo, por vezes, ausencia dos reflexos tendinosos nos membros inferiores. Quando num caso de enurese são encontradas manifestações clinicas dessa ordem, é indispensavel pesquisar, recorrendo ao exame radiographico, si existe espinha bifida occulta.

Na maioria dos casos, trata-se, porém, de manifestação morbida independente dessas causas.

Existem duas variedades de enurese cujo prognostico é muito diverso: ora a desordem data desde os primeiros annos de vida; ora appareceu tardiamente por motivos varios em criança normal. A's vezes, a enurese se installa no correr de uma molestia longa e grave que prendeu a criança por muito tempo no leito (typho, escarlatina, etc.). Em outros casos a etiologia é obscura. A intensidade e maneira por que se manifesta a desordem variam de caso para caso: o doente pode urinar na cama de quando em vez, todas as noites, varias vezes durante a noite (tres ou quatro), nas primeiras horas depois que adormece, pela madrugada, pouco antes de se levantar, estando, não raro, já acordado, etc. Nalguns casos a criança urina durante semanas seguidas, mas, logo depois, sem motivo claro, o phenomeno desapparece durante muitos mezes. Mais raros são os casos de enurese *diurna;* excepcionalmente essa desordem vem acompanhada de emissão involuntaria de fézes.

Em todos esses casos é preciso examinar rigorosamente o doente, porque, muitas vezes, não se trata de individuos normaes. E' frequente verificar que apresentaram, nos primeiros annos de vida, convulsões espasmophilicas; em muitos a intelligencia é sub-normal. Não é facil descobrir essa deficiencia em crianças abaixo da edade escolar, sobretudo porque os paes sempre affirmam serem excellentes suas funcções intellectuaes. Uma anamnese bem feita descobre, porém, que muitas dellas apprenderam a falar tardiamente; outras, nunca conseguem articular bem as palavras. Em individuos acima de 5 annos a escola é o nosso melhor indicador; esses doentes são sempre máus alumnos, não progridem, não têm estimulo para apprender por serem demasiadamente indolentes. Falta-lhes brio; não se pejam por urinar na cama. Nessas condições, castigos ou promessas de recompensa não podem surtir effeito. O aspecto dos doentes já mostra, por vezes, como é nelles pouco desenvolvido o sentimento de asseio: são desleixados, trazem os dedos sempre sujos de tinta, etc.

Em contraposição aos enureticos dessa classe, ha outros que apresentam apparencia por completo diversa. Trata-se de crianças altamente intelligentes e briosas; apresentam, porém, evidentes signaes de neuropathia e além disso revelam certas anormalidades durante o somno: pavor nocturno, somnambulismo, sonhos em voz alta, etc. Uma noite acontece-lhes, por infelicidade, urinar na cama! Esse desastre excita-lhes enormemente o espirito. O mesmo succede ás pessoas que os cercam, em regra, parentes egualmente neuropathicos. O doente não pensa em mais nada, atormentado pelo grande receio de urinar de novo na cama. Succumbido pelas censuras e ameaças, vae deitar, mas, apesar disso, noite por noite, o phenomeno se repete.

Em todo caso de enurese é preciso pesquisar não só a urina, como tambem obter exacta orientação sobre o estado physico e intellectual do doente.

O onanismo tem pouca importancia na etiologia da molestia. A' presença de vegetações adenoides se emprestou em tempos exaggerada importancia. Encontram-se, é verdade, crianças com enurese e que apresentam amygdalas palatinas e pharyngeas augmentadas, assim como catarrho recidivante das vias respiratorias superiores, filiados todos á diathese exsudativa. Ha, além disso, frequentes elevações thermicas provocadas por infecção das adenoides. As crianças melhoram quando se trata a hypertrophia das amygdalas e o catarrho pharyngeo. Esses casos são, entretanto, raros; é commum verificar-se que os portadores de adenoides são imbecis e a imbecilidade explica de sobejo a enurese.

Prognostico — Si a desordem appareceu tardiamente, pode-se estabelecer bom prognostico; é indispensavel muito mais cuidado em emittir essa opinião em doentes que apresentam enurese desde tenra edade. Quasi sempre infausto é o veredicto em individuos mostrando mesmo ligeiras perturbações intellectuaes.

Tratamento — A cura deve ser parte suggestiva, parte educativa. Esse ultimo processo dá melhores resultados, é, porém, muito mais lento e trabalhoso. A suggestão dá, em regra, bons fructos nos casos de enurese tardia. Para esses doentes prescreva-se um medicamento (*tintura de nóz vomica, chá de uva ursina,* etc.) e affirma-se-lhes energicamente que o resultado será evidente. Faz-se, ao mesmo tempo, um tratamento "local": applicação sobre a região vesical de fortes correntes faradicas, pincelagens com *tintura de iodo,* um sinapismo, etc.; além disso, do meio dia em deante, não serão permittidas como alimento sinão substancias seccas. Essas providencias bastam, em muitos casos, para impedir o apparecimento da enurese. Como medida suggestiva pode-se elevar um pouco os pés do leito, de maneira que fique mais baixa a cabeceira. Os beneficios dessa providencia não resultam, como se affirmou, do facto da urina não vir fazer pressão sobre o esphincter, pesando mais sobre o fundo da bexiga. O mesmo se pode dizer das *injecções epiduraes* (*Cathelin*).

Technica: Colloca-se a criança em decubito lateral, como se faz na pratica da puncção lombar; verifica-se pela palpação onde ficam localizadas as apophyses transversaes do osso sacro; abaixo das ultimas encontra-se o *hiato sacral,* limitado lateralmente pelos *cornua sacralia.* No espaço comprehendido entre esses ultimos introduz-se a agulha perpendicularmente até esbarrar no osso; nesse momento, recúa-se um pouco dirige-se o instrumento para cima, perfurando-se o ligamento espesso que obtura o *hiato sacral;* retira-se o mandril da canula e injectam-se lentamente 10 cc. de solução physiologica aquecida.

O mecanismo therapeutico dessas injecções explica-se do seguinte modo: parece que na enurese mostram-se refractarios á excitação os nervos que normalmente se encarregam de avisar á criança que chegou o momento de urinar. Talvez as injecções epiduraes os façam mais sensiveis. Inclino-me, porém, a acreditar antes numa acção suggestiva do processo em si e da dôr produzida pela injecção. Frequentemente, após a puncção epidural, apparecem intensa cephaléa e vomitos.

Si a therapia suggestiva não dá resultado e a enurese vem desde tenra edade, lança-se mão do *methodo educativo.* Esse tratamento parte da hypothese que o reflexo urinario na criança não ultrapassou a phase encontrada num lactente e como tal é preciso educal-o.

No primeiro anno de vida a emissão da urina é involuntaria. Uma vez cheia a bexiga, ahi se cria uma excitação que vae ter ao centro nervoso medullar produzindo reflexamente a abertura do esphincter (*reflexo natural involuntario*). Para educar o lactente na emissão voluntaria a mãe presta no começo attenção quando, mais ou menos, elle costuma urinar: em geral, pouco depois das mammaduras, quando a bexiga está repleta. Nesse momento, toma a criança e colloca-a no urinol. Quer dizer, á excitação natural partindo da bexiga repleta, juntam-se outros factores— *attitude determinada* (sensação de estar assentada) e ruidos imitativos com os quaes a incita a exonerar a bexiga.

Quando essas excitações (que devem ser reiterada e invariavelmente as mesmas) se combinaram durante certo tempo á excitação primitiva, forma-se, com o tempo, um novo reflexo — ao mecanismo inconsciente se associa um acto voluntario e provocado. Aos poucos, esse ultimo se torna capaz de, independentemente do primeiro e sem que a bexiga esteja totalmente cheia, determinar o esvasiamento. Basta então assentar a criança no urinol para que ella provoque activamente a abertura do esphyncter. Essas regras serão imitadas na educação do enuretico.

Em primeiro logar, procura-se deshabituar a bexiga de se exonerar sem intervenção do doente. De dia e de noite leva-se o doente, de duas em duas horas, ao urinol; evita-se assim que urine na cama. A interrupção do somno não traz inconvenientes porque, durante o tratamento, a criança deve ficar na cama e, por conseguinte, dorme durante o dia.

Oito dias depois, o doente passará a urinar de 3 em 3 horas; mais uma semana após — de 4 em 4 horas; além disso, 15 a 30 minutos depois das refeições, quando a bexiga está cheia, deverão urinar. Indispensavel é tambem que a esvasiem ás 10 da noite e ás 2 da madrugada.

Educa-se assim lentamente a bexiga que só se esvasiará quando impellida por uma excitação "voluntaria", quer dizer, quando o doente á approximação do urinol for intimado a urinar ou quando apparecer expontaneamente a sensação que o leva ao acto da micção.

Mais uma semana depois, pode-se deixar de acordar a criança durante a noite. Nesse momento, o doente abandonará o hospital, mas os paes ficarão avisados de que, durante o dia e ás 10 horas da noite, antes de deitar-se é indispensavel fazer com que urine a horas determinadas. Com mais algumas semanas a desordem estará debelada.

Tratamento dessa natureza, incommodo e trabalhoso, só pode ser feito em sanatorio. Para os enureticos nervosos a que acima fizemos allusão é indispensavel o afastamento do seio da familia; deverão ser remettidos para a casa de parentes ou para um hospital. Com um narcotico seguro (0,5 de *hydrato de chloral*) proporciona-se-lhes somno profundo e assim se evita a enurese.

Desde que tudo corra bem durante algumas noites, a criança ganha confiança no tratamento. Todo o estado moral se rehabilita. O afastamento do seio da familia acalma sua excitação. Chegando-se a esse resultado pode-se restringir a dose do calmante sem que, de novo, surja a enurese. Depois que, durante 4 a 5 semanas, desappareceu o phenomeno, pode a criança voltar para a casa onde ninguem deverá fazer a menor allusão á molestia passada.

Vulvovaginite gonorrheica

A gonorrhéa apparece em crianças de qualquer edade e quasi exclusivamente nas meninas. A infecção se transmitte com enorme facilidade, partindo de adultos portadores de gonorrhéa chronica ou aguda e mesmo de outras crianças. Para isso é sufficiente o uso em commum de toalhas, urinoes, banheiras, etc. Só em casos excepcionaes a etiologia se explica por contacto sexual.

Symptomatologia — Micções frequentes e dysuria, dôres no baixo ventre ou na virilha, corrimento vaginal espesso, branco ou amarello, ligeiramente escuro ou esverdeado, acompanhado de grande exfoliações da mucosa local. Nesse pús encontram-se diplococcos *Gram*-negativos (gonococcos). *Technica de coloração*: *verde de methyla* e *pyronina* — 2 a 3 minutos.

Duração da molestia — pelo menos 3 mezes e, não raro, mais tempo, o corrimento continúa, apesar do tratamento. Só com therapeutica muito energica desapparecem os gonococcos. A's vezes, sómente depois que se abandonam as lavagens, céde o corrimento.

Em certos casos, o fluxo purulento e os demais symptomas morbidos diminuem rapidamente. Os paes pensam que a criança está curada e abandonam as lavagens antes do prazo marcado. Examinando esses doentes encontra-se a mucosa do *introitus vaginae* hyperhemica e um corrimento insignificante que é, entretanto, contagioso porque contém gonococcos. Nessa hypothese, a molestia pode, depois de mezes ou annos, avivar-se de novo irritando fortemente a mucosa como acontece no correr de affecções exanthematicas (escarlatina, etc.).

E' difficil affirmar si a gonorrhéa das meninas invade o utero e as trompas, prejudicando mais tarde a concepção.

Complicações — Entre as mais communs temos — arthrite, ophthalmia, cystite, urethrite e rectite. As complicações frequentes no adulto — pyosalpingite, endocardite — são raras nas crianças. Só excepcionalmente, e isso como consequencia de lavagens violentas, apparecem irritações do peritoneo acompanhadas de colicas fortes, ventre tenso, vomitos, calefrio e febre. Nesses casos, fica-se, á primeira vista, em duvida si se trata duma complicação da gonorrhéa ou de appendicite, etc.

Prognostico — A molestia não põe em perigo a vida da criança, mas é pertinaz, de tratamento moroso e nem sempre coroado de exito.

Do *diagnostico* faz obrigatoriamente parte a demonstração microscopica do gonococco. Existe, além da vulvite gonorrheica, uma variedade de vulvite chronica das crianças superalimentadas e, ao mesmo tempo, com diathese exsudativa. O exame bacteriologico revela nesses casos, apenas, colibacillos e outros germes saprophyticos.

Ulcerações que se encontram, ás vezes, na vulva das meninas são, em regra, devidas á diphtheria.

Tratamento — Repouso no leito. Empregam-se 3 vezes ao dia, durante meia hora, compressas com *permanganato de potassio* (solução forte) sobre o *introitus vaginae,* até diminuir a hyperhemia e o edema das partes genitaes externas. Depois, duas vezes ao dia, lavagens — introduz-se na vagina uma sonda de borracha, liga-se-a a um tubo adaptado a um funil e deixa-se passar, com baixa pressão, 1 litro de uma solusão antiseptica: *protargol* a 5:1000, um comprimido de *oxycyaneto de mercurio* para 3 litros d'agua, ou 0,5 até 1:1000 de *nitrato de prata.* Mais tarde, *sulfato de zinco* (10 a 20:1000).

As crianças deverão ficar no periodo agudo da molestia o dia inteiro na cama; vista-se-lhes um calção bem fechado.

A temperatura deverá ser tomada na axilla e não no *anus* (perigo de rectite gonococcica).

Si, em 4 a 5 semanas, não se obtem bons resultados com lavagens, pode-se experimentar o *tratamento secco.* Para isso introduz-se na vagina, usando um insufflador especial e um especulo adequado, uma vez por dia, *bolus alba* (argilla branca) ou *xerase.* Fazem-se lavagens de agua quente somente de 4 em 4 dias. Pode-se experimentar tambem protargol (2 a 3%) em bastonetes (feitos com manteiga de cacáo): de 5 cm. de comprimento e 0,5 de espessura.

A vaccinotherapia não dá bom resultado. Injectam-se na musculatura gluteal de 2 em 2 dias — 0,25; mais tarde 0,5 de *arthigon*. Ligeiras elevações thermicas que appareçam nesses casos não têm grande importancia; quando ha reacções fortes, as injecções serão mais espaçadas.

O emprego de banhos quentes muito prolongados, recentemente aconselhados, é perigoso (convulsões, syncopes, etc.); como em regra não dão bom resultado, não aconselho empregal-os. A medicação interna é egualmente improficua.

Nos casos de ophthalmia blennorrhagica, é preciso proceder de accordo com os conselhos de um oculista. Nos de cystite prescreva-se *urotropina* (3 a 5 vezes ao dia, um comprimido), associada a lavagens da bexiga: *nitrato de prata* a 1:1000, ou *oxycyaneto de mercurio* a 3:1000.

Quando ha arthrite, colloca-se a articulação em repouso, fixando-a com saccos de arêia; além disso, emprega-se hyperhemia pelo processo de *Bier* (diariamente: 18 a 20 horas). *Arthigon* é tambem vantajoso. Si ha dores fortes, lança-se mão de *aspirina*.

Na rectite recommendam-se suppositorios de *protargol* de 1 a 2% ou clysteres (solução de 0,5 a 1%).

ESTATURA E PESO NAS DIVERSAS EDADES

(de accordo com uma tabella de CL. v. PIRQUET)

EDADE	MENINOS		MENINAS	
	kilos	centimetros	kilos	centimetros
1 anno	10,2	75	9,7	74
2 annos	12,7	75	12,2	84
3 »	14,7	93	14,2	92
4 »	16,5	99	15,7	98
5 »	18,0	104	17,0	103
6 »	20,5	109	19,0	107
7 »	23,0	115	21,0	113
8 »	25,0	120	23,0	118
9 »	27,5	125	25,0	123
10 »	30,0	130	27,0	128
11 »	32,5	135	28,0	133
12 »	35,0	140	32,0	136
13 »	37,5	145	37,0	146
14 »	41,0	151	43,0	153
15 »	45,0	157	43,0	158

Indice alphabetico

D

E

F

N

O

P

Q

R

S

T

U

V

W

Z

VOLUME 25$000

Bei Fragen zur Produktsicherheit wenden Sie sich bitte an:
If you have any questions regarding product safety,
please contact:

Walter de Gruyter GmbH
Genthiner Straße 13
10785 Berlin
productsafety@degruyterbrill.com